肥胖症及相关疾病的中西医诊治

主编 燕树勋 王 颖 巴明玉 潘 研 王 萍

世界图书出版公司

图书在版编目（CIP）数据

肥胖症及相关疾病的中西医诊治/燕树勋等主编
. --北京：世界图书出版公司，2021.6
ISBN 978-7-5192-8477-0

Ⅰ.①肥… Ⅱ.①燕… Ⅲ.①肥胖病—中西医结合疗
法 Ⅳ.①R589.2

中国版本图书馆 CIP 数据核字（2021）第 052332 号

书　　名	肥胖症及相关疾病的中西医诊治
（汉语拼音）	FEIPANGZHENG JI XIANGGUAN JIBING DE ZHONGXIYI ZHENZHI
主　　编	燕树勋　王　颖　巴明玉　潘　研　王　萍
总 策 划	吴　迪
责任编辑	原　源　崔志军
装帧设计	刘　陶
出版发行	世界图书出版公司长春有限公司
地　　址	吉林省长春市春城大街 789 号
邮　　编	130062
电　　话	0431-86805559（发行）　　0431-86805562（编辑）
网　　址	http://www.wpcdb.com.cn
邮　　箱	DBSJ@163.com
经　　销	各地新华书店
印　　刷	三河市嵩川印刷有限公司
开　　本	787mm×1092mm　1/16
印　　张	19.25
字　　数	469 千字
印　　数	1—2 000
版　　次	2021 年 6 月第 1 版　2021 年 6 月第 1 次印刷
国际书号	ISBN 978-7-5192-8477-0
定　　价	128.00 元

编 委 会

前　言

肥胖症是指体内脂肪堆积过多和（或）分布异常，通常伴有体重增加。世界卫生组织（WHO）则将肥胖定义为可能导致健康损害的异常或过多的脂肪堆积。作为一种由多因素引起的慢性代谢性疾病，肥胖早在1948年就被WHO列入疾病分类名单（ICD编码E66），目前在一些发达国家和地区人群中的患病情况已达到流行的程度。肥胖不仅发生在高收入国家，在低收入到中等收入国家（尤其是在城市）超重和肥胖人口的增加更加引人瞩目。超重和肥胖的主要危害在于严重影响人类健康，而且随着体重指数（BMI）的上升，这些危险呈上升趋势。与BMI增加有关的主要慢性疾病包括心脑血管疾病、糖尿病、肌肉骨骼疾病和某些癌症等。

为了进一步促进临床医师对肥胖的正确认识，提高其临床技能，从而满足广大内分泌科以及普通内科医务人员以及广大基层医务工作者的临床需要，在参阅国内外相关研究进展的基础上，结合我们的临床经验编写此书。

本书共分为2篇。第一篇为肥胖症的中西医临床诊治，即第一章至第十四章，分别为绪论、肥胖症的测定、肥胖症的病因及发病机制、肥胖症的症状体征、肥胖症的辅助检查、肥胖症的诊断及鉴别诊断、肥胖症的行为矫正疗法、肥胖症的医学营养治疗、肥胖症的医学运动治疗、肥胖症的药物治疗、肥胖症的中医治疗、肥胖症的外科治疗、肥胖症的中医特色疗法。第二篇为肥胖症相关疾病的中西医诊治，分别为肥胖症与糖尿病、肥胖症与高血压、肥胖症与高尿酸血症、肥胖症与高脂血症、肥胖症与脂肪肝、肥胖症与胆石症、肥胖症与冠心病、肥胖症与脑卒中、肥胖症与多囊卵巢综合征、肥胖症与不孕不育、肥胖症与恶性肿瘤、肥胖症与骨性关节病、肥胖症与睡眠呼吸暂停综合征、肥胖症与肺栓塞、肥胖症与皮肤病、儿童青少年肥胖症、女性肥胖及老年肥胖。

　　本书读者对象为内分泌科及其他相关专业的临床医生，包括省、市级综合性及专科医疗单位、县级医院以及广大社区医疗服务中心的临床医生，同时还包括广大研究生、进修生、医学院校学生等，可作为其工作和学习的工具书及辅助参考资料。

　　本书在编写过程中得到了同行及多位专家的帮助，他们在繁忙的医疗、教学和科研工作之余参与撰写。在此表示衷心的感谢。

　　由于时间仓促，专业水平有限，书中存在的不妥之处和纰漏，敬请读者和同道批评指正。

编　者

2021 年 1 月

目　录

第一篇　肥胖症的中西医临床诊治

第二篇　肥胖症相关疾病的中西医诊治

第一篇 肥胖症的中西医临床诊治

第一章 绪 论

第一节 肥胖症的概述

肥胖症（obesity）指体内脂肪细胞数目增多或体积增大，脂肪（主要是三酰甘油）堆积过多，超过理想体重的 20% 以上的病理状态。世界卫生组织（WHO）则将肥胖定义为可能导致健康损害的异常或过多的脂肪堆积。

肥胖是最常见的营养失衡性疾病，肥胖症在全世界愈来愈普遍，这种现象不仅发生在西方社会，而且随着人们日益富裕起来，也发生在发展中国家。

腹型肥胖是因为体内脂肪主要沉积在腹部的皮下及腹腔内，造成腰围明显增加，又称为"中心型"或"向心性"肥胖，俗称"将军肚"。腹型肥胖对代谢影响很大，是多种慢性病的最重要危险因素之一。

超重和肥胖的主要危害在于可以导致严重的健康后果，而且随着体重指数（BMI）的上升，这些危险呈上升趋势。与 BMI 增加有关的主要慢性疾病包括：①心血管疾病：包括心脏病和脑卒中，目前已经成为全球范围头号致死原因，每年有 1700 万人因上述疾病死亡；②糖尿病：已经成为全球性的流行性疾病。WHO 估计在未来 10 年中，由于糖尿病导致的死亡将增加 50%；③肌肉骨骼疾病：尤其是骨关节炎；④某些癌症：如子宫内膜癌、乳腺癌、结肠癌的发病与肥胖有关。

由于肥胖常诱发合并高血压、冠状动脉粥样硬化性心脏病（冠心病）、高脂血症、脂肪肝、胆囊炎、胆石症、糖尿病、糖耐量异常、肺功能不全，肥胖并削弱机体抵抗力、免疫功能下降及血液流变学异常，促发脑梗死、脑出血、心肌梗死、呼吸道疾病、变形性关节炎、下肢静脉曲张、妇女闭经、不孕等，增加直肠癌、结肠癌、前列腺癌、膀胱癌、乳腺癌、宫颈癌的发病率和病死率。从而成为全球普遍关注的公共健康问题。

第二节　古代医学文献对肥胖的认识及防治优势

一、起源时期

《黄帝内经》开始，主流观点认为肥胖的病因多由于饮食不节而起，也可以由于痰湿、瘀血引起。病位不仅涉及肝肾二脏，还与脾胃有着密切的关系。

《素问·通评虚实论》云："肥贵人，则膏粱之疾也。"《素问·奇病论》提到："有病口甘者……其人必数食甘美而多肥也。"《素问·异方法宜论》中也指出："西方者，金玉之域……其民华食而脂肥。"都明确地提出肥胖的产生原因与进食肥甘厚腻过度有着密不可分的联系。

《灵枢·逆肥顺瘦》云："此肥人也，广肩……其血色黑以浊，其气涩以迟"，《灵枢·百病始生》指出："凝血蕴里而不散，津液涩渗，著而不去，而积皆成矣"，阐述了肥人血浊气涩，津液运行不畅，进而互结成疾；后世医家认为血瘀是肥胖病因的"肥人血浊"的观点也来源于此。汉代医家张仲景在《金匮要略·痰饮咳嗽脉证并治》中记载："其人素盛今瘦，水走肠间，沥沥有声"，提出肥瘦与某些特殊疾病例如痰饮有着存在关联。

《素问·示从容论》曰："肝虚、肾虚、脾虚皆令人体重烦冤"。《灵枢·经脉》云："气盛则……则消谷善饥"，《灵枢·大惑论》曰："精气并于脾……谷消故善饥"。阐明了脾气虚弱，则痰浊内生，膏脂之浊内聚；肾气虚弱，气化功能减弱，体内水湿膏脂难以推动运化，积于内而发肥胖。脾若不能为胃行其津液，久则胃必燥热，则善饥。明确地论述了肝、肾、脾三脏与肥胖的发病密切关联。

二、发展时期

至宋金元时期，对肥胖的病机提出了进一步深入的创新理论：肥胖病机并非完全由"虚"引起，也可由"实"引起，其虚可为气虚、阳虚，实则为痰湿、脾实。

宋朝杨仁斋在《仁斋直指方·水湿分治论》中指出："肥人气虚生寒，寒生痰，湿生痰……故肥人多寒湿"。因肥人气虚日久，进而发为阳虚，脾肾阳气不足，温煦气化渐弱造成水湿内停，逐渐积聚成痰湿。金朝李东垣在《脾胃论·脾胃盛衰论》中认为："脾中元气盛……虽肥而四肢不举，盖脾实而邪气盛也。"指出肥人四肢活动无力，乃脾实邪盛的现象所致。元朝朱丹溪在《丹溪治法心要》中说道："肥白人多痰湿。"认为痰湿之体是肥胖的原因。

三、兴盛时期

明清时代，对肥胖的病机有了进一步的认识，在前世医家的病机制论上发挥深入说明了"虚""实"的相互关系，并提出了肥胖证候往往虚实相兼并存，丰富了对肥胖认识的理论体系。

明朝张景岳在《景岳全书》中提到："肥人者柔盛于刚，阴盛于阳，且肉与血成，总皆阴类，故肥人多为气虚。""津液者血之余……若血浊气浊则凝聚而为痰。"明朝虞传《医学正传·疮疡》明确指出："肥人大概是气虚挟痰。"又在《医学正传·妇人科上·月经》中提出："津液稠黏，为痰为饮，积久渗入脉中，血为之浊。"阐明了肥人多由于脾胃功能减弱发生异常从而运化失司，水谷肥甘运化障碍，转变为体内的痰浊，积聚而致体态肥胖；也提出了肥人痰湿内盛，日久则血浊而瘀，瘀血碍气，气不布津，故而形成气虚痰湿兼瘀血的证候。

清朝沈金鳌《杂病源流犀烛》中说："人之肥者必气虚。"清朝陈士铎在《石室秘录》概言之："肥人多痰，乃气虚也……故痰生之。"《傅青主女科》也有"妇人体质肥盛……痰湿内生"的观点。叶天士在《临证指南医案·卷四·呕吐门》中指出："凡论病，先论体质……所谓肥人之病，虑虚其阳。"欣詹庵《四诊秘录》云："形有强弱，肉有脆弱……若食少而肥者，非强也，乃痰也。"清朝各医家进一步明确指出肥胖形成的内在原因多与脾失健运有关。肥人平素气虚，脾之健运功能不足，气虚日久发为阳虚，脾处中土，中阳不运，则水湿停聚中焦凝聚不化，日久成痰；脾恶湿喜燥，受制于痰湿之邪，脾虚之象更甚，形成虚实相兼并存的复杂病机。

第三节　肥胖的危害

一、幼儿肥胖的危害

1. 幼儿肥胖对幼儿生理的危害

（1）肝脏功能失调、异常：肥胖幼儿的肝脏中含有大量的脂肪，使肝脏在发挥解毒、合成等功能的时候功能受阻，甚至会使肝脏功能失调、异常，甚至造成脂肪肝。

（2）呼吸功能下降：肥胖幼儿比正常幼儿运动时所需的氧气和能量要多，从而加快肺部的工作频率，肥胖幼儿的肺要加大功率运行，使肺功能提前老化，造成呼吸功能下降。

（3）影响幼儿的身心发展：肥胖幼儿体内脂肪过多会引起肾上腺激素分泌量增多，使下丘脑中对循环中性激素阈值的敏感性降低，从而出现幼儿性早熟，从而影响幼儿的身心发展。

（4）易患感染性疾病等多种疾病：肥胖幼儿免疫功能低下，易患感染性疾病。同时肥胖幼儿的饮食中盐分、糖分严重超标所以导致幼儿患发高血压、高血脂等生理疾病。

2. 幼儿肥胖对幼儿心理及智力的危害

（1）幼儿心理危害：肥胖幼儿会因为自己的体态肥胖而受到其他小朋友的嘲笑，从而导致不合群、孤单久而久之会导致幼儿出现自卑、焦虑甚至抑郁等一系列的心理问题。同时肥胖幼儿还有易疲劳、嗜睡的症状，往往导致上课时注意力不集中，学习成绩差，从而使幼儿出现缺乏自信、沉默寡言、易暴躁等不良状况。

（2）幼儿智力危害：幼儿肥胖还会导致脑组织中脂肪堆积过度，形成脂肪脑，影响反射弧的传递，从而影响幼儿智力的发展。

二、儿童肥胖的危害

肥胖对儿童身心健康的损害是多方面的，肥胖可能给儿童带来的危害主要有以下几个方面。

1. 易患心理障碍　胖孩子常由于没有可爱和健美的体形，以及不能像别的伙伴一样随意挑选自己喜欢的衣服而深感自卑；肥胖儿童的发育在一定时期通常比同龄人显得早而快，但进入青春期，他们的发育往往又开始落后于同龄人，最后表现为身材矮胖。由于这些因素，肥胖儿童常变得沉默寡言、性格孤僻、缺乏自信、忌妒、暴躁，进而与周围的人逐渐产生心理隔阂。

2. 易致生殖系统发育不良　一般情况下，轻度肥胖儿童可只表现为性早熟，不会影响性器官的发育。但严重肥胖儿童可致睾丸和卵巢的正常发育受阻、功能不全和体内性激素水平低下，并影响至成年。

3. 易患高血压　肥胖是儿童罹患高血压的危害因素之一。有资料报道，肥胖儿童高血压患病率为3.21%。而且，儿童的血压变化与肥胖程度有关，肥胖程度越高，血压也越高。

4. 易患动脉粥样硬化　肥胖儿童血浆中的三酰甘油、胆固醇、低密度脂蛋白、极低密度脂蛋白均增加，明显高于体重正常儿童；而高密度脂蛋白比正常儿童减少，对肥胖儿童的检查发现，肥胖儿童有不同程度的动脉粥样硬化。

5. 易患冠心病　近年由于肥胖儿童的不断增多，冠心病也开始在儿童中出现。儿童时期的肥胖可能是当今人们冠心病越来越多的原因之一。

6. 易患糖尿病　肥胖患儿的超重率与空腹胰岛素值呈明显正相关，超重率越大，越容易发生糖尿病，而且肥胖程度与糖尿病发生年龄早晚有关。

7. 易患脂肪肝　肥胖症易并发脂肪肝，肥胖儿童发生脂肪肝以10岁男孩发病率较高。

8. 易患睡眠呼吸暂停综合征　肥胖儿童由于过多的脂肪堆积于胸壁和腹壁，使胸廓和膈肌的运动受到限制，胸廓呼吸运动减弱，肺通气功能降低。随着时间的延长，有的肥胖患者出现血液中红细胞增多，肺动脉高压，右心室肥大，甚至右心功能衰竭。此外，肥胖儿童的咽部常存在腺样增生，使上呼吸道狭隘，呼吸时气流不畅，尤其在睡眠时更为明显，引起睡眠时打鼾，甚至呼吸暂停。

三、成年人肥胖的危害

肥胖严重威胁人体健康，肥胖对成年人的危害主要有以下几个方面：

1. 肥胖与心血管疾病　包括①肥胖对心血管的直接影响，通过引起血流动力学的改变和左心室肥大、加速动脉粥样硬化的形成、导致心律失常、增加血栓形成的危险性和引起一系列的病理生理改变；②肥胖加重已有心血管疾病患者的病情，诱发心血管疾病症状；③肥胖可产生与心血管疾病类似的症状；④肥胖伴随和诱发心血管疾病的其他重要危险因子，协同和加强冠心病的危险性和对心血管系统的危害。

2. 肥胖与内分泌代谢疾病　肥胖症患者既具有高胰岛素血症，同时又存在胰岛素抵抗，造成糖耐量降低或糖尿病。肥胖症患者的糖尿病发病率明显高于非肥胖者，随着肥胖程度的增加糖尿病的发生率亦随之增加。

3. 肥胖与消化系统疾病　肥胖者易患脂肪肝、胆囊炎、胆石症。另外，中心型肥胖者比周围型肥胖者更易患脂肪肝。

4. 肥胖与呼吸系统疾病　肥胖者因胸腹部脂肪较多，横膈抬高而导致活动时呼吸困难，肺毛细血管气体交换减少，换气困难导致 CO_2 滞留，发绀、缺氧，甚至发生继发性红细胞增多症，肺动脉高压、右心室负荷加重，形成慢性肺心病，继而发生心力衰竭。

5. 此外，肥胖还会导致生殖系统疾病、骨关节病、皮肤疾病、外科疾病等，从而危害人体健康。

第二章　肥胖症的测定

第一节　肥胖的简易测量法

一、体重指数

体重指数(body mass index)简称 BMI，也称体质指数。它是一种计算身高与体重的指数，具体计算方法是以体重(公斤，kg)除以身高(米，m)的平方，即 BMI = 体重/(身高)^2(kg/m^2)。根据《中国成人超重和肥胖症预防和控制指南》和《中国成人肥胖症预防专家共识》推荐的标准，规定中国成人 28 > BMI≥24 为超重，BMI≥28 为肥胖。

二、腰围及腰臀比

腰围及腰臀比[WHR,腰围(cm)/臀围(cm)]可作为测量腹部肥胖的方法。

1. 腰围(waist circumference，WC)　是指腰部周径的长度。目前公认腰围是衡量脂肪在腹部蓄积(即中心性肥胖)程度的最简单、实用的指标。腰围能够反映脂肪在身体内的分布，尤其是腹部脂肪堆积的程度，与肥胖相关性疾病有更强的关联。

腰围测量的具体方法是：受试者直立，两脚分开 30~40cm，用一根没有弹性、最小刻度为 1mm 的软尺放在右侧腋中线胯骨上缘与第十二肋骨下缘连线的中点(通常是腰部的天然最窄部位)，沿水平方向围绕腹部一周，紧贴而不压迫皮肤，在正常呼气末测量腰围的长度，读数准确至 1mm。

2. 腰臀比(waist–hip ratio，WHR)　是指先测量腰围和臀围的尺寸，然后用腰围数字除以臀围数字所得到的比值，也可作为快速判定是否腹型肥胖的重要指标。

臀围测量方法：受试者并足直立，测量部位在臀部最宽处。使用软皮尺测量，让皮尺贴着皮肤。

目前认为腰臀比 >0.9(男)或 0.8(女)时可考虑为腹型肥胖，腰臀比大于 1.0(男)或 0.9(女)时，与肥胖相关的疾病关系更密切。

三、标准体重计算法

1. 身高 <165cm 者，标准体重(kg) = 身高(cm) – 100。

2. 身高为 166~175cm 者，标准体重(kg) = 身高(cm) – 105。

3. 身高为 176~185cm 者，标准体重(kg) = 身高(cm) – 110。

4. 标准体重(kg) = [身高(cm) – 100] × 0.9。

正常人体重波动在 ± 10%。标准体重的 120% 为肥胖,其中≥120% 且 < 130% 为轻度肥胖,≥130 % 且 < 150% 为中度肥胖,≥150% 为重度肥胖。

第二节　肥胖的仪器测量法

肥胖的仪器测量法包括水中称重法、生物电阻抗分析法、双能 X 线吸收法(DEXA法)、整体电传导法(TOBEL)、超声波法、断层摄像法(CT、MRI)。

一、水中称重法

水中称重即体密度测量法。

测量方法:将人体分别在空气中称重及完全浸没于水下称重,收集水下时从肺部排出的氮,估测肺残气量。

体密度是用体重除以体积而得。人体由脂肪组织及其以外的组织(去脂肪组织)组成,它们的密度各不相同。

人体脂肪占体重的百分比(Fat%)按以下公式推导。

Fat% = (4.530/体密度 – 4.142) × 100%

其中体密度 = 体重/[(体重 – 水中体重)/水密度 – (残气量 + 肠内气体)]

该方法被称为传统体脂肪测量法的金标准。优点是简便、重复性好、精确度高,但缺点是不能测量局部体脂。

二、生物电阻抗分析法

生物电阻抗分析法(BIA)也可用来判断脂肪量。

方法:用 50kHz 的单频或变频交流电,将一对电极分别置于受试者的上肢和下肢,或置于双足,测量电阻抗,然后根据公式推算人体水分含量,间接估测脂肪含量。目前国外有多种机型,如日本 TANITA 公司生产的专业形体脂肪仪即可测量双足间电阻,当赤足站立在带有电极片的测量仪上,输入性别、年龄、体型(一般型、运动员型)、身高,即能测出体脂肪率。

原理:由于人体有微弱的高频电流,生物电阻几何级数与导体长度、形状、横断面以及信号频率有关。当信号频率和导体形状不变,生物电阻与导体体积有关,因此,在体表可测其电阻抗。脂肪组织与去脂肪组织的导电能力不同,前者几乎不含电解质,可看作绝缘体,而后者约 70% 为含电解质的水分且能够导电,故可从身体导电性或电阻程度计算人体脂肪组织的百分率。

该方法对人体无害、简便、快速、重复性好,缺点是不能测量局部体脂。

三、整体电传导法(TOBEL)

原理:当 2.5MHz 无线频率振荡电流的电磁场穿过人体时,脂肪和去脂肪组织(含水分)对电磁场的反应不同,可分析人体的传导性。

该法测量简便快速,重复性好,但价格昂贵,不能测量局部体脂。

四、双能 X 线吸收法(DEXA 法)

原理:两束能量不同的微弱 X 线穿过人体,通过 X 线的衰减判断非脂肪组织、脂肪组织、骨矿物质的含量。

该法安全、方便、精确度高。缺点是价格昂贵,不能区别躯干的内脏脂肪与皮下脂肪。

五、超声波法

用超声可检测皮下脂肪和腹部脂肪组织的厚度和面积。

原理:超声检查仪(B 型超声仪)能将电能在探头中转变成高频超声能,然后以短脉冲的形式传入被检者体内。当这些超声波垂直地撞击在不同传声性质组织间的界面上时,部分的超声能反射到探头的接收器,同时被转变成电能,显示在示波器屏幕上,这种回声反映在水平时间基线上的垂直偏斜。B 型超声仪可以提供组织的结构,A 型超声仪则可得到对组织密度变化深度的了解,评估脂肪组织的厚度是用 A 型超声仪。用超声仪可在剑突与脐连线中点测量内脏脂肪的蓄积状态。

测定肝脏前缘腹膜上的脂肪厚度与皮下至腹白线之间的皮下脂肪厚度(P/S)之比,称为腹壁脂肪指数(AFI),男性≥1.0,女性≥0.7 为内脏脂肪蓄积。

该法与 CT 法测得的 V/S 比相关性较好,优点是无创、价廉、简便、可靠,可测量内脏脂肪。

六、断层摄像法(CT、MRI)

原理:断层摄像法是在腹部行皮下脂肪和内脏脂肪蓄积状态的 CT 和 MRI 断层摄像,分别测算内脏脂肪和皮下脂肪的断层面积,计算两者之比(V/S),用来评价内脏脂肪型肥胖和皮下脂肪型肥胖。V/S > 0.4 为内脏脂肪型肥胖;< 0.4 为皮下脂肪型肥胖。

该法是评价内脏脂肪状态的金标准,但存在 X 线辐射问题。MRI 法不存在 X 线辐射问题,但两种方法价格昂贵,限制了临床常规应用。

综上所述,在流行病学调查及临床常规应用时应选择简便、价廉的测量方法,而在少量临床研究时可配合应用仪器测量法。评价总体脂肪选择 BMI 及 BIA;而评价局部体脂可采用腰围及 WHR,必要时配合应用超声法及断层摄像法等。

第三章 肥胖症的病因及发病机制

第一节 西医对肥胖症的病因及病理生理的认识

一、遗传因素

目前认为，遗传因素，即一个或多个基因的突变和变异是肥胖症的基础，而环境因素是其发病的条件。肥胖动物实验研究表明，其遗传方式可有显性、隐性和多基因遗传等多种。在人类中，遗传在肥胖发病中起重要作用，与包括饮食习惯在内的环境因素共同导致肥胖。人类肥胖的遗传因素在发病中包括两方面：①多种先天性异常综合征可伴有肥胖；②遗传因素影响机体能量平衡机制起作用。

只有极少数肥胖属于单基因突变肥胖症，应用分子生物学手段已确认了6种单基因突变肥胖症。绝大多数肥胖者并非单基因肥胖症，而是一种多基因与环境因素共同参与的复杂病。目前已发现近200个肥胖相关基因。其作用部位主要在下丘脑和脂肪组织。对这些基因的研究是近年来肥胖症病因学领域的热点，已发现了一些重要的肥胖相关基因的结构和功能，这使得人们对肥胖症发病机制的认识有了进一步的深化。

二、内分泌因素

一些内分泌系统疾病可因内分泌脂代谢紊乱和内分泌器官的病理性改变以及某些内分泌激素分泌异常导致肥胖。

常见的与肥胖有关的内分泌疾病有以下几种。

1. 下丘脑性综合征 下丘脑是人体能量平衡调节网络的中枢。下丘脑中有控制进食的饱食中枢和摄食中枢。如果下丘脑的创伤、肿瘤、手术以及急慢性炎症（流感、猩红热、麻疹、伤寒、脑炎等）等破坏饱食中枢，则不能及时发出饱感信号，且摄食中枢相对兴奋，患者多食、善饥而使食量明显增加而导致肥胖。下丘脑病变引起的肥胖多呈均匀进行性肥胖。

2. 皮质醇增多症 该病由多种原因引起肾上腺皮质分泌过多糖皮质激素所致。皮质醇增多症的原因以促肾上腺皮质激素腺瘤较为常见。肾上腺皮质腺瘤时糖皮质激素分泌过多也可导致肥胖。

3. 甲状腺功能减退 由下丘脑、垂体或甲状腺本身病变造成的甲状腺激素分泌减少所引起。其原因为黏液性水肿和体脂增加。

4. **多囊卵巢综合征** 本病由下丘脑-垂体功能失常导致卵巢合成激素功能异常所引起，部分患者还存在肾上腺功能异常和高胰岛素血症，在育龄妇女中较常见。

5. **生长激素缺乏** 该激素缺乏的成年人在肌肉组织减少的同时可有脂肪组织的增加，应用生长激素替代治疗可减少躯体和内脏的脂肪含量。相反，肢端肥大症患者体内脂肪含量尤其是内脏脂肪含量常减少。

6. **胰岛素瘤性肥胖** 在糖尿病的早期以及患有胰岛 β 细胞瘤时都会发生明显的肥胖。胰岛 β 细胞瘤能分泌过量的胰岛素，引起高胰岛素血症，常出现低血糖发作，以夜间和清晨为多见，产生饥饿、出冷汗、焦虑、紧张、心动过速等表现，患者为了预防发病常常多食。食物刺激胰岛素瘤分泌大量胰岛素，这种持久大量的胰岛素分泌进一步促进脂肪细胞摄取葡萄糖合成脂肪，抑制脂肪分解，引起肥胖。

7. **胰岛素抵抗** 肥胖常与 2 型糖尿病、高血压、血脂异常、冠心病、动脉粥样硬化等同时存在。胰岛素抵抗是指胰岛素作用的靶器官如肝脏、肌肉和脂肪组织对胰岛素的作用变得不再敏感。此时机体需要产生比平常量多的胰岛素，才能保证这些靶器官完成机体所需的糖、蛋白质、脂肪代谢功能，结果出现代偿性高胰岛素血症。腹型肥胖者内脏脂肪堆积与胰岛素抵抗关系更为密切。

三、代谢因素

能量摄入与消耗间的平衡是保持正常体重的关键。肥胖是常见的能量失衡状态，并且伴有糖、脂肪、蛋白质以及水盐代谢的异常。

人们普遍认为，肥胖与多食密切相关。但是许多研究表明，肥胖者的食物摄入与能量摄入并不多于体型正常的人。尽管少数肥胖症患者基础代谢率低，但多数肥胖症患者的基础代谢率在正常的低限。肥胖症患者的甲状腺激素代谢和体内甲状腺激素水平与正常人无显著差别。在日常生活中因体力活动所消耗的能量与正常人差异不大。尽管肥胖症患者由于肥胖行动不便，有体力活动减少的倾向。但由于肥胖症患者身体质量大，活动时消耗的总能量并不减少。肥胖症患者摄入食物后，食物诱导的产热减少，脂肪组织耗氧量减少。肥胖症患者可更有效地利用摄入的能量并以脂肪的形式储存在体内。

四、环境因素

随着人们生活方式的改变，肥胖症的发病率逐年增高。遗传因素虽然可以解释部分原因，但是环境因素的改变包括人们生活以及行为方式的改变对这种升高趋势有着更显著的影响。影响肥胖发生发展的环境因素包括生活方式、社会因素以及药物的作用。

（一）生活方式

肥胖与超重已成为全球性的公共卫生问题之一，它是不健康的饮食习惯，以及吸烟、过量饮酒和缺少体力活动等生活方式的后果。

1. **饮食因素** 肥胖与饮食密不可分。引起肥胖的直接原因是长期摄入能量过多，能量摄入过多又大多与不良的饮食习惯有关。与肥胖有关的饮食习惯包括：食欲、膳食构成、进食总量、进食速度、进食次数、纵食症、夜食综合征、节食、不良饮食习惯等因素。还有进食时看书、看报，进食时间无规律和晚餐进食太多均与肥胖的发生有关。

2. **吸烟** 吸烟者比不吸烟者和已戒烟者的 BMI 低，其中男性戒烟者的 BMI 最高，男性吸烟者的 BMI 最低。已戒烟者中肥胖的发病率较吸烟者中为多见。

3. 饮酒 女性饮酒与 BMI 之间呈负相关,女性饮酒还与总糖类摄入呈负相关。但也有研究表明,饮酒不仅不会抑制进食,而且还有导致能量的增加远超人体需要的危险。因为饮酒后乙醇在体内完全氧化,而不能转化为其他物质。因此,饮酒的同时所进食的能量物质会较多地储存在体内。所以,习惯性非大量饮酒者常伴有体脂增加。如果吃高脂肪的食物的同时饮酒,则这两者的高能量加在一起,将会导致体重超重。

4. 缺乏体力活动 能量消耗减少,体重增加。运动不足不仅使单纯的能量消耗减少,而且在肌肉组织,由于胰岛素抵抗性增大而直接导致糖耐量减低,这些都有利于肥胖的发生。运动不足可能导致肥胖,运动可以减肥,运动不足与肥胖密切相关。

(二)社会因素

1. 教育程度 教育水平和肥胖有某种程度的必然联系,教育水平的高低可以明显影响个体的许多行为和生活方式。

2. 经济地位 研究表明,在发达国家社会经济状况和肥胖的发病率呈反比;而在发展中国家肥胖症的发病率却随着社会经济状况的改善而增加。

3. 城市化和地理位置 社会经济的发展和城市化是肥胖社会的特征,发达国家或经济迅速增长的发展中国家肥胖症的患病率均明显增高。前者多见于社会下层人群中,尤其是女性更为明显。

4. 心理因素 多数学者认为肥胖是多因素综合作用的结果,其中心理因素对肥胖的影响不容忽视。

(三)药物

有些药物可促致体重增加,主要是精神治疗药及激素。包括:①精神病治疗药:吩噻嗪类、丁酰苯类;②抗抑郁药:三环类;③抗癫痫药:丙戊酸钠、卡马西平;④类固醇激素:糖皮质激素、黄体酮类避孕药;⑤肾上腺能阻滞药:α_1 及 β_2 - 受体阻滞药;⑥5 - 羟色胺拮抗药:赛庚啶;⑦糖尿病治疗药:胰岛素、磺脲类、噻唑烷二酮类。

五、中枢神经系统因素

肥胖是一种能量平衡失调的表现,能量的摄入来源于每日的进食,而能量的消耗主要是机体对外所做的功(体力活动)和机体内部代谢所消耗能量的总和。如果进食获得的能量超过消耗的能量则产生肥胖。因此,神经系统对进食量的调节,是维持体重稳定的重要因素。进食受神经的调控,一些与进食(饱感)有关的信息(信号)传向中枢,在中枢的一些核团和神经元处理这些信息。中枢神经系统对肥胖的调节涉及这类信息的产生、传导的途径和介导物质、与进食(饱感)有关的神经结构以及它们之间的整合作用。

六、其他因素

肥胖除了上述因素有关外,还有女性在绝经期后和产后易出现肥胖。

女性绝经期以后和中年后基础代谢率降低,能量消耗减少,在此基础上,加上绝经后雌性激素水平下降的影响,多余的热量转变成脂肪储存在体内,逐渐出现肥胖。绝经后常伴有体重增加和体脂分布变化。而且,绝经后臀部和四肢皮下脂肪减少,体脂转向中心型分布,脂肪主要沉积于腹部。

产后肥胖在医学上称为生育性肥胖，其原因部分是由于妊娠引起的内分泌改变，使身体的脂肪代谢失去平衡。妇女怀孕后，垂体出现生理性增大，分泌的激素量增多，身体新陈代谢旺盛，食欲也明显增加，这是有利于胎儿生长发育的正常生理反应。此外，还有一些妇女生育后为了保持身材而不愿意哺乳。实际上，哺乳可排出大量蛋白质和脂肪，促使形体恢复，也可有效地预防生育后发胖。

第二节　中医对肥胖症病因病机的认识

一、肥胖症形成的病因

1. 饮食不节　食欲亢进，食量过多，或暴饮暴食，超过脾胃的腐熟、消化、运化的能力，使精微物质不能正常的运化，"饮食自倍，肠胃乃伤"；过剩的精微物质不能正常的敷布而成痰湿、痰浊，淤积在体内而化为膏脂，使人形盛体丰，正如《肥纂》云："谷气胜元气，其人脂而不寿"；《脾胃论》曰："能食而肥"；或是饮食量如常，善吃零食，夜间贪婪饮食，长期饮食无制，日久使脾胃的消化运化的功能降低，湿浊内生困脾，脾气布散精微物质及运化水湿的功能受遏，精微物质及水湿聚为湿浊，使之恶性循环，湿浊加剧，流于孔窍，蓄于肌肤，使人体态臃肿。

2. 过度安逸　久卧、久坐，活动过少，也是肥胖的重要原因。《素问·宣明五气》有云"久卧伤气"。《吕氏春秋·尽数篇》谓："形不动则精不流，精不流则气郁。"《医学入门》亦强调久卧、久坐"尤伤人也"。久卧、久坐少动，安逸过度，精神愉悦，气虚气郁，致使机体气血运行不畅，筋骨柔脆，脾胃呆滞，运化无力，转输失调，膏脂内聚脏腑、脉络，使人机体肥胖。

3. 先天禀赋不足　肥胖与来源于父母的先天禀赋有关，父母肥胖，其子女多有肥胖，这是与父母机体的脏腑气血、功能的盛衰有着密切的关系。肥胖者60%～80%有家族史，家族性肥胖由先天禀赋造成后代人脏腑的气化代谢差异。

4. 情志失调　七情和调则五脏六腑功能如常，气血运行条畅，机体强健。若七情内伤，忧思恼怒，情绪紧张，五脏六腑功能失调，也是构成肥胖的又一因素。脏腑之中，脾肾肝胆与肥胖的发病关系密切。思伤脾，恐伤肾，怒伤肝。脾气不足，不能正常化生精血、输布精微、充养周身，而变生膏脂痰湿，蓄于肌肤，发为肥胖。肾气不足，不能正常化气行水，助脾健运，通调水道，而湿浊内留，溢于肌肤，加重肥胖。

除此以外，外感湿邪，入里内蕴，也可致人发胖；体质因素、地理环境等也常成为肥胖发生的原因和条件。

二、肥胖症发生的病机

肥胖的发生与否，外在的因素是发生肥胖的条件，机体内在的脏腑功能异常和病理性产物的蓄积才是发生肥胖的关键所在。

1. 元气亏虚　元气是构成脏腑功能的物质基础和原动力。脏腑元气的不足，特别是脾气不足，失去健运之职，水湿潴留，渐成肥胖。如《景岳全书》谓："何以肥人反多气虚？盖人之形体，骨为君也，肥人者，柔胜于刚，阴胜于阳也，且肉与血成，总皆阴类，故肥人多有气虚证。"故一般认为，肥胖症的病机主要是脾气虚，脾气虚是肥胖的共性，是肥胖症的病理基础。

2. 肝郁气滞　肝主疏泄，条达人体的气机。若肝气郁结，疏泄条达失司，气化功能紊乱，致水津聚而为痰，留积于肌肤或脏腑间而成肥胖。

3. 痰、湿、水、瘀的蓄积　肥胖的形成必有有形的多余的代谢产物的潴留和堆积。有人认为，肥胖是由痰、湿、水、瘀（脂）在体内的潴留的结果，其病也多有气虚。如汪昂认为："肥人多痰而经阻，气不运也"。《医门法律》载："肥人湿多。"《石室秘录》曰："肥人多痰"。陈修园提出："大抵素禀之盛，从无所苦，惟是湿痰颇多。"肥胖是因水湿痰浊聚于体内，或是痰浊瘀脂留滞于体内。也有人认为，肥胖主要是气滞、痰浊、水湿、血瘀，病变脏腑以脾、胃、肝、胆、肾为主。

由此看来，肥胖的形成病机除上述内容外，脾肺气虚、肝肾阴虚、气阴两虚、营卫气血的功能紊乱的发生等在临床上也常见到。

第四章 肥胖症的症状体征

男性脂肪分布以颈及躯干部、腹部为主，四肢较少，女性则以腹部、腹以下臀部、胸部及四肢为主，轻度肥胖者常无症状，中重度肥胖者可有下列综合征。

一、血流动力学改变

重度肥胖者可能由于脂肪组织中血管增多，有效循环血量、心搏出量、心输出量及心脏负担均增高，有时伴有高血压、动脉粥样硬化，并引起左心室肥大。同时，心肌内外有脂肪沉着而易有心肌劳损，并可致左心衰竭与心脏扩大。周围循环阻力则正常或偏低，每单位体重供血量也减低，体重减轻后均可恢复。

二、肺泡低换气综合征

由于大量脂肪沉积体内，体重过大，活动时须消耗较多能量及氧气，故肥胖者一般不喜欢运动、少活动、嗜睡，稍事活动或体力劳动后易疲乏无力，但每单位体表面积耗氧量并不多于正常人，故一般基础代谢率（BMR）正常，甚至偏低。患者如胸腹部脂肪较多时，腹壁增厚，横膈抬高，换气困难，故有 CO_2 滞留，PCO_2 常超过 6.40kPa（正常为 5.33kPa）而缺氧，以致 PO_2 降低，易气促，甚至发生继发性红细胞增多症，肺动脉压增高，形成慢性肺心病而致心力衰竭。上述症状体重减轻后可恢复。平时由于缺氧倾向于 CO_2 滞留，呈倦怠嗜睡状，称肺心综合征。

三、内分泌代谢紊乱

空腹及餐后血浆胰岛素常增高，基值达 $30\mu U/mL$，餐后可达 $300\mu U/mL$，约 1 倍于正常人，由于肥大脂肪细胞对胰岛素不敏感，患者糖耐量常减低，血浆总脂、胆固醇、三酰甘油及游离脂肪酸常增高，呈高脂血症与高脂蛋白血症，这些均为诱发糖尿病、动脉粥样硬化、冠心病、胆石症等病的基础。血浆氨基酸及葡萄糖都倾向于增高，形成刺激胰岛 β 细胞的恶性循环，于是肥胖更加重。甲状腺功能一般正常，但如进食过多，T_3（三碘甲腺原氨酸）可偏高，反 T_3 可偏低，基础代谢率可偏低。血中皮质醇及 24 小时尿 17 - 羟皮质类固醇排出量可偏高，但地塞米松抑制试验及日夜周期改变正常，提示肾上腺皮质功能正常，而前述变化是由于肥胖所致。饥饿时或低血糖症中生长激素分泌减少，以致促进脂肪组织分解的作用减弱。女性肥胖患者多闭经及不孕，提示性腺功能异常，有时有多囊卵巢伴经少经闭及男性化等症状，男性肥胖患者多阳痿、类无睾症者常偏胖。

四、消化系综合征

胃纳多亢进、善饥多食、多便秘腹胀等症状，特别是伴糖尿病、胆石症者更明显，也可有慢性消化不良、胆绞痛等症状。

五、怕热、多汗

由于肥胖者体内脂肪积聚过多不易散热，因而怕热、多汗。

六、关节疼痛

由于肥胖者体内脂肪积聚过多，体重过重，容易出现双下肢膝关节和踝关节过度负重，久之则劳损疼痛。

七、皮肤改变

肥胖者皮肤上可有紫纹，分布于臀外侧、大腿内侧、膝关节、下腹部等部位的处褶皱处易磨损，引起皮炎、皮癣。

八、其他

肥胖是引发许多非传染性疾病的主要根源，可能导致糖尿病、心脑血管疾病和心肌炎，易致多种癌症、胆囊炎、胆结石以及呼吸系统疾病等。

第五章　肥胖症的辅助检查

一、身高、体重的测量方法

我国制订的《中国成人超重和肥胖症预防控制指南》推荐的身高体重的测量方法是：测量时，受试者空腹、脱鞋、只穿轻薄的衣服。测量身高的量尺（最小刻度为1mm）应与地面垂直固定或贴在墙上。受试者直立、两脚后跟并拢靠近量尺，并将两肩及臀部也贴近量尺。测量人员用一根直角尺放在受试者的头顶，使直角的两个边一边靠紧量尺，另一边接近受试者的头皮，读取量尺上的数字，准确至1mm。称量体重最好用经过校正的杠杆型体重秤，受试者全身放松，直立在秤底盘的中部。测量人员读取杠杆秤上的游标位置，读数准确至10g。

测量身高、体重时应注意，一般来说早上比晚上身材要高，平时较劳累时身材高，切勿在过累时测量身高。体重与许多因素有关，受年龄、性别、种族、遗传、饮食及地理环境等不同因素的影响，进食与否、排泄与否、穿衣的多少都会对体重的测量结果产生重要的影响，因此观察体重的变化最好在相似条件下进行。

二、实验室检查

早期轻、中度单纯性肥胖症患者实验室检查项目很少发生变化，伴随着肥胖症状的加重和患病时间的延长，患者可能会出现高胰岛素血症、血脂紊乱等情况。当肥胖症患者发生各种并发症时，则会出现相应的实验室检查结果异常。对肥胖患者进行实验室化验检查，有助于确定疾病的性质、检测药物的疗效、判断疾病的预后等。

1. 肥胖的常规实验室检查

（1）血尿常规检查、尿糖测定：一般情况下，肥胖患者这些检查无明显异常，但若中、重度肥胖者并发肺泡低换气综合征时可出现继发性红细胞增多症，肥胖并发糖尿病时可以出现尿糖阳性。

（2）血脂检查：肥胖患者可合并血脂异常和高脂蛋白血症，成为动脉粥样硬化、冠心病、胆石症的基础，因此肥胖患者应定期检查血脂，包括胆固醇（TC）、三酰甘油（TG）、高密度脂蛋白胆固醇（HDL－C）、低密度脂蛋白胆固醇（LDL－C），若须进一步探讨脂质代谢异常还可加测脂蛋白(a)，载脂蛋白 A、B 等。常见肥胖患者的血脂异常为高 TG 及 HDL－C 降低，同时伴有 LDL－C 升高。

（3）肝功能测定：肥胖患者肝功能可正常，但伴发肝病时肝酶可异常。肥胖引起的肝病以非酒精性脂肪性肝病（NAFLD）多见，是一种由多种病因引起的肝细胞内脂质蓄积过多的临床病理综合征，其疾病谱包括非酒精性单纯性脂肪肝、非酒精性脂肪性肝炎和非酒精性脂肪性肝硬化。常测指标有：ALT、AST、直接和间接胆红素等，NAFLD 晚期可见 2 - 谷氨酸转移酶等指标的改变。伴随肥胖程度的下降，肝功能异常者会好转或痊愈。

（4）血糖检查：肥胖与糖尿病合并出现，是临床上常见的疾病聚集状态，与体重正常人群相比，肥胖症患者中发生糖耐量异常及糖尿病的比例要高得多。血糖水平的测定是诊断糖尿病的主要依据。肥胖症患者的血糖检查，应包括空腹和餐后 2 小时血糖，对于空腹或餐后 2 小时血糖处于临界水平的肥胖患者须行口服葡萄糖耐量实验（OGTT）。试验前 3 天，每日摄入的糖类不少于150g，停用一切对血糖测定和对糖代谢有影响的药物，空腹至少 10 小时，抽取空腹血后，将75g 无水葡萄糖粉（若为含一分子结晶水的葡萄糖粉则为82.5g）溶入 250～300mL 水中，5 分钟内饮完，从饮用第一口糖水开始计时，抽取 30 分钟、60 分钟、120 分钟、180 分钟静脉血，测定血糖。正常人服葡萄糖后，血糖迅速上升，30～60 分钟血糖上升达到最高峰，继而在 1.5～2 小时下降到基础水平。若空腹血糖≥7mmol/L 或有三多一少症状，并且随机血糖≥11.1mmol/L 或 OGTT 2 小时血浆葡萄糖≥11.1mmol/L，符合上述标准之一者在次日复诊仍符合三条标准之一者即诊断为糖尿病。空腹血糖在 1.6～6.9mmol/L 诊断为空腹血糖受损（IFG），餐后 2 小时血糖在 7.8～11.0mmol/L 诊断为糖耐量减低。必要时也可以测定肥胖患者的糖化血红蛋白水平，以评定 2～3 个月血糖的平均水平。

（5）胰岛素测定：肥胖患者由于体内脂肪细胞上胰岛素受体数目减少、受体对胰岛素敏感性降低以及胰岛素受体缺陷等原因，普遍存在胰岛素抵抗。胰岛素的测定目前常用放射免疫法。一般测定空腹及餐后 2 小时胰岛素浓度，也可在 OGTT 同时采血测定血浆胰岛素，即胰岛素释放试验。正常人葡萄糖刺激后胰岛素分泌增多，其高峰与血糖高峰一致。肥胖患者基础及餐后血浆胰岛素增高，基础值可达 30μU/ml，餐后可达 300μU/ml，约 1 倍于正常人。

（6）血尿酸测定：肥胖者嘌呤代谢异常，血尿酸增加，痛风的发病率明显高于正常人。血尿酸值与 BMI 成正比关系。

2. 特殊内分泌功能检查　肥胖患者体内可以存在多方面的内分泌改变，并有重要的临床意义。肥胖除引起胰岛素分泌过多外，还可引起性激素分泌异常，并导致相应功能及代谢紊乱；肥胖症患者垂体生长激素和泌乳素对生理刺激（低血糖）的分泌反应减低、肾上腺皮质激素的转换增强、甲状旁腺激素水平升高；胃肠激素部分（内啡肽、肠抑胃肽、神经降压素、舒血管肠肽）增加，部分（促胃液素、胃动素）正常；下丘脑抗利尿激素对水负荷的反应减慢；醛固酮、肾素对呋塞米激发反应高于正常人等。这些变化多在体重减轻后可自行改善。另外，内分泌疾病导致的内分泌功能紊乱，如下丘脑疾病、垂体疾病、甲状腺功能减退、皮质醇增多症、性腺分泌变化都可以引起继发性肥胖。因此，内分泌腺体激素的测定和功能试验，有助于了解肥胖的伴发病及排除继发性肥胖。

3. 其他

（1）脂肪细胞大小及数目测定：脂肪细胞大小及数目可直接反映体内脂肪蓄积的状态，一般认为一个人的脂肪细胞数目从出生后到成年是随年龄增长而逐渐增加的，但成年后基本数目保持不变。因此,幼年、少年期的肥胖患者其脂肪细胞数目及大小均有增加,成年后肥胖患者则主要是脂肪细胞变大,而数目无明显增加。

(2)立卧位水试验:主要用于鉴别诊断水、钠潴留引起的肥胖。水、钠潴留性肥胖在中年妇女中相当常见,短期内体重可明显上升,有体液增多的症状,体重和体位关系密切,立卧位水试验阳性。

(3)脂肪细胞因子测定:近年来研究发现脂肪组织不仅具有储能功能,还具有内分泌功能,可以分泌大量细胞因子,如瘦素、脂联素、抵抗素、肿瘤坏死因子 - α、白介素 - 6 以及新近发现的内脏脂肪素等。

(4)炎症因子:近年来炎症学说在肥胖发病机制中的作用备受关注,有学者提出"肥胖是一种低度炎症状态",肥胖尤其是内脏型肥胖者脂肪细胞增生、肥大,可分泌大量促炎或炎性因子,如 C 反应蛋白(CRP)等,CRP 是预测肥胖者心血管疾病的重要指标。

三、B 超检查

B 超检查包括腹部 B 超、子宫及双附件 B 超和双肾上腺 B 超。

1. 腹部 B 超　主要用于检查是否存在脂肪肝和胆囊结石。肥胖与脂肪肝关系密切。另外,肥胖患者的胆汁中胆固醇过饱和及其胆囊活动减少,可能是形成胆结石的原因。

2. 子宫及双附件 B 超:主要用于协助诊断多囊卵巢综合征,B 超可见卵巢增大呈多囊性改变。

3. 肾上腺 B 超:主要用于鉴别肾上腺皮质肿瘤或增生等病变造成的皮质醇增多症。

四、头颅 CT 或磁共振检查

有助于发现下丘脑的占位性病变,以用于鉴别诊断下丘脑综合征引起的继发性肥胖。下丘脑有几个区域与饥饿和饱食感有关,这些部位一旦受损,患者往往表现出多食肥胖。下丘脑的肿瘤、外伤、感染或炎症、退行性病变及脑血管损害等都可导致下丘脑综合征的发生。

五、心电图

肥胖可增加冠心病发病的风险,肥胖症患者发生心肌梗死的危险度是一般人的 2 倍,通过心电图检查可以协助诊断。

第六章　肥胖症的诊断及鉴别诊断

一、诊断

(一)检查

1. **体脂的测量方法**　首先应当估计体脂的总量及脂肪分布状况。体脂的测量方法有直接测量法和间接估计法。

(1)直接测量法:有密度测定法(体密度法)、体内总水量估计法(体液密度测定法)、体内钾总量测定法、中子活性法、传导率法、电阻抗法、双光子法、CT 和 MRI。

(2)间接估计法:①体重指数(BMI):$BMI = 体重(kg)/身高(m)^2$;②标准体重表;③计算标准体重的经验公式:标准体重(kg) = 身高(cm) – 100,标准体重(kg) = 身高(cm) – 105(亚洲人常用);④皮脂厚度测定:可以用卡尺或 B 型超声于规定的位置测量皮下脂肪厚度,现已少用;⑤腰臀比值(WHR)或腰围的测定:腰围是反映脂肪总量和脂肪分布的综合指标,WHO 推荐的测量方法是被测者站立,双脚分开 25 ~ 30cm,使体重均匀分配,腰围测量位置在髂前上棘和第 12 肋下缘连线的中点,测量者将软尺紧贴但不能压迫被测者的皮肤,测量值精确到 0.1cm,臀围测量部位是前经耻骨联合,两侧经大转子,后为臀部最突出部位(相当于最大臀围);⑥腹腔内脂肪与皮下脂肪面积比值(V/S)或用 CT 或 MRI 扫描第 3 腰椎和第 4 腰椎水平计算内脏脂肪的面积,面积 $>130cm^2$ 与代谢性疾病相关。

2. **常用的方法和临界值**　肥胖的标准是根据所测指标与疾病危险的相关程度和其在人群中的分布状况人为规定的。

(1)BMI:我国诊断肥胖症的临界值为 $BMI >25kg/m^2$,国外多采用男性 $BMI >27kg/m^2$ 时,女性 $BMI >25kg/m^2$ 作为诊断肥胖症的标准。

(2)腰围:WHO 建议男性腰围 $>94cm$、女性腰围 $>80cm$ 作为中心型肥胖的标准。

(3)腰臀比值:是描述中心型肥胖的指标。男性腰臀比值 >1.0,女性腰臀比值 >0.85 被认为是中心型肥胖。

3. **病史**　仔细询问个人史,包括出生体重、身体生长发育状况、饮食量及其结构、饮食习惯、体力活动的多少、生活习惯、家族史。既往健康状况,有无神经精神病史、内分泌及代谢疾病病史,有无脑膜炎、脑炎、颅脑创伤、肿瘤等病史,有无相关药物服用史。

4. **体格检查**　仔细的体检可以发现许多内分泌代谢性疾病的重要体征。详细的体格检查和病史的采集是诊断继发性肥胖症的主要线索。

5. 实验室及其他辅助检查 相应的生化检查、激素测定及相应的内分泌功能试验，CT、MRI、B 型超声等辅助检查有助于鉴别诊断。

6. 临床表现 肥胖的临床表现包括肥胖本身的症状和肥胖并发症的症状。轻度肥胖者无明显自觉症状，中度和重度肥胖者自觉气促，尤其是上楼或运动后，易疲劳，不愿活动及运动，儿童更甚。肥胖病严重者，腰腿痛，行动困难，气短，疲乏无力，怕热多汗，嗜睡醋眠，女性月经稀少，甚至闭经不育，男性性欲减退，尿失禁。重度肥胖者生活自理困难、憋气、嗜睡、发绀，睡眠时呼吸暂停。儿童肥胖，多食善饮，喜甜食，少活动，多见于颈部、腋下、外阴、腹股沟处皮肤粗糙，明显色素沉着，男外生殖器发育差，阴茎极短，睾丸较同年龄者小。肥胖病患者静脉血栓增多，麻醉和手术的危险性增大，手术的成功率减低。肥胖症对健康的影响不仅在于肥胖的本身，更在于其相关的并发症。

因此，诊断肥胖症时不仅要确定其是否肥胖，还应对其是否有肥胖相应的并发症及其严重程度进行判断，包括肥胖症的糖代谢和脂代谢、肥胖与动脉粥样硬化和高血压、肥胖与心血管疾病、肥胖与骨骼病变、肥胖症的呼吸功能改变、肥胖的内分泌系统的改变、肥胖症的胰岛素抵抗、心理异常、蜂窝织炎等。

（二）诊断与分级

1. 诊断 AACE 推荐新的肥胖诊断包括两方面内容：①采用根据种族差异校正后的 BMI 进行筛查；②筛查肥胖相关并发症的并评估其严重性。因此，一个完整的肥胖诊断不仅包括 BMI 水平，还包括体重增加对健康的影响。当一例患者 BMI≥25kg/m² 或者在某些人群（如南亚人）中 BMI 在 23 ~ 25 kg/m² 但腰围增加时，我们还需要评估肥胖相关的并发症及其严重程度。肥胖相关并发症几乎涉及全身各个系统，包括代谢综合征、糖尿病或者糖尿病前期、脂质代谢异常、高血压、非酒精性脂肪性肝病、睡眠呼吸暂停、多囊卵巢综合征、骨关节炎、胃食管反流、压力性尿失禁等。

2. 分级 依据其对身体的影响，肥胖可分为 0 级（无并发症）、1 级（轻至中度并发症）、2 级（严重并发症）。以非酒精性脂肪性肝病为例，若患者无脂肪变性属于 0 级，1 级是指有肝脏脂肪变性但未发展到肝炎或者肝纤维化，一旦患者出现脂肪性肝炎则属于 2 级。

二、鉴别诊断

1. 下丘脑性肥胖 下丘脑的炎症、肿瘤、创伤、肉芽肿及退行性变、某些药物、精神创伤等导致的下丘脑综合征，多有神经系统表现，体温调节异常，汗液分泌异常，并伴有内分泌功能的异常，垂体激素和下丘脑激素兴奋试验及影像学检查可鉴别。

2. 库欣综合征 表现为向心性肥胖、紫纹、多毛等，但轻度的早期的库欣综合征患者可以没有上述体征。查血、尿皮质醇，ACTH，尿 17 - 羟、17 - 酮，过夜地塞米松抑制试验、大小剂量地塞米松抑制试验、垂体及肾上腺 CT，可鉴别。

3. 甲状腺功能减退症 多伴有黏液性水肿、怕冷、皮肤干燥、表情淡漠、反应迟钝等，查 FT_3、FT_4、sTSH 可鉴别。

4. 遗传病相关的肥胖 Laurence – Moon – Biedl 综合征、Prader – Labhart – Willi 综合

征、Alstrom 综合征等，在肥胖的同时有各病的特征性表现。

5. 多囊卵巢综合征　可伴有肥胖、多毛、胰岛素抵抗、月经不规则或闭经、不孕，基础体温呈单相，长期不排卵，双侧卵巢增大。血浆 LH 水平增高，FSH 水平较低，LH/FSH 比值 >3，可通过 B 型超声、CT、腹腔镜检查确诊。

6. 药物相关性肥胖　因某些疾病长期使用氯丙嗪、糖皮质激素、胰岛素、促进蛋白合成制剂、氯雷他定片（息斯敏）等药物者，食欲亢进导致肥胖。有相关的药物服用史可资鉴别。

第七章　肥胖症的行为矫正疗法

认知行为疗法把肥胖视为一种慢性病,须运用药物减肥、饮食控制、运动治疗和行为干预进行综合治疗。通过改变肥胖者对肥胖不恰当的认知模式,对不良的进食方式、活动方式进行矫正,以加强减肥效果。在治疗肥胖时,除了采取节制饮食、进行体育运动疗法等措施外,还要通过行为疗法,矫正不良的生活习惯和饮食习惯。在肥胖治疗的实践中发现,行为矫正疗法其有肯定的协同作用,效果比较满意。

一、行为治疗原则

行为疗法已演变成了"饮食控制 + 运动 + 行为"矫正的综合疗法,就原则而言,应当以运动处方、饮食调整为基础,行为矫正为关键技术,以日常生活为基本场合,家庭成员、肥胖者共同参加,创造一个轻松环境,使之持之以恒。运动处方必须是具有个性特色的方案,饮食调整须循序渐进。体重控制方案必须结合本民族的实际情况,结合家庭、个人的生活习惯,结合习俗和文化背景来制订。这三者结合才能长期持续控制体重,减少反弹,富有成效。

改善患者对肥胖的认知,是肥胖行为纠正治疗的重点,故在开始减肥治疗前,需要全面了解肥胖患者的生活习惯,心理状态,家庭及社会状况等资料,细致分析其中可能导致肥胖形成或不利于减肥的因素,然后再制订好治疗方案。一定要注意治疗的个体化,需要给予必要的心理辅导,使患者本人对肥胖有充分认识,取得治疗上的配合。儿童患者则应取得家长、老师等的配合,并适当地监督。

二、具体实施

改变日常行为方式是进行行为治疗的基础,治疗的目的为改变肥胖者原来的饮食和运动习惯,使其体内能量处于负平衡状态,从而达到减轻体重的目的。具体实施行为矫正治疗时应遵循个体化原则。在设计与实施治疗的过程中,患者及其家人都应该积极参与其中。在充分认识减肥的意义后,由专业人员与减肥者制订个体化的减肥方案。坚持营养训练以及负平衡饮食,如改变进食方式、自我控制饮食等;坚持运动或增加日常生活活动量。行为矫正疗法的内容包括:①自我控制饮食(完成每日规定的食谱);②控制能够诱发食欲的刺激(限制进食的次数和地点);③改变进食的方式(降低进食的速度,做到细嚼慢咽);④巩固已取得的成绩(对参加者及坚持执行治疗方案给予适当的物质鼓励);⑤坚持营养训练及负平衡饮食(热量摄入量5020kJ/d);⑥多做运动(多做一些步行练习或增加日常生活活动量);⑦认识的调整(增强自信心)。

第八章　肥胖症的医学营养治疗

一、常用减肥食物

1. 粮豆类

（1）麦皮：可增大粪便的体积，软化粪便，减少食物在肠内的停留时间，调节人体肠蠕动，干扰人体对糖类的吸收，并减低人体的饥饿感，减少食物的摄入量，而且没有某些减肥药物那样的不良反应，取自于天然物质，来源广泛，十分经济，食用安全。

（2）玉米：含有的食物纤维，比精米、精面高4～10倍。玉米中含有大量镁，镁可加强肠蠕动，促进体内废物的排出。玉米成熟时的花穗玉米须，中医学认为其有利尿功能。

（3）番薯：含有大量胶原和黏多糖物质，能保持血管弹性，保持关节润滑，防止肝肾结缔组织萎缩。近代营养学研究还发现番薯能预防心血管系统的脂质沉积，以及动脉粥样硬化，使皮下脂肪减少，避免出现过度肥胖，是一种有效的减肥保健食品。其含热能仅为馒头的一半，与米饭差不多，番薯可代粮充饥。番薯食后使人有饱胀感，可使人减少进食。此外，番薯还有利于排便，但番薯所含热能较高，因而应适量食用，不易过食。

（4）黄豆：含热能较高，但其皂苷可抑制人体对脂肪的吸收，促进其分解，有利于减肥。

（5）绿豆：中医学认为绿豆具有清热利水的作用。此外，绿豆也含有一定量的食物纤维。

（6）豆腐：豆腐为大豆种子的加工成品，其热能仅为等量米饭的一半。豆腐中植物蛋白质含量丰富而且质量好，含糖量较低，有利于维持减肥食物的营养平衡。

（7）赤豆：古籍文献记载，赤豆久食瘦人，行津液利小便。现代研究证明，赤豆中含有一种皂草苷物质，具有通便、利尿的作用。

2. 果品类

（1）梨：梨能利大小便。梨含丰富水分，性味甘凉，对消除大便秘结有一定作用。

（2）杏：杏中的有机酸能帮助机体消化食物，并含有较为丰富的食物纤维。

（3）青梅：含有多量的有机酸，可有帮助消食的功能，此外还有利尿的作用。

（4）苹果：其细纤维和果胶不仅使人体对糖的吸收减慢，而且还可增加粪便的容量，能温和地刺激肠壁、松软大便，有机酸也有刺激肠黏膜，具有通便作用。

（5）桃：桃子的润燥滑肠作用，对促进通便有一定功效。

（6）西瓜：因其体积大，食后使人有饱胀感，故可以减少正餐饮食量。西瓜含热能低,并有利水作用。

(7)菠萝:菠萝中含有一种菠萝酶,它能帮助人体在胃中消化蛋白质。因此,摄食了肉类和油腻食物后再吃菠萝有益。

(8)木瓜:木瓜含有木瓜蛋白酶可分解蛋白质为氨基酸,能将停留在肠内难以消化的蛋白质进行分解。木瓜中还含有脂肪酶,对脂肪有很强的分解能力。

(9)腰果梨:腰果梨因含热能较低,为低热能果品,还有利尿除湿的功能。

(10)菠萝蜜:含有菠萝蛋白酶可分解食物中的蛋白质。

(11)无花果:无花果有润肠功能,对便秘有一定作用。无花果中的淀粉糖化酶、脂肪酸和蛋白酶对食物中的淀粉、脂肪、蛋白质有分解作用。

(12)杧果:杧果中的各种有机酸对食物有分解作用,还有利尿的功能。

(13)杨梅:杨梅汁液丰富,人口酸甜,具有消食、涤肠胃等功能。另外,杨梅的树干、根、叶有强心利尿的作用。

(14)柿:柿的食物纤维较为丰富,有润肠的功效,生食对减少便秘有一定的作用。

(15)香蕉:香蕉有润肠、通血脉、降血压的功效。

(16)山楂:山楂具有促进胃酸分泌、胃肠蠕动和增加胃内消化酶功能的作用。

3. 蔬菜类

(1)萝卜:萝卜的辣味成分是有机硫化物,具有一定的促进排便的作用。

(2)黄瓜:黄瓜有良好的利尿作用,有减肥和调整脂质代谢的功效。

(3)南瓜:南瓜对糖尿病有一定的疗效,且有一定的减肥作用。

(4)丝瓜:所含热能不高,丝瓜的黏液、皂苷有利于排便。

(5)冬瓜:冬瓜具有利水的功效,经常食用能去除体内多余的脂肪和水分。

(6)竹笋:竹笋为低淀粉、低脂肪的天然食品,食物纤维含量较高,经常食用对减肥有益。

(7)茭白:茭白的热能含量不太高,并含有一定量的食物纤维。

(8)茼蒿:其含热能较低,水分含量较高,因此有利于维持减肥饮食的营养平衡。

(9)番茄:番茄素有促进食物消化和利尿的功能。

(10)大蒜:能降低胆固醇和三酰甘油在血液中的浓度,又能降低血糖,提高血中胰岛素水平。

(11)茄子:茄子能降低胆固醇的含量,还能防止高脂血症引起的血管损害,是降脂保健的佳品。

(12)荠菜:其食物纤维含量比较多,而且还有利尿作用。

(13)辣椒:食用辣椒可以促进血液循环,既而发汗,皮肤上水分蒸发,这样可以消耗一定的热能。辣椒还能调整和促进入体排水功能。

(14)洋葱:洋葱可以降低血脂,防止动脉硬化,预防心肌梗死,降低血压。此外,洋葱还具有利尿和防癌作用。

(15)姜:含有的姜辣素,能促使血管扩张和血流加快,使全身产生温热的感觉。食姜还能通过神经反射促使胃肠内充血,增加消化道蠕动,促进消化液分泌。

(16)海带:含有大量的食物纤维,具有通便和利尿作用。

（17）紫菜:食物纤维含量不低,脂肪含量不高,并有清热利尿作用。

4. 其他食物类

（1）乳类:具有生津润肠的功效,对排便困难者有一定的作用。

（2）木耳:食物纤维含量较高,而且有润肠的功能,对治疗便秘有一定的作用。

（3）蘑菇:含热能较低,并且食入后有一定的饱胀感。

（4）海参:海参对减少肠燥性便秘有一定作用,也具有除温利尿的功效。

（5）田螺:有清热利水的作用,对于热积、小便不畅者有一定的治疗效果。

（6）海蜇:有消积润肠的功能。

（7）黄鳝:所含的热能不高,在鱼类中是低热能的。

（8）兔肉:所含的热能要低于猪肉、牛肉、羊肉。

（9）醋:醋有一定的减肥作用。

（10）茶:茶有减肥降脂的功能,茶多酚可以阻止脂肪在肠内吸收,抑制脂肪在肝内合成,各种茶叶都可以减肥消胖。

二、中药药膳治疗

减肥药膳是针对肥胖原因,采取相应配伍以健脾、化湿、活血、利水、祛痰等方法,减少水液的潴留,增加体内多余脂肪分解,而达到轻身健体的目的。根据中医理论对肥胖的认识与分类,辨证施治,将减肥药膳主要可分为五大类。

1. 健脾化湿类药膳　脾失健运,水谷精微转输无权,运化水湿乏力,湿阻不化,而泛滥肌肤,故对于临床表现为形体肥胖,肢体困重、倦怠乏力,脘腹胀满,纳差食少,大便溏薄,舌质淡、苔薄腻,脉缓或濡细。肥胖患者,中医归纳为脾虚湿阻型,治则应健脾化湿,此型肥胖临床上也最为多见。此时可选择青鸭羹、白茯苓粥等药膳食疗之,此型药膳常用原料有黄芪、茯苓、陈皮、泽泻、半夏、生大黄、扁豆、蚕豆、豌豆等。

2. 清热化湿通腑类药膳　本型多见于中青年患者,以胃热实证为主,脾胃俱旺,湿热中阻,患者多喜食肥甘或消谷善饥、口臭口干、大便秘结等,故中医应采用清热化湿通腑的药膳食疗,可选择的药膳如鲜拌莴苣、桑葚粥等。此型药膳常用原料为马尾连、茯苓、白术、忍冬藤、大腹皮、生大黄、白菜、圆白菜、芹菜、莴苣、竹笋、药菜、莲藕、苦瓜、马齿苋、马兰草、荸荠、鸭梨等。

3. 理气和活血化瘀类药膳　中医认为肥胖日久者,常导致肝郁气滞,表现为形体肥胖,两胁胀满,胃脘痞满,烦躁易怒,口干舌燥,头晕目眩,失眠多梦,月经不调或闭经,舌质暗有瘀斑,脉弦数或细弦。故在中医上常采用疏肝理气、活血化瘀的药膳疗法,可选择的药膳,如决明山楂粥等。此型药膳常用原料为荷叶、草决明、瓜蒌、昆布、海藻、莱菔子、丹参、甘草、香橼、橙子、橘皮、橘子、佛手、荞麦、高粱米、刀豆、白萝卜、茴香、茉莉花、山楂、茄子、酒、醋等。

4. 温阳化气利水类药膳　对于一些重度肥胖患者,如表现为形体肥胖,虚水肿胀,疲乏无力,少气懒言,动而喘息,头晕畏寒,食少纳差,腰膝冷痛,大便溏薄或五更泄泻,男性阳痿,舌质淡、苔薄白,脉沉细的肥胖患者,可选择的药膳如加味赤小豆粥等。此型药膳常用原料为肉桂、熟地、茯苓、泽泻、山药、益母草、白芍、虹豆、刀豆、枸杞子、羊乳、牛乳、羊瘦肉、狗瘦肉、雀肉、胡桃仁等。

5.滋阴补肾药膳　中医认为一些表现为形体肥胖，头昏目眩，五心烦热，腰膝酸软，舌红少苔，脉细数或细弦的肥胖患者，多为阴虚内热所致，故应采用滋阴补肾的药膳食疗。此型药膳常用原料为黄芩、炒栀子、枸杞子、银耳、黑木耳、黑豆、桑葚、甲鱼、猪瘦肉、鸭肉、鸭蛋、海参、海蜇、黑芝麻、猪肾等。

第九章　肥胖症的医学运动治疗

运动疗法又称体育疗法,是物理疗法的核心部分,是现代康复医学的重要治疗手段之一。它包括体育活动、健美运动、器械运动等。

运动疗法减肥的基本原理是通过运动使脂肪组织中储存的三酰甘油分解,其分解释放的脂肪酸作为能量来源被肌肉组织所消耗,使人体对热量的收支呈平衡或负平衡状态,从而达到减少脂肪、控制肥胖的作用。

运动时肌肉组织不断收缩和舒张要消耗大量的能量,而这部分能量的供给者主要是糖和脂肪。短时间快速度运动时消耗的能量主要由糖类供给,而长时间耐力性运动需要的能量则主要靠脂肪动员后氧化分解释放的能量来满足。同时,人在运动时还会充分动员心、肺及血管等器官参与气体交换,尤其是提高供氧量,会更加有效地促进脂肪氧化,使其充分消耗。

运动减肥效果肯定,又能增强体质,历来是减肥的基本方法。越来越多的研究表明,运动在减肥作用之外,对于减肥后的体重维持也具有重要作用。对于不同年龄、不同肥胖程度者要选择合适的运动项目,同时在减重过程中把握不同的度,做到因人而异、因地而异、因时而异、因季节而异。

一、运动减肥的原则

1. 适量运动　是指运动强度而言。低强度运动时脂肪优先氧化,高强度运动时糖类是主要燃料。从理论上讲,当成年人进行为最大量 50% ~ 60% 适量运动时,脂肪氧化程度最高。一般来说,年龄在 30 ~ 40 岁者,运动心率在 110 ~ 150 次/分;40 ~ 49 岁者,105 ~ 145 次/分;50 ~ 60 岁者,100 ~ 140 次/分;60 岁以上者,100 ~ 130 次/分是合适的。

2. 规律运动　是指运动的持续时间和频率而言。运动强度大时,时间应稍短一些;运动强度小时,时间应稍长一些。进行减肥运动时每次应持续 30 ~ 60 分钟,其中体现运动强度的基本部分 20 ~ 30 分钟,准备活动与结束活动各 5 ~ 10 分钟。在开始运动时,要按照循序渐进的原则以不低于 20 分钟/次为宜,逐渐增加到 45 ~ 60 分钟/次。

3. 长期运动　是指减肥者要有充足的心理准备,有计划有目的、有规律地实施减肥计划。制订切实可行的减肥计划并体现个体化原则是减肥者进行减肥和贯彻始终的关键。

4. 有氧运动　运动可分相对的静运动和相对的动运动。动运动包括步行、游泳等,有利于减轻体重。相对静运动如体操、仰卧运动、俯卧撑等,可增强肌力,防止肌肉细胞的减少,能提高基础代谢率。

二、运动项目的种类及适应证

1. 散步　在各种减肥运动中,散步是最安全也是适应性最广的一项运动。散步可快可慢,除了行走困难的重度肥胖者,或伴严重并发症的肥胖者之外,散步适合于不同年龄、不同程度的肥胖症患者。当然,对于体质差、年龄较大的肥胖者来说,散步是最适宜的一项减肥运动。长期坚持散步,能有效地减少体内脂肪,甚至比剧烈运动消耗的脂肪更多。每日晚饭后休息15分钟,再坚持散步1小时,长此以往,必能收到消脂减肥功效。

散步时,要挺胸、收腹、精神奕奕地大步行走。肥胖者可根据自己身体各部位的灵活程度,掌握行走的速度和距离,量力而行,并要持之以恒。散步能够减肥的原因在于它可使血液内的游离脂肪酸充分燃烧,并不断从储藏的脂肪细胞中分解游离脂肪酸输送到血液中,使脂肪细胞不断萎缩,从而减轻体重。当然,在实行散步锻炼的同时还要适当节食,这样减肥效果最佳。

步行运动的动作要领:①挺胸、抬头、直膝、大步走或快步走,双手在体侧自然地大幅度摆动;②步行目标是每日走10 000步。根据自身运动基础制订一个运动计划,先从目前基础步行情况开始,逐渐增加步数、速度,以至达到"10 000步/d"的目标。若以每步距离女性为60~70cm、男性为70~80cm计算,10 000步距离相当于6~8km,约消耗300kcal热量;③步行运动在一天内任何时间、任何地点都可进行。有人认为清晨或晚餐后1小时,在远离马路的地方进行更为有益。步行持续时间要制订计划,逐步增加,循序渐进,且贵在坚持。

2. 跑步　是一种简便易行、不需要特殊器材设备的运动项目。在应用室内跑步器时,不受气候及室外环境的影响。跑步不仅使人身体健康,体形匀称,而且还能锻炼人的意志,使人能充满活力和信心。跑步能增强腰、背部及上下肢肌肉与韧带的力量,并改善骨关节功能,增进肢体的灵活性。肥胖者减肥应选择长时间慢跑。慢跑的运动时间、强度因人而异:年轻的、体质好的,速度可较快些(6~8km/h),时间稍长些(30~45分钟);中老年、体质差者,速度可慢些(4~6km/h),时间稍短些(15~30分钟)。

跑步是一种常用的减肥运动,此项运动适合于轻中度肥胖无并发症、年龄在50岁以下体质较好的人。中等程度以上的肥胖者,一般不宜选择跑步,因为过重的体重可造成肢体骨关节的损伤;伴有心脏病、哮喘病的患者或老年肥胖者最好不要选择跑步。跑步的动作要领:①运动时自然运动,全身肌肉放松,注意调整呼吸,匀速进行;②制订每日的跑步计划,依据事先测定的运动耐量而定。运动耐量是按照达到最高心跳次数的50%~70%心率的运动量作为运动指标;③慢跑为宜,持续时间应在20分钟以上。如果按150m/min、消耗33.47kJ(8kcal)热量计算,20分钟可耗热量669.44kJ(160kcal)。

慢速长跑是一项很好的减肥运动,许多减肥者通过一段时间的跑步锻炼,同时配合控制饮食,就能达到减肥目的。跑步前应做好各项准备,如着装要宽松舒适,运动鞋要适宜,活动全身关节,尤其是踝、膝、髋关节及腰部。跑步时要前脚掌落地,以缓冲落地时对大脑的震动,呼吸要深而缓慢,跑步运动量要循序渐进,量力而行。跑步结束时,不可马上坐下或躺下休息,而应缓步行走,活动上下肢各关节,使身体尽量放松。

肥胖者开始参加慢速长跑后,往往因腿部肌肉和关节疼痛而中断。与运动员和体重正常者的跑步技术不同，肥胖者必须掌握正确和独有的跑步技术。

肥胖者开始参加慢速长跑后，往往因腿部肌肉和关节疼痛而中断。与运动员和体重正常者的跑步技术不同，肥胖者必须掌握正确和独有的跑步技术。

3. 骑自行车　自行车是我国人民使用率最高的一种交通工具。骑自行车也是一项有效的减肥运动。在骑自行车运动时，至少有 100 多块肌肉参加运动，同时骑自行车可刺激大脑中枢神经的平衡功能。骑自行车上下班，不仅解决了交通工具问题，减少助动车、机动车的尾气污染，而且还锻炼了身体，增强了体质，有防止肥胖的功效。

4. 爬楼　是简便易行而又行之有效的减肥运动具有速度较缓和的优点，通过双腿肌肉有节奏地收缩、舒张，促进全身血液循环，改善心血管功能，降低血压，消耗体内热量，进而能消脂减肥。但爬楼对人体热能消耗极大，几乎是步行（中速）的 3 倍，而且对循环、呼吸系统的锻炼也更强烈，因此适宜于体质较好的肥胖者。

5. 球类运动　该运动的项目很多，大球有足球、篮球、排球等，小球有乒乓球、羽毛球、网球和台球等。在进行球类运动时，身体四肢随球的方向不断移动，使全身的骨骼、肌肉都得到锻炼，而且使身体各感受器官的功能增强。一个经常进行球类活动的人，其视觉、听觉、触觉会变得更敏锐、准确。球类运动过程中，会消耗大量的热量，对减少体内脂肪有很大的益处。

该运动的项目很多，大球有足球、篮球、排球，小球有乒乓球、羽毛球、网球和台球等。体质好、年龄小的轻度肥胖者，可选择对抗性强的和较为快速、激烈的项目，如篮球、排球和网球等；体质较差、肥胖程度中等以上者，可选强度较小、速度较慢的项目，如台球、高尔夫球、乒乓球等。

6. 跳绳运动　跳绳是一项十分有效的减肥运动，对心脏功能有良好的促进作用，可以让血液获得更多的氧气，使心血管系统保持健壮和健康。它一般不受场地、气候、器材等各种条件的限制，男女老幼可以随时随地进行锻炼。跳绳对于减肥的效果也是十分显著的，它可使全身肌肉结实，消除臀部和大腿上多余的脂肪，使人的形体不断健美。跳绳时不必跳得过高，以能让绳子通过为限，在相当一段时间内应保持每日连续跳 5 分钟，每星期 6 天。跳绳动作多种多样，基本原则是双脚必须同时离地。跳绳减肥应遵循的宗旨：①持之以恒，坚持下去；②制订合适的运动计划并循序渐进；③运动时间每次在 30～60 分钟，心率保持在 100～120 次/分。

7. 减肥操　减肥健美操的方法很多，选择适宜的减肥健美操与运动强度应根据个人的年龄、性别、工作、生活条件、环境、体力及个人运动基础做出综合判断和计划，逐渐增加运动量，每次运动时间也要逐渐增加到 30 分钟以上才能有效果，一般以消耗 300kcal 热量的强度为合适。

8. 跳舞　是一种主动的全身运动，有较大的运动量，各种跳法运动量有很大的差别。节奏快、动作幅度大的跳法减肥效果好。

9. 水中运动　提倡在水中进行运动是减体脂的好方式，因水有浮力，使关节负担减轻，水中的静水压力作用于体表可使中心血容量增加，人在水中运动时体热易消除。水中运动除游泳外，已发展到在水中行走、跑步、跳跃、踢水、水中球类游戏等多种运动。

10. 游泳　该运动在我国十分普及，深受人们的喜爱。游泳或在水中做减肥操不失为减肥的较好方法，尤其适于在夏季进行，可达到一定的减肥效果。游泳运动对肥胖者尤其适宜。游泳运动借助水的压力，使呼吸肌为克服这种压力而增强呼吸运动，从而锻炼了呼吸肌，增加了肺活量。游泳过程中，身体的许多肌肉和关节都参加了运动，从而使身体各部位都得到锻炼。游泳是所有体育运动项目中对身体各部位的锻炼最为全面的运动。

11. 腹部减肥运动　运动腹部的局部减肥应坚持每日的全身运动与局部运动相结合，方法很多。另外，仰卧起坐运动可以锻炼腹肌，有利于防止腹部肌肉、皮肤的松弛及消除脂肪堆积。还有人提出鞠躬动作也是一种有效的减肥运动，可以代替仰卧起坐，其最大的优越性是不受时间地点的限制，十分方便。

三、运动减肥的注意事项

1. 循序渐进　选择运动疗法要先易后难，先小运动量后大运动量，先耐力性后力量性。系统的锻炼要掌握三条原则，即运动的强度、持续的时间及每周的强度。先易后难是肥胖者能够采取的最简单的方法。先小运动量后大运动量。运动量要逐渐增加，速度不宜过猛。运动量与运动强度、运动持续时间、运动次数有直接关系。各年龄段的肥胖者在进行减肥运动时，都要遵循动作由简到繁、运动量由小到大的原则。要克服减肥中的急躁情绪，根据自身状况合理安排运动量是十分重要的。

2. 持之以恒　肥胖症的治疗主要是维持远期效果，合理而不间断地参加体育运动是维持减肥远期效果的主要手段，这需要减肥者有决心才能做到，如果不能坚持，不但无益于减肥，也会因机体消耗热量的不稳定而影响健康。

3. 不要急于求成　如选择高强度的运动方法，一定要权衡个体健康情况之后，科学合理地制订出运动强度和方式，循序渐进，要持之以恒。运动配合节食，可有效地、长时间地控制体重，收到预期效果。

4. 体力劳动不能代替运动　体力劳动和体育运动有很大区别，体力劳动不能代替体育运动。因为运动是全身性的，而体力劳动往往局限在机体的某些组织器官进行单一的、机械的动作。一般情况下，运动消耗热量会明显高于体力劳动。

5. 运动要与热量控制相结合　运动减肥与节食减肥不同。节食减肥的根据是热量摄入低于消耗；运动减肥的根据是热量消耗大于摄入。运动与节食相结合才能获得满意的减肥效果。在控制总热量摄入的条件下，合理、平衡的膳食合并运动无论是对个人减肥还是群体减肥都收到较好的效果。

6. 准备运动和放松运动　在运动疗法开始之前，减肥者应在医师的指导下，接受运动疗法的教育，认识和掌握运动的意义、方式和方法。在运动前接受前述的必要体格检查和化验检查。强化持续运动治疗的必要性，增强坚持运动治疗的信心。为避免运动的单调，可选择不同的运动方法，如可首选慢跑步，以后可改为骑自行车、跳绳等。

第十章　肥胖症的药物治疗

第一节　肥胖症的基本原则

肥胖是一个慢性疾病,在对肥胖进行药物治疗时,应该充分认识到肥胖症治疗的长期性与艰巨性,停用减肥药后也会造成体重回升。

NIH 的治疗指南推荐:当未使用减肥药而 BMI 达到 30 或以上,或已使用药物治疗但 BMI 仍在 27 左右时,即应开始药物治疗;在其他非药物治疗方法治疗 6 个月体重仍无明显下降(每周体重下降不到 0.45kg)时应使用药物治疗。而且药物与行为疗法联合要比单独使用药物的减重效果好。

1. 选择合适的药物　临床上应根据患者特点选择药物。

(1)对成年肥胖患者,在经过饮食控制、体育锻炼及行为矫正仍未见效时,可使用食欲抑制药。

(2)超重或轻度肥胖患者,若伴有饭后高血糖,可优先选用糖苷酶抑制药。

(3)饮食中脂肪含量高者,可选用脂肪酶抑制药。

(4)有高血压、高血脂的患者,可选用既能减重,又能对血脂、血压有益的药物。

(5)伴有胰岛素抵抗的肥胖患者,如黑棘皮病,可选用二甲双胍。

2. 注意药物疗程　有些减肥药,如芬特明、吗吲哚等,FDA 只推荐短期(12 周)应用。对于食欲抑制药,大多数观点只建议短期使用。

3. 药物的联合应用　将作用机制不同的减肥药联合应用,既可增加减肥疗效,又可减少药物用量,减少各自的不良反应及不良反应的发病率。联合用药可能会成为药物治疗肥胖的一个很好的方案。

4. 对儿童及青少年的用药方案　由于儿童及青少年处于生长发育期,对减肥药的使用一定要进行慎重选择,并且要进行严密的监护。

第二节　减肥药物的种类

按药理作用机制可将减肥药分为三大类：①作用于中枢神经系统影响食欲的药物，也称食欲抑制药；②作用于胃肠道系统减少食物吸收的药物；③促进能量消耗、使生热增多的药物。

一、抑制食欲的药物

下丘脑腹内侧核的饱中枢及腹外侧核的摄食中枢参与调节食欲，儿茶酚胺类及5-羟色胺等神经递质作用于上述通路，调控摄食行为，因此影响下丘脑合成、释放、摄取神经递质的药物均可以调节食欲及摄食，达到减轻体重的目的。

1. 影响中枢儿茶酚胺类的药物　苯丙胺及其类似物，如甲苯丙胺、苄苯丙胺、右苯丙胺、苯丁胺和安非拉酮等。

2. 通过5-羟色胺旁路起作用的药物　如芬氟拉明、右芬氟拉明、氟西汀等。

3. 既影响儿茶酚胺又作用于5-羟色胺的药物　即吲哚类及其衍生物，如西布曲明（目前中国已禁用）。

4. 生物肽类　如神经肽Y受体拮抗药、瘦素受体激动药、胆囊素、胰淀素等。

5. 其他影响食欲的药物　如局部麻醉药非那佐辛（苯佐卡）。

二、增加热量消耗的药物

麻黄碱、茶碱、咖啡等可刺激脂肪酶氧化增加脂肪分解、促进热量消耗，大剂量应用有一定的减肥作用。有研究发现，长期皮下注射胰岛素生长因子（IGF-1），可使肥胖患者皮下脂肪显著减少，并可降低血清胆固醇水平，以及改善胰岛素抵抗等作用。

三、激素类

一些参与能量和物质代谢的激素能够通过分解脂肪，产生能量，发挥减轻体重的作用。

1. 甲状腺激素　可促进能量代谢而减轻体重。值得注意的是，这类药物只有在大剂量时才有明显的减肥作用。

2. 雄激素　如苯丙酸诺龙、脱氢表雄酮，属于同化类激素，能增加代谢率、减少脂肪合成，促进蛋白质合成，并减轻体重。

3. 生长激素　可直接刺激脂肪分解，并加强肾上腺素的促脂肪分解作用。生长激素类似物能避免生长激素的不良反应，又能特异性增强脂肪分解酶的活性，促进脂肪分解，抑制脂肪储积，达到减肥的效果。

4. 非拉酮　促进去甲肾上腺素释放，可以短期（3个月）使用，平均降低体重3.0kg。

5. 氯卡色林　5-羟色胺2C受体激动药，2012年FDA批准用于长期体重维持，平均1年可以降低体重3.6kg。

6. 胰岛素样生长因子 – 1　可直接促进脂肪代谢，增加胰岛素敏感性，降低脂肪含量。

7. 芬特明　促进去甲肾上腺素释放，可以短期(3 个月)使用，平均降低体重 3.6kg。主要不良反应包括心血管系统症状、中枢神经系统症状、消化道症状等。本品在焦虑症、心脏病、未控制的高血压、青光眼等疾病中禁用。

8. 芬特明/托吡酯的合剂　氨基丁酸受体调节及去甲肾上腺素释放，2012 年 FDA 批准用于长期体重维持，平均 1 年可以降低体重 6.6～8.6kg。主要不良反应为失眠、口干、便秘、眩晕和味觉异常。妊娠及哺乳期妇女、甲亢、青光眼禁用，不与单胺氧化酶抑制药和拟交感神经药物合用。

9. 纳曲酮/安非他酮　多巴胺和去甲肾上腺素再吸收的抑制药/阿片类拮抗药。2014 年 FDA 批准用于长期体重维持，平均一年可以降低体重 4.8%。主要不良反应为恶心、便秘、头痛、呕吐、眩晕。未控制的高血压、厌食症或食欲亢进、药物或酒精戒断治疗中，以及使用单胺氧酶抑制药者禁用。

四、抑制胃肠消化吸收的药物

1. 脂肪酶抑制药　奥利司他(orlistat，赛尼可)是肠道脂肪酶抑制药，能抑制肠道内脂肪分解为小的可吸收成分，从而抑制脂肪的吸收，还可调整血脂谱。1999 年 FDA 批准用于长期体重维持，欧盟批准的唯一慢性肥胖管理的药物。临床研究已经证实 120mg 3 次/日剂量的奥利司他具有良好的女全性和减肥功效。主要不良反应与作用相关，包括脂溶性维生素吸收降低和排便相关异常。是目前中国唯一一个具有真正减肥作用的药物。

奥利司他推荐餐时或餐后口服 1 粒(120mg)，如果饮食中脂肪含量非常低，则可不服。根据国内外权威指南关于减重速度控制在 3～6 个月减轻 5%～10% 体重的建议，奥利司他建议服用 3～6 个月。临床研究表明奥利司他按规定剂量服用 3～6 个月，有效减重 5～10kg，完全符合国内外各大权威指南关于安全、有效、健康减肥的原则。6 个月后如果仍需减轻体重，按推荐剂量继续服用奥利司他。长达 4 年的安全性和有效性临床研究已经证实奥利司他能安全有效长期减轻体重。

注意事项：①2 型糖尿病肥胖患者用本品治疗后体重减轻，常伴有血糖控制改善，需要调整降血糖药的用量，以免发生低血糖；②有明显胃肠道疾病者慎用；③维生素缺乏症患者慎用；④孕妇、哺乳期妇女、16 岁以下儿童及青少年用药的安全性和有效性尚不清楚，最好不要使用；⑤慢性吸收不良综合征患者及胆汁淤积症患者禁用。

2. 葡萄糖苷酶抑制药　阿卡波糖(拜唐苹)能竞争性抑制小肠的葡萄糖苷酶，抑制双糖和多糖分解为葡萄糖，由此降低葡萄糖的吸收。

3. 其他影响吸收的药物　食用纤维可延缓胃排空时间，减少营养物质的吸收，促进排便，减轻体重。其他如苏 – 氯柠檬酸及其衍生物能抑制胃排空，影响消化吸收，增加饱胀感，减轻体重。

五、其他药物

1. 胰岛素增敏药　噻唑烷二酮类药物如罗格列酮、吡格列酮，双胍类药物如二甲双胍,都能增加外周组织如肌肉、脂肪组织对胰岛素的敏感性,降低血糖和血脂,促进脂质氧化,并减少腹腔和肝脏脂肪的沉积,不仅是治疗糖尿病的药物,对肥胖症也有辅助治疗作用。

2. 瘦素 是肥胖基因的产物,它对体重有双向调节作用,但瘦素主要通过中枢神经系统起作用,可明显抑制食欲。目前,人们希望能研制出有效的瘦素受体激动药来用于减肥的临床实践中。

第三节 常用减肥药物

一、去甲肾上腺素类减肥药物

1. 右苯丙胺(dexamfetamine, dexamphetamine, dexamine) 作用于中枢,促进去甲肾上腺素和多巴胺的释放,阻止其再摄取,以增加突触间隙的去甲肾上腺素和多巴胺的含量,从而产生拟交感作用,兴奋中枢神经系统的下丘脑饱中枢,减少摄食,减轻体重。药物治疗的同时应与饮食和行为疗法相结合。

(1)治疗方案:每次 2~10mg,2~3 次/日,饭前半小时口服,疗程 6~12 周,极量不超过 30mg/d。

(2)应用现状:该药易成瘾,美国 FDA 不再推荐其用于肥胖症的治疗。我国目前仍未将其列入药典。

(3)不良反应:失眠、头晕、心悸、口干、恶心、神经过敏、欣快感。心血管病、甲状腺功能亢进、过敏体质患者忌用。易成瘾,不可与单胺氧化酶抑制药合用,用药者须注意避免高血压危象。

2. 苯丁胺(芬特明, phentermine, phentrol) 为苯乙胺衍生物,化学结构与苯丙胺相似,药理机制同右苯丙胺。还能改善外周组织对胰岛素的敏感性,对单纯性肥胖及肥胖的 2 型糖尿病均有效。

(1)治疗方案:开始剂量每次 8mg,3 次/日,于饭前半小时服用,疗程每年 3 个月,根据医师的要求决定是否延长治疗时间;或于睡前 10 小时服用 15~37.5mg。

(2)应用现状:本药的失眠发病率较高,应避免夜间服用。短期应用不易产生药物依赖,还较适用于肥胖的糖尿病患者。本药属于 4 类受 DEA 控制的药物。

(3)不良反应:有类似于右苯丙胺的中枢神经系统的兴奋作用,如口干、失眠、过敏、紧张或头痛,但反应较轻。另外,不宜用于有高血压或心血管病的肥胖患者。一般成瘾性较低,但长期大量使用仍会产生精神依赖。

3. 安非拉酮(二乙胺苯酮, amfepramone) 为非苯丙胺类药物,通过增加中枢神经系统突触间隙中儿茶酚胺类神经递质的含量,兴奋神经中枢。但拟交感作用弱于苯丙胺,不良反应发生较少,对心血管系统的影响也小,可用于单纯性肥胖或伴有高血压或轻度心肌缺血的肥胖患者。

(1)治疗方案:口服每次 25mg,2~3 次/日,于饭前 0.5~1 小时服用,最多可达

100mg/d，可在傍晚加服一次，疗程1.5～2.5个月，显效后可重复2～3个疗程。

（2）应用现状：本品的不良反应轻，不良反应发病率低，精神依赖性小，故使用范围较广。严重高血压和心血管病者不推荐使用。

（3）不良反应：可有失眠、头晕、心悸、口干、恶心、便秘或腹泻等反应，但发病率低。有严重心血管病、甲状腺功能亢进的患者不宜使用，忌与单胺氧化酶抑制药合用。孕妇及哺乳期妇女禁用。剂量过大会导致血压过高。

4. 苄非他明（苄甲苯丙胺，benzphetamine，didrex）　属苯丙胺类药物，抑制食欲作用与苯丙胺相当，对肥胖的糖尿病患者也可使用。口服吸收后转变为甲基苯丙胺，一起发挥药理作用。

（1）治疗方案：口服每次25～50mg，1～3次/日。

（2）应用现状：由于易产生精神依赖，易成瘾，只用作二线减肥药。

（3）不良反应：发病率低，有失眠、头晕、口干、便秘、恶心等。大量使用可引起高血压、心动过速、心律失常。中重度高血压、心血管病及甲状腺功能亢进症慎用，孕妇及哺乳期妇女不建议使用。

5. 苯丙醇胺（phenylpropanolamine，acutrim，dexatrim）　是苯乙胺的衍生物，能直接兴奋α-肾上腺素能受体，并间接促进去甲肾上腺素和多巴胺的释放。由于羟基结构影响其脂溶性，不易对中枢产生影响，不易形成依赖性。

（1）治疗方案：口服吸收良好，一般每次25mg，1～2次/日，最大剂量75mg/d。半衰期为2.7～3.4小时，以原药形式经肾脏排泄。

（2）应用现状：本药耐受性好，抑制食欲作用强，但在用药1个月后其作用逐渐减弱。应与饮食控制、运动治疗及行为疗法联合应用。

（3）不良反应：发病率较低，耐受性好，少数可出现头疼、神经质、心悸、心动过速、失眠等。治疗剂量不易成瘾，大剂量时会增加高血压等并发症。因此，高血压、抑郁症、心脏病、糖尿病、甲状腺病患者慎用，不可与单胺氧化酶抑制药合用，孕妇及哺乳期妇女忌用。

6. 对氯苯丁胺（氯苯丁胺，chlorphentermine，aspedon，desopimon）　与苯丁胺作用相似，具有较强的抑制食欲作用，对中枢的兴奋作用弱，对心血管影响较小，适合肥胖的有心血管病的患者。

（1）治疗方案：口服易吸收，半衰期为40小时，以原型经肾脏排泄，长期应用可产生蓄积。每次25mg，2次/日，餐前服用。

（2）应用现状：动物实验证实长期应用可产生肺动脉高压，故临床已极少使用。

（3）不良反应：常见口干、恶心、腹痛、便秘、失眠、心悸、头晕、瞳孔放大、心动过速等。精神依赖比苯丙胺少。青光眼及服用单胺氧化酶抑制药的患者禁用，孕妇及哺乳期妇女忌用。

7. 苯二甲吗啉（phendimetrazine，plegine，statobax）　与其他同类药物的食欲抑制作用相似，易致欣快感，可造成滥用。由于对中枢神经系统的刺激作用，耐受性差，只用于二线药。

（1）治疗方案：饭前口服，每次35mg，2～3次/日。

（2）应用现状：易产生精神依赖，造成药物滥用，耐受性差，目前已较少使用。

（3）不良反应：心血管不良反应发病率低，有舌炎、口炎、腹痛、头痛及排尿困难等不良反应。轻度高血压患者须慎用，中至重度者禁忌使用；甲状腺功能亢进、青光眼、心血管病患者，以及孕妇、哺乳期妇女不宜使用。

二、作用于 5-羟色胺的食欲抑制药

1. 芬氟拉明（氟苯丙胺，fenfluramine，obedren，ponderal，ponderax） 属于苯丙胺类药物，能促进神经末梢释放 5-羟色胺及阻止其再摄取，从而兴奋下丘脑的饱中枢，抑制食欲。其代谢产物去甲芬氟拉明还能促进葡萄糖的利用，降低血糖及三酰甘油，抑制肠道脂肪的吸收。在推荐的剂量范围内，本品对中枢无兴奋作用，还有镇静作用，不可与中枢抑制药物合用。在单纯性肥胖症、合并有糖尿病、高血压、冠心病的肥胖症患者中应用较广。但由于心脏瓣膜疾病及肺动脉高压的发生，美国市场已于 1997 年将该药撤出。

2. 右芬氟拉明（dexfenfluramine，isomeride） 为拟 5-羟色胺的食欲抑制药，通过刺激 5-羟色胺释放，抑制其再摄取，增加了 5-羟色胺的活性，比芬氟拉明作用强。本药还能选择性抑制葡萄糖的消耗，改善胰岛素敏感性，降低血脂，以往在全世界广泛使用。同样由于心脏瓣膜疾病及肺动脉高压的发生，美国市场已于 1997 年将该药及芬氟拉明一起撤出。

3. 氟西汀（fluxetine） 为 5-羟色胺再摄取阻滞药，还有轻微抑制去甲肾上腺素和多巴胺再摄取的作用。

（1）治疗方案：口服每次 20~40mg，1~2 次/日，疗程为 8~12 周。

（2）应用现状：具有较好的减重作用，效果同芬氟拉明，同时可治疗强迫症，无三环类抗抑郁药的不良反应。

（3）不良反应：氟西汀不良反应小，有焦虑、失眠、恶心、腹泻、头疼、皮疹、神经质等，大剂量可诱发癫痫。

三、对 5-羟色胺和去甲肾上腺素类都有作用的药物

1. 吗吲哚（氯丙咪吲哚，mazindol） 化学结构类似于三环类抗抑郁药，能促进神经末梢释放去甲肾上腺素、多巴胺及 5-羟色胺，并阻止其再摄取，影响下丘脑的饱中枢，抑制食欲，还能兴奋 β-肾上腺素能受体，促进葡萄糖利用，降低血脂，改善胰岛素敏感性。

（1）治疗方案：口服吸收效果好，半衰期为 12~24 小时，原药及主要代谢产物经肾脏排泄。每次 1~2mg，3 次/日，餐前 1 小时服用，疗程 8~16 周。

（2）应用现状：食欲抑制作用是右苯丙胺的 5~10 倍，减重效果较好，尚有降压、调脂作用，适合于单纯性肥胖或有轻、中度高血压，糖尿病的肥胖患者。不良反应少，被认为是治疗肥胖的新型减肥药。

（3）不良反应：有中枢兴奋作用，如神经紧张、过敏、失眠、口干、出汗、恶心、便秘等，能使立位心率增加，严重心血管疾病及高血压患者不宜使用。孕妇及哺乳期妇女忌用。不产生欣快感，不易产生依赖。不能与拟交感药物、单胺氧化酶抑制药及胍乙啶等合用。

2. 氯苄雷司(dobenzorex, dinintel)　除能抑制食欲外，还促进脂肪分解。

(1)治疗方案：早晨空腹服用30mg，午饭前1小时服用20mg。

(2)不良反应：口干、恶心、失眠、食欲减退、便秘、皮疹等较少见。可有心动过速、血压上升，可产生欣快感。过敏、心血管病、甲状腺功能亢进者忌用，易成瘾，不可与单胺氧化酶抑制药合用。

(3)应用现状：由于易成瘾，产生精神依赖，要根据医师的判断严格掌握适应证。

四、影响食物吸收的药物

1. 脂肪酶抑制药　奥利斯他(orlistat)能抑制肠道脂肪酶将脂肪分解为小分子可吸收成分，并具有调整血脂的作用。

(1)治疗方案：口服每次10~40mg，3次/日。

(2)不良反应：用药的耐受性好，但有很高的胃肠道反应。长期使用可导致脂溶性维生素的吸收障碍。

(3)应用现状：安全性好，仅胃肠反应，无其他中枢神经系统反应，因此使用范围广，减重效果好。

2. 糖苷酶抑制药　阿卡波糖(拜糖平，acarbose)属于口服降糖药，竞争性抑制肠道内的 α - 糖苷酶，降低多糖和双糖分解为葡萄糖，从而抑制葡萄糖的吸收，具有降低饭后高血糖和胰岛素浓度的作用，有轻度减肥作用。

(1)治疗方案：口服，剂量需个体化，一般每次50~100mg，3次/日，与第一口饭一起嚼碎同时服用。

(2)使用现状：本品适合用于伴餐后高血糖的肥胖症人，目前在中国应用范围广，效果好，可能与中国人饮食中糖类含量高有关。

(3)不良反应：可引起肠道胀气、腹胀、腹痛、腹泻，与胰岛素联用时若出现低血糖反应须用葡萄糖解救。

五、中枢兴奋药

麻黄碱(ephedrine)能刺激中枢肾上腺素能神经末梢释放去甲肾上腺素抑制食欲，还可直接兴奋肾上腺素能受体，促进机体产热，从而消耗能量，减少脂肪储存。腺苷 A_1 受体能降低麻黄碱的刺激去甲肾上腺素释放作用，咖啡因能阻断腺苷 A_1 受体，促进脂肪分解和生热作用，故两者合用效果更好。

1. 治疗方案　麻黄碱口服15~25mg，2次/日。咖啡因一般剂量为100~150mg/d。

2. 使用现状　麻黄碱可用作肥胖症患者进行饮食控制时的辅助用药，与咖啡因合用的减肥效果与右芬氟拉明相当，但长期使用咖啡因后突然停药会出现焦虑、乏力、头痛等症状；与其他减肥药合用时应减少给药剂量，并逐渐减量至停药。

3. 不良反应　麻黄碱可产生中枢兴奋作用，如兴奋、不安、焦虑、失眠等，可有头痛、心悸等。甲状腺功能亢进、高血压、心绞痛、动脉硬化患者禁用；忌与单胺氧化酶合用。咖啡因的不良反应随剂量增大可出现不安、紧张、兴奋、失眠，还有尿量增多、胃肠功能紊乱、肌肉痉挛、心动过速、心律失常等，一般在剂量 >250mg 时出现不良反应。

六、其他

二甲双胍(格华止, metformin)为双胍类口服降糖药, 可降低食物的吸收及糖异生, 促进葡萄糖利用, 改善组织对胰岛素的敏感性, 适合于肥胖或伴糖尿病的肥胖患者。约5%的患者因为其不良反应如恶心、腹泻、胀气而不能耐, 它最严重的不良反应就是乳酸中毒。目前有多项关于二甲双胍针对超重的儿童及成人的研究, 以观察其减重效果及药物不良反应。

第十一章　肥胖症的中医治疗

第一节　肥胖症的辨证论治

　　中药治疗肥胖的关键是辨证论治，概括起来，单纯型肥胖大致可分为脾虚湿阻、痰湿内盛、胃热湿阻、气滞血瘀、脾肾两虚、阴虚火旺几种证型。就药物减肥而言，中药的减肥效果不如西药迅速和明显，其作用机制或是通过改善体质，或是调整脏腑功能，或是影响机体的吸收和代谢。由于中药毒副反应较少，安全性较高，而且合理应用中药可以起到整体的调整作用，既减肥，又强身，对各种并发症的防治作用是化学合成药物所不可比拟的，这是一般西药所欠缺的，因此在肥胖症的防治中，中医药有其重要的作用。

　　对轻、中度肥胖症在其他减肥疗法失败或对西药不能接受者，可选用中药治疗，对重度肥胖症可先采用西药减肥，并配合中药治疗，有望进一步增强减肥效果。

一、脾虚湿阻

　　脾虚湿阻是最常见的一种单纯性肥胖症的证型，不仅在患者人群中所占比例较高，而且也可以见于包括继发性肥胖症在内的各种类型肥胖症，其中又有痰湿偏重或脾虚为主之分。肥胖显著者大多以痰湿偏重，治疗常以化痰燥湿为主，辅以健脾，待体重下降后再以调理脾胃为主。本型多见于中老年肥胖症人，犹以妇女多见。

　　1. 症候　形盛臃肿，乏力，自汗，少气懒言，动辄气喘，身困肢肿，头重如裹，胸满痞塞，腹胀纳呆，尿少或有腹泻，舌质淡红，苔薄腻，脉濡或沉细。

　　脾虚湿阻型属于虚实夹杂，本虚标实。脾为太阴，湿属阴邪，故本型仍当按阴证治疗，选药以温热药为主，所谓太阴湿土，得阳自运。

　　2. 治法　健脾益气，化湿消肿。

　　3. 方药　参苓白术散加减或六君子汤加味。参苓白术散加减：党参、茯苓、白术、半夏、泽泻、车前子、砂仁、肉桂。

　　4. 方解　方中党参、白术健脾益气；茯苓、泽泻、车前子健脾淡渗利湿；半夏、砂仁除满和中开胃醒脾；肉桂温经通阳。诸药合用以达健脾益气、醒脾化湿之功。

　　六君子汤加味：党参、白术、茯苓、半夏、陈皮、炙甘草、泽泻、猪苓、桂枝、炒莱菔子、生姜、大枣。

二、痰湿内盛

此型多因多食肥甘厚味，炙脾醇饮，损伤脾胃，湿热内生，膏脂瘀积，故形体肥胖。

1. 症候　气短胸闷，嗜睡懒动，体胖，肢体困重，头晕目眩、头重，胸腹满闷，纳呆呕恶，头重如裹，便溏，或烦躁、口苦、食欲亢进，或伴妇女不孕、闭经。脉沉苔腻，舌质胖淡，苔白腻或黄腻，脉缓或弦滑。

2. 治法　健脾助运，化痰除湿。

3. 方药　轻者可用二陈汤、泽泻汤、三子养亲汤、平胃散、胃苓汤加减；重者可用控涎丹、导痰汤等。若痰浊郁久化热，可出现痰热内扰，如烦躁、口苦、食欲亢进，舌红苔黄厚腻，治以清热涤痰法。方药选用导痰汤加减：枳实、竹茹、半夏、陈皮、茯苓、泽泻、胆南星、草决明。

三、胃热湿阻

此型多见于青少年、孕妇及产后发胖者。多见于超重和轻度肥胖者，尤其以获得型单纯性肥胖症多见。一般患者起病年龄在 20 ~ 40 岁，由于营养过度而引起。

1. 症候　多食、消谷善饥、形体肥胖，面色红赤，口臭、口渴喜饮，大便秘结，舌红苔薄黄，脉滑小数。

2. 治法　清胃泻火，佐以通腑。

3. 方药　小承气汤合保和丸加减化裁或用泻黄散加减。

小承气汤合保和丸：茴香、防风、栀子、石膏、甘草、生地黄、牡丹皮、夏枯草、薏苡仁、厚朴、大黄、枳实、泽泻、焦三仙、茯苓、半夏、鸡内金。

用泻黄散加减：茴香、防风、栀子、石膏、甘草、生地黄、牡丹皮、夏枯草、薏苡仁、厚朴。

四、肝郁气滞

该型患者多由肝郁起病，多见于更年期肥胖，妇女多于男性。

1. 症候　情绪急躁，易怒，食欲旺盛，头昏胸闷，大便干结，舌质红，苔薄，脉弦。

2. 治法　疏肝理气，养阴泄热。

3. 方药　柴胡疏肝散加减，可重用大黄通便泄热。

疏肝饮加减化裁：柴胡、郁金、砂仁、白术、大黄、枳实、牡丹皮、莱菔子。

五、气滞血瘀

该型多见于病程较长的患者，尤其体质型肥胖多见。由于本型的特性，女性患者多于男性。患者年龄一般在 20 岁以上，儿童少见。治疗以行气活血为主，可以燥湿化痰，若有脾虚可佐以健脾益气。

1. 症候　肥胖、胸胁痞满、面色晦暗、口苦心烦，甚则心胸憋闷，妇女月经不调，经闭不孕或经前乳胀、大便偏干、失眠多梦、脉弦细，舌苔白或薄腻，苔黄厚，舌质暗红或紫暗，脉弦滑或弦细。

2. 治法　疏肝理气、活血，化痰消肿。

3. 方药　丹栀逍遥散加味、桃核承气汤、当归导赤散、桃红四物汤。

丹栀逍遥散加味：牡丹皮、当归、柴胡、白术、茯苓、甘草、薄荷、桃仁、红花、紫草、龙胆草。

六、阴虚内热

该型肥胖患者多见于中度以上肥胖，尤其以老年患者多见，常常并发糖尿病，一般患者年龄在40岁以上，病程较长，逐渐由他型转化而来，治疗以滋阴清热为主，可佐以健脾化痰。

1. 症候　肥胖、头昏眼花、头胀、头痛、腰膝酸软、五心烦热、低热，舌尖红、苔薄，脉细数微弦。

2. 治法　滋阴降火，补肾消肿。

3. 方药　知柏地黄汤加味：知母、黄柏、生地黄、山药、山萸肉、泽泻、茯苓、牡丹皮、栀子。

七、脾肾阳虚

此型多见于肥胖症合并糖尿病、冠心病、高血压病及一些症状性肥胖症患者，如甲状腺功能低下症等。脾肾两虚型肥胖，多见于中度以上肥胖患者，尤其以老年患者多见，而单纯性肥胖症和继发性肥胖症均可见到此证，一般患者年龄以40~60岁为主，治疗上以补益脾肾阳气为主。

1. 症候　肥胖并兼有自汗、气短、动则气喘、畏寒肢冷、疲乏无力、腰酸腿软、脱发，或足跟疼痛、阳痿阴寒、大便次数增多或次数正常而便溏，苔白、舌质淡红、舌体胖大，脉沉细无力。

2. 治法　温肾壮阳，健脾化湿。

3. 方药　右归丸加减、济生肾气丸、真武汤、苓桂术甘汤加减。

右归丸加减：熟地黄、山药、山萸肉、杜仲、黄柏、菟丝子、鹿角胶、当归、茯苓、牡丹皮、泽泻、党参、车前子。

真武汤加减：附子、白术、茯苓、干姜、白芍、肉桂、车前子。

第二节　肥胖症的常用减肥中药

一、减肥中药的类型

治疗肥胖症的中药种类很多，中医学中认为肥胖原因主要与脏腑失调、血气不畅、脾肾两虚、胃火过盛等情况有关，因此其治疗原则主要为和胃健脾、化湿利水、行气活血、疏肝利胆、温阳补肾等，以达到调理脏腑和内分泌，促进身体代谢和排毒的目的。

1. 泻下通便药　如大黄、牵牛子、芦荟等。大承气汤、调味承气汤等均有通腑消积去脂减肥的功效，但此类药物短时间服用或可借通便减去胃脘，长期服用则可使肠道排泄功能受到不良影响，影响机体对营养的吸收。

2. 和胃消脂药　如稻芽、鸡内金、草决明等，大山楂丸等都具有和胃除脂减肥的功效。

3. 健脾消食药　如槟榔、莱菔子、山楂等，保和丸、异功散等可健脾消食减肥，疏通瘀浊。此类药物比较安全，但由于为开胃药，在肠胃堆积废物清除之后，容易产生饥饿感，食欲大增，因此对于自制力较差的患者常无法很好地控制饮食。

4. 活血化瘀药　如当归、赤芍、川芎等，苏合冠心丸、四物汤红花诸药均能化瘀强心通便减肥。

5. 利水渗湿药　如茯苓、猪苓、泽泻等，五皮饮、泽泻汤等可除湿利水消肿减肥。用药初用颇收效，特别是对水肿型肥胖患者而言，但长期使用会影响脾胃运化功能。

6. 宽胸理气化痰药　如沉香、降香、檀香等，二陈汤、利胆汤等药具有舒情理气、消除胸腹胀满减肥的作用。

7. 温阳利水法药　如肉桂、附子、车前子等，济生肾气丸、苓桂术甘汤等均具有温阳利水消胀、减肥的作用。

8. 舒肝利胆药　如柴胡、郁金、远志等，大柴胡汤、逍遥丸、舒肝和胃丸等药都具疏肝理气、调理情志、通腑减肥的功效。

二、单味中药及其减肥有效成分的研究

中药中有很多具有降脂减肥功效的药物，中药材中可起到减肥作用的药物有效成分主要包括茶多酚、三七总皂苷、茶叶多糖、灵芝多糖、银杏苦内酯、荷叶生物碱、川芎嗪、山楂黄酮、人参皂苷、枸杞多糖、大蒜素、亚麻酸、柴胡皂苷、黄茶苷、姜黄素、大豆皂苷、决明子大黄酚等。

1. 利湿降脂、祛痰化浊类　如大黄、柴胡、泽泻、半夏、决明子、番泻叶、荷叶、虎杖、苍术、薏苡仁等。

2. 滋阴补肾类　如当归、首乌、枸杞子、灵芝、生地、山茱萸、桑寄生、女贞子等。

3. 健脾益气类　如人参、黄芪、白术、大枣等。

4. 行气活血类　如山楂、赤芍、丹参、益母草、川芎、三七、牛膝、姜黄、水蛭、五灵脂等。

三、减肥的中药复方

中医用药讲求辨证施治，对于肥胖者也应当对患者进行辨证分型，从而确定不同的减肥药物组方，从临床研究报道来看，中药复方减肥的效果令人满意。如防己黄芪汤、桃核承气汤、大柴胡汤、防风通圣散、五苓散等，根据患者不同证型进行加减，多可收到显著效果。而治疗出发角度不同，治法也有较大差异，例如从治脾、治肾、治肝角度出发，则主要采用温阳补肾、疏肝健脾等疗法，对患者使用调胃承气汤、济生肾气丸、苓桂术甘汤等，可收到显著效果，而从调理脏腑方面着手，在传统中药方剂的基础上总结了右归丸、金匮肾气丸、养心汤、补肺汤等，从不同角度调畅气机，使得津液得以正常输布，从根本上治疗肥胖。

从长期的减肥研究中发现，节制饮食以及坚持运动仍然是最有效的减肥方式，可通过中药减肥起到辅助作用，但绝不可过度依赖。

四、中药减肥制品

中药减肥制品大多以合剂为主,大都有减少脂肪、降低血脂的作用,还能祛除疲劳。如精制大黄片,可促使摄食减少,肠蠕动加快,减少脂肪吸收,并直接作用于脂肪细胞,引起脂肪溶解。一般每次 3~5 片,1~3 次/日。疗程 2~4 个月。不良反应多为服药后脐周疼痛,轻度腹泻,口干,均较轻,能耐受,而且减肥效果好,但应注意剂量的调整以免过度腹泻,影响脂溶性维生素的吸收。其他还有脂必妥及各种减肥茶类,目前在中国市场应用较广。

1. 瑶山减肥茶与三花减肥茶

(1)药理作用:减肥、降血脂、稳定血压。

(2)用途:肥胖症。

(3)用法与用量:口服:3 次/日,每袋可泡 2~3 次,沸水泡后饮用。

(4)不良反应与注意事项:瑶山减肥茶:经用广西特产罗汉果及当地多种中草药配制而成,三花减肥茶:经用玫瑰花、茉莉花、珉珉花、川芎、荷叶等配制而成,无明显不良反应。

(5)规格:茶剂,袋装。

2. 防风通圣散(丸)

(1)药理作用:功能解表通里,疏风散热。

(2)用途:肥胖症。

(3)用法与用量:口服:3~5 g/d,连服 1~3 个月。

(4)不良反应与注意事项:服药初期大便次数略有增加。

(5)规格:丸剂或散剂。

3. 轻身减肥片

(1)药理作用:为中草药制剂。

(2)用途:高脂血症、肥胖症。

(3)用法与用量:口服:5 片/次,3 次/日。

(4)不良反应与注意事项:无明显不良反应。

(5)规格:片剂。

4. 白金降脂丸

(1)药理作用:由郁金和明矾组成,为中药制剂。

(2)用途:高脂血症、肥胖症。

(3)用法与用量:口服:6 g/次,3 次/日,饭后温开水送服,20 天为 1 个疗程,连服 2~3 个疗程。

(4)不良反应与注意事项:胃部不适等。

(5)规格:糖衣水泛丸:0.15 g。

5. 葫芦果汁和其提取物　一种减肥药剂含葫芦植物体任何部分的榨汁和其提取物。剂量 10~500 mg/次,2~5 次/日。该减肥剂的特点在于抑制脂肪组织的积累却能增加体重。也可取葫芦果实 6.5 kg 磨碎并压榨得榨汁 3500ml,该榨汁用滤纸过滤,然后用 1 μm 和 0.3 μm 孔径的滤膜过滤得透明的葫芦果汁。然后将该溶液用纯水稀释 10 倍得无味、无色的口服液。

第十二章　肥胖症的外科治疗

　　各种减肥手术主要是基于限制摄入和减少吸收这两个基本原理来实现的。随着腹腔镜技术的发展和应用，大多的减肥手术现在都可以在腹腔镜下进行，从而减少了患者的手术创伤、术后疼痛以及住院时间，术后恢复也更快。

　　严重的肥胖患者需要进行手术治疗。欧美国家认为，重度肥胖，即 BMI ≥ 40 或 BMI ≥ 35，并发一个或以上肥胖相关的严重健康问题，需要选择手术治疗。但由于人种的差异，在亚洲人较低的 BMI 即可形成严重危害。因此亚洲的手术标准是 BMI ≥ 37 或 BMI ≥ 32，并发一个或以上肥胖相关的严重健康问题。此外，腰围过大（女性 > 88 cm，男性 > 102 cm）的腹型肥胖者，其糖尿病、高血压、高血脂、心血管等疾病的风险也会大大增加。因此大腰围肥胖者，即使 BMI 不高，也应认为具备了手术指征。

一、病态肥胖的外科手术

　　外科手术主要针对肥胖症状而设计手术方案，通过手术影响食物摄入量或导致营养物质吸收障碍，以达到减轻体重的目的。目前较成熟的手术有：限制食物摄入量的胃成形术、既限制食物摄入又诱导"倾倒综合征"的胃旁路手术、选择性消化及营养吸收障碍的胰胆旁路手术及腹腔镜手术等。

（一）胃成形术

　　1. 手术操作　上腹正中切口。术前放置 Ewald 胃管，置于胃小弯侧。Penrose 引流管置于食管下部（紧邻贲门）。分离肝胃韧带，用左手指深入网膜囊内，将胃神经血管束从胃壁上分离。将 Penrose 引流管环绕食管及胃壁组织以隔开保护血管和迷走神经。于 Ewald 管旁，跟贲门 9cm 和距胃小弯 3cm 的胃壁部，用 25 号端端吻合器，穿透胃前后壁形成一个圆形窗口。窗缘用可吸收缝线加强缝合。用 TA90 线型吻合口器从胃底至胃体，与胃小弯平行钉 4 排吻合钉，使胃小弯侧形成 9 ~ 25mL 狭长胃小袋。胃小袋容积用 Ewald 管注入液体来测定。为了限制胃小袋出口在术后食物反复通过引起的继发扩张，用长 7cm、宽 1.5cm 聚丙烯条（或硅胶条）环绕胃小袋下端出口，环绕条两端重叠缝合形成 4.5 ~ 5.0cm 周径环行圈带。关腹前，腹腔内灌注生理盐水，经 Ewald 管吹气至胃小袋，检查胃小袋是否有渗漏。用大网膜覆盖聚丙烯环行圈带。腹壁分层缝合。

　　术后流质饮食，12 周后进半流质并补充矿物质和维生素。饮食量可控制在 5 餐/日，每餐约 50g，并提供富有蛋白质的饮食，以长期维持减轻的体重。

　　2. 手术效果　术后 12 个月内体重逐渐下降，术后 2 ~ 3 年趋于稳定。1 年后体重稳定在术前超过标准体重部分的 60% ~70% 水平。通常 3 年后能持续控制减轻的体重患者只有 38% 左右，但术后一半以上患者体重回升，其原因是患者术后体验到高热量软食物和饮料可以照吃不误且无不适，如患者自己不约束饮食习惯，很容易再次增重。这些患者如改胃旁路术同样可以获得较好的体重减轻效果。

3. 并发症　死亡率为 0.3% 左右，较常见的近期并发症有因进食过快引起的呕吐。吻合口瘘和腹膜炎为较严重的并发症，发生率约为 0.8%。其他的并发症包括：深静脉血栓(0.35%)、肺栓塞(0.03%)、膈下脓肿(0.05%)、伤口感染(5%)等。严重的并发症主要有年龄大以及脂肪呈男性样分布的病态肥胖患者。远期并发症有微营养物质缺乏症(铁、锌、维生素 B_{12}、叶酸等)，但并不多见。

(二)胃旁路术

1. 传统的胃旁路术

(1)手术操作：上腹正中切口。Gomez 牵引器暴露腹腔。放置 18 号鼻胃管。用示指自食管左侧的贲门处进入食管及胃贲门后侧，向右下分离，于胃左动脉降支分叉处，相当于食管连接部下方 2.5 ~3.0cm 处，将示指伸出。双侧 TA90 线型吻合器置于所分离的隧道内，将胃前后壁横行吻合，形成 20 ~30mL 胃小囊。每个吻合钉处再用 8 字加强缝合。于屈氏韧带下 30 ~40cm 处切断空肠，将远段空肠的近端上提至胃小囊旁，将胃壁、肠壁侧侧靠线连续缝合固定后用烧灼器在胃小囊和空肠对应作 5mm 的长窗孔，鼻胃管通过长窗孔，将这种窗孔对拢吻合；近端空肠的远端与提上的空肠用 GIA 和 TA55 吻合器做肠 - 肠吻合。将 Raux 襻固定于结肠系膜，逐层缝合腹壁。

(2)手术效果：术后 1 年内，体重明显下降，术后 2 ~3 年体重维持在超过标准体重部分的 30% 水平。如按超过标准体重 45kg 为病态肥胖标准的话，有 94% 的患者在术后 2 年内不再呈病态肥胖状态。据统计，15.1% 患者在手术后 2 ~9 年体重回升，其原因是部分患者想方设法多食高热量食物，或由于横行吻合钉脱落或重新开裂，食物从胃小囊排空加快所致。

(3)并发症：近期的并发症包括：死亡率为 1.3% 左右，这些患者中术前就存在高危因素，如通气不良综合征(pickwickian)、未能控制的糖尿病、心肺衰竭、残疾性关节炎等。伤口问题最为常见，约 10% 小范围伤口感染，10% 血清肿和脂肪液化，3.8% 严重伤口感染，1% 伤口裂开，2.5% 患者有吻合口瘘或膈下脓肿。糖尿病患者感染最多见。远期的并发症包括：倾倒综合征；营养缺乏症；恶心、呕吐以及切口疝、神经病变、胆囊炎、胆汁反流和食管炎等其他并发症。

2. Y 形胃旁路术　该手术比胃旁路的减肥效果更好，手术后会马上消瘦并且能够持续 18 个月到 2 年，这时达到减肥的最大效果，通常 70% ~80% 的超出正常体重部分会消失，平均能够减轻超重部分的 60%。

3. 胃旁路术的替代方法——植入型胃制酸仪(IGS)　它不改变胃肠道的解剖结构，植入后未发现明显不良反应。IGS 包括两个双极导联，导联与一个电发生器相连，这个电发生器植入腹部皮肤。术后两周进行电发生器激发，电刺激强度低于引起恶心、呕吐的水平。

4. 胰胆旁路术(biliopancreatic bypass)　主要用于超肥胖者。本术式是减肥手术中最有效的手术方法，体重减轻迅速、持久，大部分患者至少减轻超重部分的50%。与其他常见手术比较，该术式不可逆转，不能恢复原来胃肠的解剖连续，有许多潜在的并发症。

（1）手术方法：将含胃窦部的80%胃大部切除，形成容量为200～400mL的胃小囊，取距回盲瓣250cm处切断回肠，远端与残胃端侧吻合，吻合口2～3cm长；近端与距回盲瓣50cm处回肠行端侧吻合，使胰胆液、十二指肠及小肠等消化液流入回肠远端。

（2）并发症：有贫血、蛋白质营养不良、脂溶性维生素（A、D、E、K）缺乏症，铁、钙、维生素B_{12}吸收障碍，因此术后必须口服或非肠道给予这些维生素和矿物质。

5. 腹腔镜手术　该术提供了创伤小的新途径。

（1）手术方法：全麻，按胆囊切除手术小切口放入套管，紧贴胃小弯打开肝胃韧带，于贲门下2～3cm及胃血管内侧分开，沿胃后壁朝胃大弯上部渐进、细致分离，经胃底和胃膈韧带的无血管区穿出。分离过程中在30°角照明下小心分离，以免损伤脾或胃短血管。将可膨胀的硅胶带经20mm套管引入腹腔内，然后用内镜钳引导经胃后臂隧道环绕胃底部，此时经食管放置30～40ml带气囊吸管并充气，将硅胶带收紧使胃内气囊缩至12mm直径。在腹直肌鞘内放置注射阀，该阀的细管与可膨胀硅胶片相连。通过注射阀注射或抽吸生理盐水可控制胃缩窄的口径。术后1～2天拔除鼻胃管，术后3天可用银餐检查胃缩窄口情况，5～7天出院。

（2）手术效果：早期术后效果与胃垂直成形术近似。手术的优点可减少术后呼吸疼痛，无肠梗阻、切口疝、疼痛等肥胖症患者容易发生的腹部手术并发症。

二、局部脂肪堆积的外科手术

一般情况下局部脂肪堆积的外科手术只是一种形体塑形术，而并非"减肥"术，中小容量的脂肪经开放性手术或脂肪抽吸术后体重不会大幅度减轻，经过一定时间即恢复到术前体重，但形体可以得到改善。所以这种术式不能彻底改变人的体型。

该手术可分为开放性手术和脂肪抽吸术两类。前者是传统手术法整块切除过多的皮肤与脂肪组织，并对肌肉筋膜系统进行相应的处理；后者通过各种类型的吸脂工具吸除过多脂肪组织而保留真皮及浅层脂肪组织。

1. 开放性手术的主要方法

（1）腹部皮肤脂肪切除术：该手术仅限于脂肪主要堆积在下腹部的患者。

（2）臀部大腿皮肤脂肪切除术：主要治疗大转子部位脂肪异常堆积症、大腿前侧及内侧皮肤脂肪松弛、臀部脂肪肥厚下垂。

（3）上臂皮肤脂肪切除术：上臂局部皮肤松弛，特别是皮肤下垂呈袖状时，适于做此手术。

2. 脂肪抽吸术的主要方法　目前常用的方法有电动法、注射器法、超声波、电子脂肪抽吸等，抽吸的方式分为序列抽吸（一次抽吸一个部位）及大容量抽吸（同时抽吸多个部位）两种。脂肪抽吸方法的选择，应根据术者对各种脂肪抽吸方法掌握的熟练程度及患者的情况而定，只要能够正确地操作，均可以取得较好的术后效果。

3. 注意事项　体重正常或轻中度肥胖者，去除中等容量的脂肪组织即可取得较好的塑形效果，以注射器法脂肪抽吸术结合序列脂肪抽吸、肿胀技术、脂肪颗粒注射移植技术为佳，可在门诊局麻下实施，无须住院，术后效果满意，安全系数较高，手术费用低，术后恢复快，对日常生活工作基本没有影响。而对于重度、极度肥胖者，序列脂肪抽吸显效时间过长，以大容量脂肪抽吸为好，需要住院在全麻下实施手术。

第十三章　肥胖症的中医特色疗法

第一节　肥胖症的针灸疗法

针灸减肥是以脏腑经络学说为依托，众多的肥胖问题，起因于人体脏腑气血功能失调，所谓"诸内必形诸外"，因此必须从内入手。针灸可促进人体全身血液循环，排除体内毒素，使皮肤嫩滑柔美，还能使机体新陈代谢加快，产热及脂肪消耗增加，既可减去体表脂肪，又可减去体内深层脂肪，从而达到安全、保健、快速减肥的目的。针灸不仅达到快速减肥目的，还能疏通经络、调节内分泌、改善脏腑功能、提高基础代谢率。并在减肥的同时做到防治脂肪肝、高血脂、月经不调等，实现了真正意义上的健康减肥。针灸减肥以单纯性肥胖有效果为主。单纯性肥胖症与脾、胃、肝、肾关系密切。单纯性肥胖症可因脾胃亢盛、胃热滞脾，或脾肾气虚、痰湿内盛所致。由于脾胃亢盛，多饮多食，致气血有余，化生膏脂以致肥胖；或因脾肾气虚，真元不足，运化无力，膏脂内生，水湿停蓄引起本病；或情志不畅，肝郁气滞，气滞则水湿停滞而导致肥胖。

一、针法

(一)概述

针法，又称刺法，即是利用金属制成的不同的针具，通过一定的手法，刺激人体的腧穴，激发经气，疏通经络，调和气血，以达到治疗和保健目的的方法。《灵枢·管针》说："九针之宜，各有所为，长短大小，各有所施也。"说明不同形状的针具各有不同的用途。近代针法与各种疗法相结合又创造了许多新的针法，如耳针疗法、皮肤针疗法、电针疗法、穴位埋线疗法、磁针疗法等，都可广泛地应用于肥胖症治疗及保健。

(二)肥胖症的针灸疗法

1. 腹部减肥

(1)取穴：阿是穴、梁丘。脐以上肥胖明显加中脘、下脘、滑肉门；脐以下肥胖明显加阴交、关元、腹结；全腹肥胖加建里、气海、大横。

(2)操作方法：患者取仰卧位，充分暴露腹部，仔细观察整个腹部，在左、右腹部各确定 1 个最高点作为阿是穴。选用 30 号 3 ~ 7.5 cm(1 ~ 2.5 寸)毫针，全部穴位直刺进针，到达常规深度得气，将 G6805－Ⅱ型电针治疗仪每一输出导线的两个电极分别连接在所选穴位上，具体连接方法：阿是穴与同侧梁丘连接；配穴的 2 个任脉穴连接；另一对（左右）配穴连接，选连续波，频率 60～100 次/分，强度以患者能耐受为度，留针 30分钟。每日 1 次或隔日 1 次，10 次 1 个疗程，疗程间隔 5～7 天，连续 3 个疗程。

2. 腰部减肥

（1）取穴：带脉、风市。伴腹部肥胖者加天枢；后腰部肥胖者加志室。

（2）操作方法：输出电极连接方法为带脉与同侧风市连接，每一对配穴连接。其他同腹部减肥。需要腰部穴位时，让患者改为俯卧位，操作同腹部减肥。

3. 臀部减肥

（1）取穴：白环俞、环跳。臀部下垂加会阳、承扶；臀部宽大加阿是穴、居髎；上臀部肥胖突出加髂嵴下。

（2）操作方法：选用 30 号 4.5～9 cm（1.5～3 寸）毫针，先刺主穴，穴区常规消毒后，直刺进针，至局部有酸胀感后，行轻插重提泻法，每穴为 1 分钟左右，然后将针提至皮下，改为平刺；配穴刺法同主穴，阿是穴为仰卧位时臀两侧最宽的部位，髂嵴下为髂嵴最高点下 3 cm（1 寸）左右处最丰满处的两点。输出电极连接方法：同侧主穴连接；同侧配穴连接。其他操作同腹部减肥。

4. 虚证针灸疗法

（1）取穴：气海、关元、足三里、天枢、阴陵泉、三阴交。脾肺气虚加列缺、太渊；水湿内停加水分；心脾两虚加神门、隐白；脾肾两虚加脾俞、肾俞。

（2）操作方法：温针药灸法。取上穴，采用温针药灸（自制温灸筒及传统药艾条）方法，进针得气后，在即将施行灸疗的 2～3 个主要施灸穴位上戴上温灸筒（筒底中心有小孔），将长 2 cm 左右的药艾条点燃后，倒插在筒中毫针的针柄上，每穴最少 2 段艾条，余穴留针。关于温灸筒的制作：温灸筒由铝箔制作，平底，筒底直径 5 cm，筒高 5 cm 的圆柱筒，筒底中央钻有一小孔，使针柄能容易通过；距筒底 5cm 处，在筒壁周边钻小通气孔10 余个。药艾条为传统的泰兴市黄桥双桥医疗器械厂生产的药物艾条，主要成分为艾绒及细辛、干姜、肉桂、丁香、苍术、川椒等。针刺法：取上穴毫针刺，28 号针，进针 3～4.5 cm（1～1.5 寸），施提插捻转补法，留针 30 分钟。

5. 实证针灸疗法

（1）取穴：曲池、足三里、天枢、中脘。胃中蕴热加内庭、上巨虚；肠燥便结加腹结、支沟；肝阳上亢加太冲、三阴交；湿困脾胃加丰隆、阴陵泉。

（2）电针法：取上穴，采用 G6805 电针仪。4 组线 8 个接线钳头分别接 8 个穴位，每组 1 个主穴，1 个配穴。连续波，频率为 20/s，强度以患者耐受最大值为准。针刺法：取上穴毫针刺，28 号针，进针 3～4.5 cm（1～1.5 寸），施提插捻转泻法，留针 30 分钟。虚实两型患者均接受治疗每日 1 次，30 天为 1 个疗程。

6. 针灸疗法一

（1）取穴：中脘、气海、滑肉门、大横、梁丘。脾虚湿阻型加足三里、阴陵泉、三阴交、公孙；胃热湿阻型加合谷、曲池、丰隆、内庭；肝郁气滞型加膻中、期门、阳陵泉、太冲；脾肾阳虚型加关元、足三里、三阴交、太溪；食欲亢进型加上脘、手三里、足三里、下巨虚；便秘者加腹结、支沟、上巨虚；闭经或月经稀少型加合谷、关元、带脉、子宫、血海、三阴交；水肿型加上脘、水分、天枢、太渊、阴陵泉、阴谷、复溜；伴高血压病者加风池、太冲；伴高脂血症者加足三里、太白、阳陵泉；伴冠心病者加内关、膻中、三阴交；伴糖尿病者加阳池、足三里、三阴交。

(2)操作方法：常规消毒后，选用30号3~9cm(1~3寸)毫针，常规刺法快速进针得气，将 G6805 - Ⅱ 型电针治疗仪每一输出导线的两个电极分别连接在主穴两支毫针柄上，具体连接方法：中脘与气海连接，双滑肉门连接，同侧大横与梁丘连接，选连续波，脉冲频率60~100次/分，强度以患者能耐受为度，留针30分钟。1次/日或隔日1次，10次为1个疗程，疗程间隔5~7天，连续3个疗程。

7. 针灸疗法二

(1)取穴：梁丘、公孙；脾俞、胃俞。湿热内蕴型加内庭、天枢、曲池、合谷、三阴交；脾虚湿滞型加足三里、气海、关元、中脘、阴陵泉；肝气郁结型加太冲、阳陵泉；气滞血瘀型加气海、血海、三阴交；痰浊中阻型加丰隆、足三里、三阴交；脾肾阳虚型加肾俞、命门、三阴交、太溪、关元、阳陵泉；根据肥胖部位而选用配穴：肩背区配大椎、肩髃、脾俞、足三里、委中；胸乳区配阴市、膺窗、足三里；下腹区配气海、关元、水道、天枢；臀股区配环跳、风市、血海。

(2)操作方法：每次选6~8穴，实证施强刺激泻法，留针20~30分钟，留针期间反复加强刺激，虚证用中刺激补法，并可加灸，每日1次或隔日1次，10次为1个疗程。

8. 针灸疗法三

(1)取穴：①中脘、天枢、阴陵泉、风市、关元、水道；②合谷、太冲、足三里、三阴交；③太溪、肾俞、脾俞、胃俞；④太溪、中极、归来、膈俞。

(2)操作方法：月经正常者，用处方1，月经期内用处方1或2，月经后期用处方1或3，针刺1周后，改用处方1至来月经，循环采用本处方1个周期。闭经或月经前后不定期者，使用1或4。每次留针20~30分钟，隔日1次，10次为1个疗程。治疗同时可配合耳穴压豆。注意本法根据妇女的月经周期而采用不同组穴，以调整月经前后的激素水平，在经前尽量控制体重上升，经后尽量使上升的体重完全或大部分回落至最低点。本法最适于18~55岁的发胖女性。

9. 针灸疗法四

(1)取穴：府舍、腹结、大横、归来、大巨、天枢、滑肉门、梁门、承满，脾虚湿滞加脾俞、足三里、厉兑、丰隆，胃肠实热加足三里、阳陵泉、支沟，脾肾阳虚加脾俞、肾俞。

(2)操作方法：使用 G6805 - ⅡA 型或 G6805 - Ⅰ 型电针治疗仪。治疗前将治疗仪上的 A 频调至中间位置，B 频调至中间稍偏右边位置，呈疏密波型，4 个输出电极强度调至 3~5 刻度。治疗时用 75% 乙醇棉球对针刺穴位皮肤由内向外消毒，取直径 0.30mm、长40~60mm 毫针，一只手提起腹部脂肪组织，另一只手持针直刺进入主穴，穿过表皮后，针尖指向头部方向，沿皮下逆脾胃两经在脂肪层内平刺，一针连一针，将刺入脾经的毫针自上而下依次连上治疗仪的电极，将刺入胃经的毫针自下而上依次连上治疗仪的电极，使电流方向与针刺方向一致。取出腹部毫针时，用消毒干棉球轻按穴位，握针柄将针取出；对足三里、厉兑、丰隆、阳陵泉、支沟等穴直刺进针，快进慢出，取针时不须按压穴位；脾俞、肾俞则慢入快出，取针时按压穴位。治疗以患者自觉腹部发热、发痒或由内向外收紧感为宜。每日 1 次，每次 30 分钟，针刺 5 次休息 2 天，针刺 15 次为 1 个疗程。

10. 针灸疗法五

(1)取穴：足三里、三阴交、内庭、梁丘、上巨虚、下巨虚、天枢、大横、中脘、脾俞、胃俞、章门、内关、气海、丰隆、关元、支沟、太溪。胃肠实热型加大肠俞、小肠俞、二间、上脘、下脘、至阳，脾虚湿阻型加阴陵泉、水分、水道、太白、腹结、太阳、百会，肝郁气滞型加太冲、行间、期门、蠡沟、曲泉、膻中等。

(2)操作方法：以上腧穴可根据部位及经络交替使用，如上、下巨虚、梁丘、足三里等交替使用。针刺时选用直径 0.3mm 毫针针刺，平补平泻法，每次留针 35 分钟，留针期间每 10 分钟行针 1 次，共 4 次。隔日治疗 1 次，治疗 1 个月为 1 个疗程。

11. 针灸疗法六

(1)取穴：天枢、丰隆、支沟、三阴交。痰湿壅盛加中脘、脾俞，脾胃实热加内庭、曲池、上巨虚，气虚血瘀加膈俞、足三里、气海，肝阳上亢加侠溪、行间。伴高血压者加风池、合谷、太冲，伴高脂血症者加足三里、太白、阳陵泉，伴冠心病者加内关、膻中、心俞、厥阴俞。

(2)操作方法：穴位常规消毒后，选用 28～30 号 3～9cm(1～3 寸)毫针，常规针刺得气后，取 2 对主穴接通电针治疗仪，选连续波，频率 60～100 次/分，强度以患者耐受为度。留针 30 分钟，隔日 1 次，30 天为 1 个疗程。

12. 针灸疗法七

(1)取穴：中脘、水分、大横、天枢、气海、石门及局部肥胖部分。胃中蕴热型加内庭、曲池、上巨虚；肠燥便结型加曲池、支沟；湿困脾胃型加三阴交、阴陵泉、丰隆；脾肾阳虚型加关元、足三里、太白。

(2)操作方法：令患者仰卧，局部皮肤常规消毒，用 40～75 mm 毫针。局部肥胖部分用 75 mm 毫针向下斜刺，进针达一定深度，其他穴位常规刺法。气海、关元用补法，其他穴位平补平泻。腹部均用 TDP 照射，每隔 10 分钟行针，每次 30 分钟。隔日 1 次，1 个月为 1 个疗程。

(二)疗程与间隔

针刺治疗肥胖症一般以每日 1 次或隔日 1 次治疗，10～15 次为 1 个疗程。若须继续治疗，则间隔 5～7 天，再行下 1 个疗程。

(三)针刺注意事项

由于人体生理功能状态和生活环境条件等因素各有不同，故在针刺治疗肥胖症时，应注意以下几个方面。

1. 患者在过于饥饿、疲劳、精神过度紧张时，不宜立即进行针刺。

2. 妊娠妇女一般不宜针灸减肥治疗。

3. 在治疗过程中，应随时观察患者对针刺的反应，若患者出现头晕、胸闷、面色苍白、汗出、恶心欲吐等晕针现象，应立即出针，并采取相应处理措施，使患者头部放低平卧(除去枕头),休息片刻或饮适量温开水或糖水,一般较快恢复正常。

4. 针刺胸、胁、腰、背脏腑所居之处腧穴时,必须熟知相应脏器的解剖位置,不宜直刺、深刺,并严格掌握进针的深度、角度,以防止创伤性气胸和内脏损伤等事故的发生。针刺颈部和脊椎部腧穴时,也应掌握一定的深度、角度,不宜大幅度的提插、捻转和长时间的留针,以免伤及重要组织器官,产生严重的不良后果。

5. 在施行手法或出针时出现针身涩滞或捻转、提插困难,称为"滞针"。主要原因是患者精神紧张,局部肌肉强烈收缩;或医者行针手法不当,向单一方向捻针太过,以致肌肉纤维缠绕针身而致。患者精神紧张,局部肌肉痉挛的滞针,可嘱其不要紧张,用手指在滞针部位周围做按压肌肉,或弹动针柄,或在附近再刺1针,以宣散气血、缓解痉挛;单向捻转而致者,须向相反方向将针捻回。

二、灸法

1. 概述 灸法是用艾绒或其他药物放置在体表的腧穴或患病部位上直接烧灼或间接的温熨,借灸火的热力以及药物的作用,通过经络的传导,温通经络、调和气血、扶正祛邪,达到消脂减肥、保健强身目的的一种外治法,是针灸治疗肥胖症中不可缺少的重要组成部分之一。

2. 灸法特点 灸法能补充针刺和药力的不足,具有无损伤、操作简便、疗效显著的特点,常和毫针合并运用,或单独用于一些不适合针刺治疗的虚证型肥胖症,并适用于某些对针刺感到恐惧的肥胖者。

3. 灸法的作用

(1)温经散寒:临床上常用于治疗寒邪引起的各种实寒证和由于阳虚引起的虚寒证。

(2)扶阳固脱:临床上多用于治疗脱证和中气不足、阳气下陷而引起的病证。

(3)消瘀散结:临床上常用于治疗气血凝滞之疾,如乳痈初起、瘿瘤。

(4)防病保健:可激发人体的正气,增强抗病的能力,使人精力充沛,长寿不衰。

4. 常用灸法

(1)艾炷灸 将小块艾绒放在平板上用拇、示、中三指捏成圆锥形小体,即成艾炷。常用的艾炷可分为大、中、小三种,大艾炷如蚕豆大;中艾炷如黄豆大;小艾炷如麦粒大。施灸时每燃烧尽一个艾炷称为"一壮"。一般以艾炷的大小和壮数来掌握刺激程度。艾炷灸又分为直接灸和间接灸。直接灸根据灸后对皮肤刺激的程度不同,又分为无瘢痕灸和瘢痕灸。

(2)艾条灸 用桑皮纸包裹艾绒卷成圆筒形的艾条,将其一端点燃,对准腧穴或患处施灸的一种方法。艾条灸又分为温和灸、雀啄灸、回旋灸三种。如在制作艾条时加入其他药物粉末,则称药艾条灸,如太乙针灸、雷火针灸等。

(3)温针灸 是针刺与艾灸相结合的一种方法,适用于既需要针刺留针,又须施灸的疾病。在针刺得气后,将针留在适当的深度,在针柄上穿置一段长约2cm的艾条施灸,或在针尾上搓捏少许艾绒点燃施灸,直待燃尽,除去灰烬,再将针取出。

5. 灸法的注意事项

(1)施灸时应先灸阳经,后灸阴经;先灸上部,后灸下部;先灸背部,后灸腹部;先灸头身,后灸四肢;就壮数而言,先灸少而后灸多;就大小而言,先灸艾位小者而后灸大者。

（2）颜面五官、大血管、乳头、孕妇腹部及腰骶部禁用直接灸。

（3）施灸后如皮肤起泡，小者不作任何处理，数日可自行吸收；大者可用消毒针刺破水泡，放出内液，外涂甲紫（龙胆紫），再盖消毒敷料即可。

第二节　肥胖症的穴位埋线疗法

一、概述

穴位埋线疗法是经络理论与物理医学相结合的产物，它通过可吸收线体在穴位内的生理物理作用和生物化学变化，将其刺激信息和能量经经络传入体内，以达"疏其气血""令其条达"，治疗疾病的目的。穴位埋线疗法实际上是一种融多种疗法、多种效应于一体的复合性治疗方法。可吸收线体埋入穴位后，通过线体在腧穴的生理物理作用和生物化学变化，将刺激信息和能量通过经络传入体内以"输其气血，令其调达"达到治疗疾病目的。

二、穴位埋线治疗肥胖症

1. 方法一

（1）取穴：水分、阴交、天枢、丰隆。

（2）操作方法：器材：自制埋线包1个（弯盘1只，剪刀1把，镊子1把，磨平针芯尖部的12号腰穿针1支，孔巾1块，纱布若干），0号铬制免煮型医用外科羊肠线1根，1%～2%利多卡因5mL，注射用水5mL，生理盐水1瓶备用。打开埋线包，向弯盘中倒入少许生理盐水，把羊肠线置于其中浸泡变软，剪成长1.5～2.0cm若干段；暴露穴位并指切留痕后，穴位处常规消毒，铺敷孔巾，用1%～2%利多卡因表皮局麻，取一段羊肠线从腰穿针前端穿入，后接针芯，将腰穿针沿局麻针孔刺入，得气后边退针边推针芯，把羊肠线垂直埋入穴位内；查看针孔处无暴露羊肠线后用纱布贴护针孔。每月埋线1次，3次为1个疗程。

2. 方法二

（1）取穴：①足太阳膀胱经穴：五脏背俞穴、大肠俞、承山；②脾胃大肠经穴：曲池、合谷、天枢、腹结、梁丘、足三里、丰隆、三阴交、公孙；③阿是穴：腹部、腿部、腰臀部视脂肪厚度，相应选取3～10个刺激点。

（2）操作方法：3号羊肠线剪短至1～3cm长度备用，每次按穴区厚薄选取相应长短的羊肠线一截，穿进8号一次性针头后，刺入穴位得气，用针芯将羊肠线推至穴内（针芯由毫针剪成平头），把针拔出即完成1次操作。全部穴位埋线完毕后，在背、腰、腿、腹部，分别拔密排罐，留罐10分钟。每周1次，10次为1个疗程。

三、微创埋线治疗肥胖症

1. 概述　微创埋线是穴位埋线技术的创新，利用高分子降解材料的降解速度和可吸收性,根据病情不同需要调节降解速度与机体相互作用方式,产生对穴位刺激的时间、强度和刺激量进行有机的控制,从而规避了传统羊肠线的不良反应,使穴位刺激更加符合病情的治疗需要。不仅减少了患者针刺治疗的痛苦和就诊次数,还可以达到方便、微创、有效和可控的要求,给减肥治疗带来一次重大革新。

2. 特点 具有刺激强度和时间可控、组织反应小、无蛋白免疫反应和吸收作用好等优点,是临床新一代埋植线体。线体埋植后一般在 7 ~ 14 日被人体吸收,根据线体在体内分解吸收时间不同,临床埋线每 1 ~ 2 周埋植 1 次,5 次为 1 个疗程,患者症状控制后,应继续埋线 1 ~ 3 次以巩固疗效。

3. 作用机制 微创埋线减肥通过刺激穴位发挥作用,与针刺有相似之处,线体的存在使得刺激效应更加持久存在。因此微创埋线减肥的作用机制包括:①对神经系统的调节作用:抑制迷走神经的亢进状态,饥饿感下降,减低饮食及延缓餐后胃的排空时间;②对内分泌系统的调节作用:调整下丘脑 - 垂体 - 肾上腺、甲状腺、性腺轴功能,调节脂肪的代谢;③对物质代谢的调节作用:改善肥胖症患者体内的糖类代谢,使糖类不会在体内堆积,加强能量代谢、降低三酰甘油、调整异常脂肪代谢;④对一些活性物质的调节作用:调整细胞膜上受体的数目和亲和力,降低 5 - 羟色胺水平;⑤对消化系统的调节作用:抑制亢进的胃肠功能,促进代谢物质的排泄。

4. 不同类型肥胖微创埋线治疗

(1)青年女性肥胖治疗:以调理脾胃、疏肝理气、温补肾阳为主。取穴:中脘、天枢、梁丘、三阴交、曲池、肝俞。脾胃不和配足三里、伏兔;肝气郁结配阳陵泉、蠡沟;脾肾阳虚配肝俞、脾俞、关元。

(2)中青年男性肥胖治疗以健脾益气、和胃通腑为主。取穴:中脘、天枢、脾俞、胃俞、气海。脾虚湿阻配水分、丰隆;脾胃湿热配曲池、大椎、上巨虚。

(3)产后肥胖治疗以健脾利湿、疏肝解郁为主。取穴:中脘、天枢、水分、关元、脾俞、肾俞、阳陵泉。脾胃湿热配曲池、水道;肝郁脾虚配蠡沟、三阴交。

(4)更年期肥胖治疗以疏肝理气、滋阴补肾为主。取穴:肾俞、中脘、关元、大横、太冲。肾阳虚配命门、足三里;肾阴虚配蠡沟、太溪。

5. 操作要点 选取长度2cm线体,穿入 9 号一次性微创埋线针内。进针时与皮肤成90°角刺入,将线体完全植入穴位内。深度在脂肪层和肌层之间,不能埋在脂肪层,以防脂肪液化形成瘢痕。上述组方临床上可根据不同的肥胖证型,选取不同的辨证组方。

6. 疗程 每 7 ~ 14 日 1 次,5 次 1 个疗程。采用匀速健康减肥,到达目标体重后可延长间隔时间,继续巩固 2 ~ 3 月。近年来,微创埋线用于治疗肥胖性疾病效果非常突出,与肥胖症有关的高血脂、高血压和糖尿病也可以得到有效的控制。在亚健康状态的调整方面,微创埋线也是一个良好的调理手段。微创埋线治疗不仅大大减少药物的使用,同时也改善人的体质。微创埋线减肥治疗的长效、方便和无不良反应的治疗模式,以及在许多相关病症方面的治疗优势,必然吸引更多的患者选择微创埋线技术进行肥胖治疗。

四、术后反应

1. 正常反应 由于刺激损伤及羊肠线(异性蛋白)刺激,在 1 ~ 5 天,局部可出现红、肿、痛、热等无菌性炎症反应。少数病例反应较重,切口处有少量渗出液,亦属正常现象,一般不须处理。若渗液较多凸出于皮肤表面时,可将乳白色渗液挤出,用75%乙醇棉球擦去,覆盖消毒纱布。施术后患肢局部温度也会升高,可持续3~7天。少数乙醇可有全身反应,即埋线后4~24小时体温上升,一般在38℃左右,局部无感染现象,持续2~4天后体温恢复正常。埋线后还可有白细胞总数及中性多形核细胞计数的增高现象,应注意观察。

2. 异常反应　①少数患者因治疗中无菌操作不严或伤口保护不好,造成感染。一般在治疗后3~4天出现局部红肿、疼痛加剧,并可能伴有发热。应予抗感染处理;②个别患者对羊肠线过敏,治疗后出现局部红肿、痛痒、发热等反应,甚至切口处脂肪液化,羊肠线溢出,应适当做抗过敏处理。

3. 神经损伤　如感觉神经损伤,会出现神经分布区皮肤感觉障碍;如运动神经损伤,会出现所支配的肌肉群瘫痪;如坐骨神经、腓神经损伤,会引起足下垂和足大趾不能背屈。如发生此种现象,应及时抽出羊肠线,并给予适当处理。

五、注意事项

1. 严格无菌操作,防止感染。三角针埋线时操作要轻、准,防止断针。

2. 埋线最好埋在皮下组织与肌肉之间,肌肉丰满的地方可埋入肌层,羊肠线不可暴露在皮肤外面。

3. 根据不同部位,掌握埋线的深度,不要伤及内脏、大血管和神经干(不要直接结扎神经和血管),以免造成功能障碍和疼痛。

4. 皮肤局部有感染或有溃疡时不宜埋线。肺结核活动期、骨结核、严重心脏病或妊娠期等均不宜使用本法。

5. 羊肠线用剩后,可浸泡在75%乙醇中,或用苯扎溴胺(新洁尔灭)处理,临用时再用生理盐水浸泡。

6. 在一个穴位上作多次治疗时应偏离前次治疗的部位。

7. 注意术后反应,有异常现象应及时处理。

第三节　肥胖症的推拿按摩疗法

按摩减肥是对肥胖症患者施以局部与整体按摩,通过疏通经络、调和气血,减少油脂在体内的积累,促进脂肪的分解与热能的消耗,使脂肪层保持正常厚度,达到减肥瘦身目的的一种中医外治方法。按摩减肥的常用手法有按法、摩法、拿法、滚法、擦法、拍法、击法、振法、搓法等。

一、肥胖症的按摩疗法

1. 按摩方法一　以推、拿、掀、捏等手法对肥胖的腹、背、四肢进行推拿按摩。

操作：患者仰卧，术者立右侧。双手重叠置脐上，并以脐为中心，以10cm（3寸）为半径，先顺时针再逆时针方向做圆周按摩，先从中心到外周，再从外周到脐中心，连续按摩10分钟；其次用双手手指分别捏拿中脘和气海穴，捏拿范围要大，力量深沉，反复操作20次，也可点压按揉天枢、关元、上脘及下脘等，每穴2~3分钟，再以双手掌心自双肋下向腹部用力推摩至皮肤有热感为度；然后令患者俯卧，术者以双手掌摩擦肩、背和腰眼部，以热为度，同时以拇指分别按揉足太阳经上的肺、心、膈、肝、胆、脾、胃、三焦、肾、大肠和膀胱等俞穴，并以虚掌上下拍击数遍，注意背部推不可过重，以免伤及筋骨；最后让患者平卧，对四肢肌肉皮肤进行捏拿按摩，脂肪丰满处可用重手法，自上而下，从前到后推拿，同时对合谷穴、足三里穴和丰隆穴按压各1~2分钟，并以较重手法按揉臀部10分钟，推拿按摩前先进行桑拿浴效果更好。

2. 按摩方法二

（1）用手掌在背部沿两侧足太阳膀胱经循行揉推2~3分钟，以皮肤微红为度。

（2）两手拇指按揉肺俞、脾俞、肾俞、大肠俞2~3分钟，以感觉酸胀微痛为宜。

（3）用手掌推擦背部、肩胛骨之间2~3分钟，以透热为度。

（4）用手掌横擦腰骶部2~3分钟，以透热为度。

（5）用手掌以中脘、神阙两穴为中心，做顺时针摩腹5~10分钟，然后按揉足三里、三阴交结束。

3. 按摩方法三　患者仰卧位，全身松弛，医者站其旁，在施术部位涂抹药物递质以增加手法疗效，用双手掌在腹部做按揉数次，然后在上腹、脐部、下腹部从左侧向右侧提捻、捏法，反复对脂肪较为集中的部位施术；再用双手掌和掌根顺时针从升结肠、横结肠、降结肠、乙状结肠部位，按揉4~5分钟，手法以泻法为主；兼施平补平泻法，用右拇指点按中脘穴、关元穴。

辨证手法加减：①脾虚湿阻：患者仰卧位，医者用手掌沿患者下肢内侧脾经循行，做摩法3~5遍。用拇指点按太白、三阴交、地机、足三里各1分钟；双手重叠在患者腹部做摩法，顺时针方向，点天枢、气海；患者俯卧，医者用双拇指点按脾俞、三焦俞各1分钟；②胃热湿阻型：患者仰卧位，医者用双手掌重叠摩腹，点按中府、中脘、天枢穴各1分钟，按揉足三里、梁丘、支沟穴各1分钟。患者俯卧，医者用双手拇指点按脾俞、胃俞、大肠俞各1分钟；③脾肾阳虚型：患者仰卧位，医者用双手掌沿患者下肢内侧由下向上做按摩法3~5遍，点按太溪、照海穴各1分钟，三阴交、足三里各1分钟，气海、关元行摩擦法。患者俯卧，医者用双拇指点按脾俞、肾俞、三焦俞各1分钟；④气滞血瘀型：患者仰卧位，医者用双手掌分推两肋部，按揉期门、章门穴各1分钟，点按太冲、阳陵泉1分钟。患者俯卧，医者用双手掌自上而下沿膀胱经路线，推3~5遍，点按督俞、膈俞、气海俞、脾俞、肝俞、肺俞各1分钟。每日1次，10天为1个疗程，疗程之间休息5天，平均治疗3个疗程。

4. 按摩方法四　整体减肥按摩。

（1）掌推背部：左侧位，手横位。双手自然平伸，两手中指相对，全掌着力于臀部，从臀部沿脊椎向上推按至颈部；然后双手向外旋转180°，两掌根相对，沿肩胛骨按抚至双腋内侧；最后指尖向上，双手竖位向下拉抚至臀部。如此反复8~10次。

(2)指推背部:左侧位。双手四指微握拳,两手拇指相对,以其指腹由尾骨两侧沿脊椎骨两侧用力慢推至隆骨;然后用两手四指分别勾住左右肩胛提肌用爆发力向下拉一下;然后全掌着力,手竖位,沿脊椎骨两侧拉抹至尾骨两侧。如此反复 8~10 次。

(3)双肩摩圈、拉抹:头位。双手拇指分别置于锁骨末端,示指至小指放于双肩背部,虎口卡住两肩三角肌的部位。双手示指至小指同时沿箭头方向(向内)打圈,至颈部,然后用力拉抹回位至双肩三角肌部位,如此反复 10~12 次。

(4)沿肩胛骨抹大圈、拉抹双肩:头位。双手指尖向下扣于双肩三角肌处,沿肩胛骨从外侧用力打一个大圈,拉抹至颈部,然后分别沿双肩向两侧用力拉抹至臂三角肌处回位,如此反复 10~12 次。

(5)颈椎两侧抹圈、点揉风池穴:头位。右手拇指、中指分别从颈椎的隆骨两侧沿颈椎打小圈至风池穴。在风池穴点揉 8~10 次,力度由轻渐重,然后将拇指、中指迅速滑至隆骨两侧回位,如此反复 10~12 次。

(6)沿肩胛骨外缘抹大圈:头位。双手全掌着力扣于颈部两侧,从颈部向下推至肩胛骨下缘,沿肩胛骨外缘两侧打大圈后用力拉抹至颈部。如此反复 10~12 次。

(7)提拿双肩、上臂头位:双手置于颈部两侧,拇指在上,其余四指在下,用虎口卡住肩胛提肌。两手同时用力将肌肉拿起,再松开。自颈部两侧沿双肩、上臂至肘部拿按,然后依原线路反回复位。如此反复 10~12 次。

(8)扣击双肩、两臂头位:双手微握拳,拇指、小指略伸直,虎口向上,以拇指、小指、大小鱼际外侧(着力部位呈马蹄状)着力,抖腕用爆发力扣击双肩、两臂。如此反复扣击 40~50 次。

(9)抚摩大圈:左侧位,手竖位。双手五指自然并拢、平伸。全掌着力于背部自上而下,自内向外沿肩胛骨外缘抚摩大圈后复位。如此反复 10~12 次。

(10)推搓背部:左侧位。双手微握拳,用示指、中指、无名指和小指的四指第一关节的背侧部位着力于背部。以前臂带动手部,在背部交错推搓。如此反复 30~40 次。

(11)深层扣提背部:左侧位。双手四指并拢微握拳与拇指配合,如同双手各拿一个茶杯,其虎口向上。迅速抖腕(腕部放松),双手交替用爆发力扣击背部,在手与背部接触的一瞬间,小手指与拇指用力握住背部肌肉迅速上提。双手如此交替反复扣捏 30~40 次。

(12)扣击背部:左侧位。双手自然弯曲虚握拳。腕部放松,分别以双手四个手指(拇指除外)的第一关节着力,迅速抖腕,双手交替用爆发力扣击背部。如此反复扣击 30~40 次。

(13)推按背部:左侧位。双手四指并拢,自然平伸。左手按在右手上,全掌着力于尾骨上侧,用力向上直线推至颈部。再用同样的手法从左臀部推至左肩,右臀部推至右肩,复位。如此反复 6~8 次。

(14)掌推腰部:掌推左侧时,左侧位。双手自然平伸,掌根着力于腰部,向腰部迅速交替用力推。推完一侧后换站位(右侧位,掌推右侧),再推另一侧,每侧掌推 30~40 次(注:切不可不换站位,在左侧位,换双手向上拉抹的动作,拉抹右侧)。

(15)大鱼际旋揉腰部:左侧位。双手自然平伸,同时用大鱼际着力于腰部,旋转手腕,选用腕力,在原部位做环状摩擦后缓慢位移,直至皮肤发热为止。

(16)轻扣腰部:左侧位。双手虚握拳,交替扣击腰椎两侧部位。在抖腕瞬间扣击并迅速弹起,力度要轻。如此反复50~60次。

(17)按揉腰部:侧位。掌根部紧贴于腰部皮肤,做环状按揉,直至皮肤发热为止,切勿擦破皮肤。

(18)拉抚提推臀部:左侧位,手竖位。双手手指并拢,自然平伸,全掌并排着力于尾骨两侧。沿臀大肌外侧用力做弧状运动拉抚至臀股沟中部,然后用双手大鱼际和小鱼际托住臀部,用爆发力快速、用力向上推按。最后双手向上推抚复位。如此反复16~20次。

(19)推按臀部:左侧位。双手四指并拢,拇指与示指成"V"字形,手向手背方向尽量绷直。双手分别用示指和拇指的内侧肌肉着力于臀部,并前后交错推按臀部。如此反复30~40次。

(20)指摩:左侧位。右手四指自然弯曲,拇指、示指指腹分别着力于尾骨两侧,按摩30~40次。

(21)旋揉臀部:左侧位。手竖位,双手五指并拢,自然平伸,掌根着力于臀部。腕部放松,以腕关节连同前臂做小幅度回旋运动,旋揉其臀部,旋揉力量要柔和、深透。如此重复30~40次。

(22)叩击臀部:左侧位。双手自然弯曲微握拳。腕部放松,迅速抖腕,两手交替用爆发力扣击臀部。先做一侧,再做另一侧。如此每侧反复50~60次。

(23)整体推按背部:侧位。左手压在右手上,全掌着力,从臀部分别至肩颈部,依次分四路推按一遍为一次。如此反复6~8次。

二、按摩减肥的注意事项

1. 在进行按摩手法操作时,一般顺序是先轻后重,由浅入深,由慢到快,结束前做局部放松按摩。

2. 按摩的手法要求持久、有力、均匀、柔和,从而达到"深透"。

3. 要熟悉人体正常解剖,了解按摩部位的组织结构和生理功能。在做运动按摩时的活动幅度应由小到大,由低到高,由慢到快,循序渐进。

4. 减肥按摩手法操作时,为了减少对局部皮肤的摩擦,或为借助某些药物进入的辅助作用而提高治疗效果,可在按摩局部皮肤上涂按摩递质。

5. 严重心、脑、肺疾患的患者或极度衰弱者,不能承受推拿手法的刺激,不适宜全身性推拿按摩。

6. 有出血倾向和血液病患者,由于手法刺激可能导致局部组织充血,不宜施术。

7. 局部有严重皮肤损伤及皮肤病的患者,不宜施术。

8. 妊娠3个月以上的孕妇,其腹部、腰部及肩井、合谷、三阴交、昆仑、至阴等穴不宜施以手法,以防引起流产。

9. 过饥、过饱、过度疲劳时及剧烈运动之后,不宜施术。

10. 施术中,受治者出现头晕、心慌、休克等异常表现时,可令其平卧。头晕者按风池、百会穴;心慌者按内关;休克者取头低脚高位,掐人中穴。

第四节　肥胖症的拔罐疗法

一、肥胖症的拔罐治疗

1. 方法一：

(1)取穴：脾俞、胃俞。脾胃蕴热配天枢、曲池、内庭三阴交，脾胃俱虚配中脘、气海、关元、肾俞、足三里，真元不足配肾俞、命门、三阴交、太溪。

(2)施术：采用单纯拔罐法或针刺后拔罐法，脾胃蕴热型亦可用刺络拔罐法。均留罐20~25分钟。隔日1次,10次为1个疗程。

2. 方法二：

(1)取穴：天枢、关元、中脘、足三里。

(2)施术：采用单纯拔罐法或留针拔罐法。留罐20分钟，隔日1次，10次为1个疗程。

3. 方法三：

(1)取穴：脾俞、三阴交、足三里。第1次配关元、水道，第2次配中极、天枢。交替使用。

(2)施术：采用单纯拔罐法或留针拔罐法。留罐20分钟，每日或隔日1次，10次为1个疗程。

4. 方法四：

(1)取穴：肾俞、脾俞、天枢。脾胃偏虚配胃俞、中脘、建里，真元不足配气海、关元、中极、命门。

(2)施术：采用单纯拔罐法或药罐法。方药为山楂、泽泻各30g，甘遂10g，白术、桂枝各15g，水煎成30%药溶液，取汁煮竹罐或贮药罐法，留罐15~20分钟。每日1次，10次为1个疗程。每疗程后间休5日，再行第2个疗程，直至体重基本恢复正常，再改为每月治疗1个疗程，连治1年，以巩固疗效。

5. 方法五：

(1)取穴：①中脘、天枢、关元、足三里；②巨阙、大横、气海、丰隆、三阴交。

(2)施术：采用留针拔罐法。先针刺，留针拔罐，留罐15分钟，两组穴交替使用。大腿围、臀围较大者，加箕门、髀关。每日1次，10次为1个疗程。

二、足疗配合拔罐疗法治疗肥胖

1. 全足按摩30分钟，加强：按揉垂体、大脑、颈项、甲状腺、反射区各1分钟，点按胃、十二指肠、结肠反射区3分钟，按揉肾、输尿管、膀胱反射区2分钟，点按肺、支气管反射区2分钟。

2. 配合腹部按摩或穴位拔罐

穴位：脾俞、胃俞、脾胃蕴热配天枢、曲池、内庭、三阴交。脾胃俱虚配中脘、气海、关元、肾俞、足三里；真元不足配肾俞、命门、三阴交、太溪。

3. 采用单纯拔罐法或针刺后拔罐法　脾胃蕴热可用刺络拔罐均留罐 20 ~ 25 分钟。隔日 1 次，10 次为 1 个疗程，2 ~ 3 个疗程可见效。

（1）拔罐配穴：分 2 组：一为中脘、天枢、关元、足三里；二为巨阙、大横、气海、丰隆、三阴交。采用留针拔罐法，先针刺，留针拔罐。留罐 15 分钟，两组穴交替使用。对大腿围、臀围较大者加箕门、髀关。每日 1 次，10 次为 1 个疗程。

（2）对轻度肥胖者采用单纯拔罐、留罐 15 ~ 20 分钟，每日 1 次，20 分钟为 1 个疗程，每个疗程后休 3 日。如加服减肥方（山楂、泽泻各 15g，水煎，每日 1 剂）效果更好，同时还可以治疗高脂血症。

4. 贴肚法

（1）胃热脾滞型肥胖：厚朴花、代代花、枳壳、苍术各 30g，小茴香、大黄各 150g，水煎 3 次浓缩成膏、制成药饼（6cm×6cm）若干块，装入稀薄布制成的布袋内，贴敷中脘、神阙穴上，15 ~ 20 天更换一次。

（2）脾虚湿盛型肥胖：佩兰 200g，白芷、苍术各 15g，独活、木香各 10g，花椒、艾叶各 5g，桂枝 12g，水煎 3 次浓缩提取烘干研磨，装入小布袋内，敷贴神阙穴上，15 ~ 20 天更换 1 次，3 ~ 6 次为 1 个疗程。

（3）气滞血瘀型肥胖：当归 30g，川芎 15g，细辛、三棱、莪术各 10g，乳香、没药、丁香各 5g，冰片 3g（另研粉），水煎 3 次，浓缩提取，烘干研粉，制成 8cm×8cm 药饼，装入布袋敷贴神阙穴。15 ~ 20 天更换 1 次，3 次 1 个疗程。

第五节　肥胖症的刮痧疗法

一、作用机制

刮痧治疗单纯性肥胖理论依据主要是中医的整体观和经络学说。①整体观：人体作为一个有机的整体，五脏六腑、四肢百骸等各个部分是内外相通、表里相应、彼此协调、相互为用的整体。当刺激机体的某个部位或者某个部位发生变化时，都会引起相应的全身变化。②经络学说：《灵枢·海论》指出："夫十二经脉者，内属于脏腑，外络于肢节。"经络是运行全身气血、联系脏腑、沟通人体内外环境的通路。皮肤与经络密切相连，刮拭刺激皮部能通过经络传至相应脏腑，对脏腑功能起到双向调节作用。现代医学认为，刮痧主要是通过对经穴或局部的刺激使人体神经末梢或感受器产生效应，促进新陈代谢，减少体内脂肪，对机体各部产生协调作用。

二、操作

刮痧部位：腹部。取穴刮痧：天枢、大横、梁丘、足三里、丰隆。操作方法：患者站立，医生手持刮痧板按照从上到下、从内到外的顺序，力度以患者耐受为度，每个部位刮拭 30～40 下，每次总的操作时间为 30 分钟。每周 2 次，持续 5 周，妇女经期禁止刮痧。

第六节　肥胖症的熏洗疗法

一、作用机制

熏洗疗法是中医外治法的一种，是祖国传统医学重要的组成部分，民间亦称为"药浴""熏蒸"等。它是将配制好的中草药加清水煮沸，先用蒸汽熏洗患部或全身，再用药液洗、擦或浸浴全身或局部患处，从而产生治疗作用的一种防治疾病的方法。

二、操作

1. 处方一

（1）药物组成：麻黄 15g，荷叶 10g，车前草 15g，荆芥 15g，薄荷 10g，山楂叶 10g，绿茶 10g，藿香 10g，明矾 6g，冬瓜皮 10g，海藻 10g，白芷 10g。

（2）用法：水煎后，将药浴液用纱布滤过得 3000～5000mL，掺入温水中。患者入水中反复浸泡半小时（或局部浸渍），每日 1 次，每 3 个月为 1 个疗程。

（3）功用：减肥、祛油脂。

2. 处方二

（1）药物组成：冬瓜皮 500g，茯苓 300g，木瓜 100g。

（2）用法：水煎汤浴身，每日 1 次，1 个月为 1 个疗程。同时注意控制饮食，可以起到良好的减肥轻身效果。

（3）功能：利湿降脂，脾虚湿阻型适用。

3. 处方三

（1）药物组成：荷叶、柏子仁各 15g，防己、泽泻各 10g。

（2）用法：上药加清水 3000mL，煮沸 15 分钟，滤出药液，倒入浴盆内，再加热水 3000mL，洗溶全身每次洗浴 30 分钟，每周 2～3 次，10 次为 1 个疗程。注意要不时加热药液，保持温度在 30℃左右。

（3）功用：利湿降脂，适于单纯型肥胖。

4. 处方四

（1）药物组成：玫瑰花 15g，陈皮 15g。

（2）用法：将上药放入盆（或浴缸）中，然后冲入足量热水，泡 10 分钟后，入盆洗。

（3）功用：理气解郁，舒心爽神。

第二篇 肥胖症相关疾病的 中西医诊治

第十四章 肥胖症与糖尿病

第一节 疾病概述

一、概述

肥胖症和糖尿病在世界范围内广泛流行,严重危害人类健康。肥胖症的后果之一是糖尿病的流行。超重和肥胖症是 2 型糖尿病(DM)发生的重要环境因素,大约90%的 2 型 DM 患者都伴有超重或肥胖。随着中国经济的发展,物质生活的丰富,中国超重和肥胖症的发病率逐年增加,2 型 DM 的患病人数也随之迅速增加。

按照世界卫生组织(WHO)及国际糖尿病联盟(IDF)专家组的建议,糖尿病可分为 1 型、2 型、其他特殊类型及妊娠糖尿病 4 种。近年来,随着世界各国社会经济的发展和居民生活水平的提高,糖尿病的发病率及患病率逐年升高,成为威胁人民健康的重大社会问题,引起各国政府、卫生部门以及广大医务工作者的关注和重视。糖尿病患者占用了很大一部分社会公共卫生医疗资源,甚至超过高血压、卒中和心肌梗死等疾病占用资源的总和,这可能与日常血糖控制影响因素较多、控制难度较大、并发症预后不良等有关。WHO预测,到2025 年中国 2 型糖尿病患者将超过 1.3 亿,而用于这部分疾病管理的费用将占医疗总开支的 40%。

关于糖尿病发病机制研究的历史已经非常久远,早在18 ~ 19 世纪人们就已经发现糖尿病的发生与肝脏、胰腺甚至中枢神经系统有关。糖尿病的病因极其复杂,是一种由遗传、环境、行为等多种因素共同参与、相互作用而导致的多因子病。遗传因素在糖尿病发生、发展中具有重要作用,其患病存在家族聚集现象也在众多国内外研究中得到证实。体力因素在大量研究中也证实与 2 型糖尿病发生有关。运动量减少可显著增加糖尿病发病的风险,糖尿病的发生与运动量大小相关。因此,防治糖尿病行之有效的重要措施就包括适当增加运动量和加强体育锻炼。社会经济状况对糖尿病发生、发展的影响同样值得关注。在发达国家或地区其糖尿病的患病率显著增加。即便在欠发达的国家或地区,富裕人群较穷人的糖尿病患病率也是增加的。流行病学调查发现糖尿病的患病率与收入水平、文化程度相关,即收入水平高、文化程度低者更易发生糖尿病。这可能与高收入伴随膳食、运动等因素改变所致的高危状态及低文化水平对该疾病重视、认识程度的不匹配等原因有关。老龄化是我国糖尿病患病率不断增高的又一重要因素。另外,吸烟对糖尿病发病的影响。现代生活过于紧张、压力过大、农村城市化、城市人口增加、伴发疾病如高血压病等增加也是影响糖尿病发生的重要原因。

二、肥胖症与糖尿病的关系

肥胖与 2 型糖尿病的发病率之间存在正相关关系。男性肥胖患者(BMI > 31)患 2 型糖尿病的风险是年龄匹配的体重正常人的 12 倍,而重度肥胖男性患者(BMI > 35)患 2 型糖尿病的风险是正常人的 40 倍。女性肥胖患者(BMI > 31)患 2 型糖尿病的风险是正常人 40 倍,而重度肥胖女性患者(BMI > 35)患 2 型糖尿病的风险是正常人的 90 倍。在已确诊的 2 型糖尿病患者中,超过 85% 的人体重超重或肥胖。由此可见,肥胖已成为近年来 2 型糖尿病发病率升高的主要诱因。

脂质代谢紊乱导致的高脂血症及脂肪异位沉积被认为是肥胖导致胰岛素抵抗及 2 型糖尿病发生的主要机制,特别是肝脏中大量沉积的异位脂肪所导致的脂肪肝,是肝脏胰岛素抵抗、其他肝脏疾病及全身胰岛素抵抗发生的重要诱因之一。

第二节　肥胖并发糖尿病的药物治疗

肥胖是引发 2 型糖尿病的重要因素,也是该疾病的最重要可调因素。2 型糖尿病的发生与肥胖的严重程度相关,此外不论患者的初始 BMI 是多少,该病还与体重增加相关。2 型糖尿病的发病还与脂肪分布密切有关,特别是腹部脂肪堆积,该类型的肥胖患者更易发生胰岛素抵抗。对于肥胖 2 型糖尿病患者,选择降糖药物的原则,首先要能够有效降糖;其次是不增加体重甚至降低体重。目前我们临床上常用的降糖药物,根据它们对体重的影响,可以分为 3 类,即减轻体重、不影响体重和增加体重。

一、减轻体重的降糖药物

1. GLP - 1　GLP - 1 受体激动药及其类似物也是一类能够减轻肥胖患者体重的降糖药物。GLP - 1 具有刺激胰岛素分泌、抑制胰高血糖素分泌、延缓胃排空、改善外周组织胰岛素敏感性、抑制食欲并减少摄食的作用,艾塞那肽和利拉鲁肽是目前临床上常用的两种制剂。大量研究表明,它们在控制血糖的同时有减轻体重的作用,且其减轻体重的作用具有明显的剂量依赖性。对于没有糖尿病的肥胖患者,利拉鲁肽同样可以使患者的BMI及体重有明显的下降。相信随着研究的不断深入,GLP-1受体激动药在减重方面的作用机制会得到更好地诠释。2014年FDA批准利拉鲁肽可用于长期体重维持,平均1年降低体重5.8kg,主要不良反应为恶心、呕吐、胰腺炎。

2. 奥利司他 大量的药物已经被尝试用于减重,但这些短期使用的药物最终都被证实不能成功减重,而且,其中的大部分药物都是作用于中枢神经系统抑制食欲的,有致严重并发症的风险。奥利司他最多可以抑制30%脂肪的吸收,通过选择性地抑制食物中脂肪的吸收,奥利司他直接作用于引起肥胖的因素之一,即脂肪的过多摄入。

奥利司他是一种已广泛用于临床的新型减重药物,作用机制是特异性地与胃肠道胰脂酶TG结合位点发生不可逆的结合,从而使饮食中大约30%的TG不被分解和吸收,随粪便排出体外;同时TG的分解产物甘油、游离脂肪酸及甘油单脂的产生也相应减少,由于甘油、脂肪酸的存在对胆固醇的吸收有促进作用。因此,胆固醇在小肠的吸收减少,促进了能量负平衡而达到减重效果。临床研究证实,奥利司他能有效地减轻国外及中国超重和肥胖患者的体重,并对血压、血糖、血脂等指标有明显的改善作用,同时有很好的耐受性。国外研究者又观察了奥利司他对肥胖的2型DM患者的减重及改善糖、脂代谢作用,奥利司他结合轻度低热卡饮食治疗1年能显著降低2型DM患者的体重4.0~6.2kg,并能有效地改善DM患者的血糖控制,平均降低HbA1c水平0.62%~0.90%,同时使DM患者的口服降糖药的剂量减少,并对血脂水平有显著的改善。

所以,奥利司他不仅降低了患者的体重,还有效控制了患者的血糖血脂,降低磺脲类药物用量。奥利司他作用于脂肪的吸收,而不是抑制食物的摄入,奥利司他的降血脂作用可能来源于此。实践证明,奥利司他显著降低了患者的腰围,可能是因为减少了内脏脂肪组织,从而降低了腰围,使患者的血糖控制和胰岛素作用得到改善,该药是第一个长期大规模用于肥胖2型糖尿病患者的减肥药,其对血糖血脂有很好的控制作用,并且使用安全、耐受性良好。

总的来说,该研究证实1年试验期内,奥利司他可以使肥胖2型糖尿病患者达到有临床意义的减重,并改善血糖控制效果,从而降低患者对口服降糖药的需求,改善其血脂。这些发现为肥胖2型糖尿病患者的管理提供新的展望。

二、对患者体重无明显影响的降糖药物

此类药物主要有二肽基肽酶-4(DPP-4)抑制药和α-糖苷酶抑制药。

1. DPP-4抑制药 能够抑制DPP-4水解肠促胰岛激素,增加活性形式的GLP-1和葡萄糖依赖性促胰岛素多肽(GIP)的血浆浓度,以葡萄糖依赖的方式增加胰岛素释放并降低胰高血糖素水平。研究表明,单独使用DPP-4制剂不增加低血糖发生的风险,也不增加体重。目前国内上市的DPP-1抑制药有维格列汀、西格列汀、沙格列汀以及利格列汀。

2. α-糖苷酶抑制药 人体的α-糖苷酶位于小肠,能将不被吸收的糖类分解成为可吸收单糖。α-糖苷酶抑制药通过与α-糖苷酶相互竞争而抑制低聚糖分解为单糖,减少肠道糖吸收,用于控制餐后血糖的升高。α-糖苷酶抑制药临床上被用于各型糖尿病,主要不良反应为消化道反应,对患者的体重无影响。代表药物为阿卡波糖、米格列醇和伏格列波糖。

三、其他药物

1. 低氧诱导因子(HIF-1α)抑制药　HIF-1α是人体在低氧适应过程中十分关键的一个因子,它通过激活许多蛋白基因,包括血管生成通路、糖代谢和细胞增生等,在人体组织代谢方面发挥重要作用。在2014年Cell杂志上发表的一篇文章中,Jung-whan Kim博士和他的同事们发现,HIF-1α蛋白在肥胖小鼠的胰岛素抵抗和2型糖尿病形成过程中起关键作用。试验首先采用遗传工程技术使得小鼠的脂肪细胞缺失HIF-1α蛋白,同时小鼠体内的其他细胞类型和组织中仍然生成HIF-1α,然后给小鼠喂高脂饮食。结果发现,虽然小鼠变得肥胖,但它们没有像遗传正常的肥胖小鼠那样形成胰岛素抵抗和糖尿病。这个研究表明,HIF-1α可能与肥胖糖尿病体内的脂肪细胞缺氧、炎症状态密切相关,敲除上述基因或应用HIF-1α抑制药,可以改善糖尿病小鼠体内的胰岛素抵抗。因而,在肥胖糖尿病的发生过程中,HIF-1α可能是一个关键性因素,而HIF-1α抑制药有可能成为对抗肥胖2型糖尿病的新型药物。

2. 刺激mTORC2信号通路　脂肪代谢是目前糖尿病治疗领域的一个新的方向,脂肪组织的缺氧、慢性炎症等问题都与胰岛素抵抗、血糖的升高有着密切的联系。研究表明,在低温状态人体的交感神经系统会激活棕色脂肪细胞表面的肾上腺受体,刺激棕色脂肪细胞对血液中葡萄糖的摄入,进而利用葡萄糖作为燃料来产热。但是,目前肾上腺受体依赖的葡萄糖摄入机制尚不清楚。近日,国外研究鉴别出了一种信号通路,其可以刺激棕色脂肪细胞摄入葡萄糖,或可用于治疗2型糖尿病和肥胖。研究人员通过对小鼠的试验研究发现,mTORC2信号通路是棕色脂肪组织肾上腺受体刺激葡萄糖摄入的关键调节子,可以促进葡萄糖向棕色脂肪细胞表面进行运输。这项研究为2型糖尿病的新药研发又提供了一个新的方向,刺激mTORC2信号通路从而利用棕色脂肪燃烧能量,或许也能成为治疗肥胖的有效策略。

3. 针对白色脂肪的β-肾上腺能受体药物　目前棕色脂肪是糖尿病、肥胖症领域的研究热点。棕色脂肪因为富含线粒体,可以使脂肪酸氧化所产生的能量以热量的形式散发,减少脂肪堆积,有利于肥胖患者减轻体重,缓解胰岛素抵抗。近年来,在白色脂肪被发现也具有向棕色脂肪方向分化的特性后,如何将肥胖患者体内大量的白色脂肪驯化成棕色脂肪,是目前许多科学家的研究课题。2014年,Suarez等在小鼠上进行的研究发现,通过刺激β₃肾上腺素能受体和PPAR-α受体,可以介导一系列信号通路及蛋白合成反应,从而促进白色脂肪向棕色脂肪的转变。这一发现,为临床上肥胖症、肥胖糖尿病的治疗,提供了新的方向,而针对白色脂肪的β-肾上腺能受体药物,在将来可能成为治疗肥胖糖尿病患者的有力武器。

4. 利拉鲁肽　在一项临床试验中,服用诺和诺德高剂量试验药物利拉鲁肽的超重和肥胖糖尿病患者体重减轻了6%,减轻重量仅略高于更低剂量服药患者。

本品Ⅲ期临床试验即LEAD研究用于验证该药物适用于2型糖尿病不同发展阶段的患者这一假设,并探讨本品单药治疗或联合其他降糖药物治疗效果。第一阶段研究了本品与格列美脲单药治疗效果比较,52周的研究结果显示:格列美脲降低糖化血红蛋白(HbA1c)0.5%,而本品每日1次1.2mg和1.8mg,降低HbA1c分别为1.2%和1.6%(P

<0.01）。利用 HOMA－IR 指数评价胰岛素抵抗，两剂量组均减轻胰岛素抵抗（$P <$ 0.05），而格列美脲组则使 HOMA－IR 指数增加，HOMA－B 和空腹胰高糖素水平两药相当。本品治疗组在血糖控制更好的情况下轻微低血糖发生率反而更低。格列美脲组低血糖发生率为 24%，而 1.2mg 和 1.8mg 本品组发生率为 12% 和 8%。值得一提的是，1.2mg 和 1.8mg 本品组患者体重分别下降了 2.1kg 和 2.5kg，格列美脲治疗组患者体重增加了 1.1kg。

第三节　肥胖并发糖尿病的中医治疗

一、早期——胃火炽盛、脾失健运

肥胖型 2 型糖尿病常伴代谢综合征、高三酰甘油血症或高胆固醇血症，常引起胰岛素敏感性降低，即胰岛素抵抗致使胰岛 β 细胞代偿性增生，相应分泌大量胰岛素，引发高胰岛素血症。临床常见胰岛素释放实验空腹胰岛素＞20U，C 肽升高。首先高胰岛素血症常使胰岛素底物过度磷酸化并糖蛋白代谢紊乱，出现胰岛素抵抗，血糖的利用下降。而血糖转化为脂肪代谢途径并未受阻，因"脂肪－瘦素－胰岛素轴"作用，高胰岛素血症反馈性地刺激瘦素、脂联素等相关调节人体食欲等物质发生数目及活性改变。诸如瘦素抵抗，诱发患者血液中瘦素增多，体重调节点上调，中枢神经饥饿感及食欲加强。这一时期脂联素增多，肝脏脂蛋白生成及全身脂代谢超出正常水准。低密度脂蛋白升高，高密度脂蛋白正常，载脂蛋白 A 正常，载脂蛋白 B 增多，脂肪酸增多。常引起肝脏、腹部贮存脂肪增多，病理检查常见肝细胞"脂肪泡"增多，患者多肥胖并有轻度脂肪肝。随着胰岛素抵抗进一步加重，血糖的利用下降更严重。脂肪细胞内细胞质胰岛素底物过度磷酸化加重脂肪代谢率下降。这段时期由脂肪贮存加重，高密度脂蛋白降低，载脂蛋白 A 降低，并且低密度脂蛋白增加，载脂蛋白 B 增多，肝脏及腹部脂肪代谢紊乱。并发重度脂肪肝合并肝脏纤维轻度增生，使腹部脂肪细胞及肝脏代谢脂肪能力进一步下降，并造成肝功能受损。另外，随着瘦素抵抗进一步加深，引起瘦素减少并脂联素活性下降，从而使能量贮存增加而消耗降低引起患者食欲下降、肥胖、乏力。中医学将这一过程病机归纳为胃火炽盛、脾失健运两个方面。

1. 胃火炽盛

（1）症候：消食易饥，口有臭味，大便干结，舌质红，苔黄厚，脉洪大有力。

肝阴亏耗，阴不潜阳，胃火灼烧中焦致津液亏耗。临床常见消食易饥，口有臭味，大便干结，舌质红，苔黄厚，脉洪大有力，为胃火亢盛舌脉征象。

（2）治则：清胃火疏肝热。

（3）方剂：三黄石膏汤合大柴胡汤加减。

（4）处方：黄芩 15g，黄连 15g，黄柏 15g，大黄 10g，柴胡 10g，石膏 30g。

便秘严重加芦荟、麻子仁，口苦、口臭味严重加龙胆草、吴茱萸、栀子，潮热、烦躁加白芍30g，丹皮30g，生地30g。

2. 脾失健运

（1）症候：口黏、痰多，腹胀纳呆，疲乏无力，大便稀溏，舌淡红，苔白腻，脉沉缓。

脾失健运，临床常见饮食少腹胀纳呆。四肢百骸无精微物质营养，日久四肢乏力。水谷不化为精微，常聚成痰，故见口黏、痰多。脾气不升，水液代谢失常，常见大便稀溏。舌淡红，苔白腻，脉沉缓，可见于脾失健运不化精微，中气虚弱。

（2）治则：助脾健运。

（3）方剂：半夏泻心汤加减。

（4）处方：半夏20g，生姜10g，大枣10g，生晒参20g，炒白术20g，茯苓20g，陈皮15g，鸡内金30g，荔枝核30g，胆南星10g。

疲乏严重加黄芪；便溏严重炒白术改为苍术，加厚朴、石菖蒲、白豆蔻、广藿香；胁肋疼痛加郁金、合欢皮、柴胡各15g，香附10g，川芎15g，白芍药15g，枳壳10g；口苦、口臭加藿香、泽兰、苍术、石膏。

二、中期——痰瘀互结、气阴两虚

此阶段胰岛β细胞数目减少，从代偿性增生逐渐转变为失代偿性减少。胰岛素分泌较之早期下降而胰岛素抵抗依旧存在，并且成为推动病理发展的主要因素，从以下两个方面影响血管内皮功能。首先根据"共同土壤理论"，胰岛素抵抗亦能影响内皮功能。因氧化应激加强使氧自由基产生增加，一氧化氮、前列腺素、内皮素等血管活性物质灭活增加进而影响血管内皮收缩舒张功能。其次因为脂代谢紊乱，三酰甘油及胆固醇异常增加，引发慢性低度性炎症反应，损伤血管内皮，造成血管内皮功能异常，引起血管性肾损伤、糖尿病眼底血管病变、动脉粥样硬化，产生冠心病、糖尿病肾病、糖尿病眼底血管病变。糖尿病合并冠心病因胰岛素底物过度磷酸化，心肌利用葡萄糖下降，病理改变多见心肌淀粉样变并伴随冠状动脉痉挛或狭窄心脏供血减少，临床常伴随胸闷胸痛、气短乏力、舌红无苔、脉细等气阴两虚症状。糖尿病肾病因内皮受损，造成肾小球损伤，肾小球滤过率轻度下降，肾功能3期及3期以上均可见血液胱抑素、尿液微量白蛋白增加。肾功能4期及4期以上患者因肾小球损伤数目增多，肾小球滤过率明显下降，血液胱抑素、尿微量白蛋白大幅度增加，合并尿液24g尿蛋白超标、血液尿素氮及肌酐升高。临床常见：腰痛，乏力，泡沫尿，舌淡胖，苔白，脉沉无力。糖尿病眼底血管病变患者多合并晶状体及视网膜病变，临床多与糖尿病肾病同时发生，多见渗出伴血管增生迂曲，同时合并黄斑水肿、晶状体混浊。中医学将这一过程的病机归纳为痰瘀互结、气阴两虚。痰指因胰岛素抵抗所造成的糖脂代谢紊乱；瘀指血管性肾损伤、糖尿病眼底血管病变、动脉粥样硬化等血管内皮损害。气阴两虚常指因痰瘀互结造成心肾两脏失去精微物质供养，即糖尿病合并冠心病、糖尿病肾病、糖尿病眼底病变。

1. 症候 心痛胸前压榨感，气短乏力，头昏，体胖，尿中有泡沫，视力模糊，舌淡胖苔白，舌下脉络迂曲，脉细或沉。

脾失健运水谷不化为精微，常化湿聚而成痰，阻滞气机，致使血脉不畅成瘀。体内有痰，痰阻滞气机，使脉道不畅心阳不振，常见心痛、疲乏无力、舌下脉络迂曲。

2．治则　健脾化痰，活血化瘀，益气养阴。

3．方剂　以痰为主症者用黄连温胆汤加减，以瘀血为主症者用血府逐瘀汤加减，以气阴两虚为主症者用参芪地黄汤加减。

4．处方　黄连10g，半夏20g，胆南星15g，陈皮15g，茯苓15g，人参30g，石菖蒲20g，竹茹15g，柴胡15g，川芎20g，当归15g，桃仁15g，红花15g，枳实15g，桔梗10g，牛膝20g，人参15g，黄芪30～60g，生地20g，山药20g，山茱萸20g，丹皮15g，泽泻30g，茯苓20g。

胸闷重者加瓜蒌、薤白、桂枝；乏力重者加升麻、肉桂；腰痛加杜仲、覆盆子、菟丝子。

三、末期——阴损及阳阴阳失调

这一时期因血管内皮功能损害，微细血管硬化胰岛萎缩，胰岛 β 细胞数量大量减少，胰岛素绝对缺乏，胰岛素抵抗不再是推动病理变化的主要因素。慢性炎性反应成为主要病理反应，主要表现为血管及神经性炎症。因胰岛素底物过度磷酸化，介导糖蛋白活性加强及 Tau 蛋白过度磷酸化，引起神经纤维缠绕。神经细胞体亦产生慢性低度性炎症反应，以年龄增加为诱因，伴随糖代谢紊乱引起的神经纤维缠绕，可产生大脑功能改变，临床最终可发展为老年痴呆（阿尔茨海默病）和大脑边缘系统功能的失常引起"神经－内分泌"功能损害，并且以下丘脑、垂体、松果体、海马等"神经－内分泌"组织最为突出。大脑边缘系统正常的神经－内分泌功能被干扰，"神经－内分泌轴系"功能紊乱，如下丘脑、垂体、松果体、海马等激素相对应的"神经－内分泌轴系"引起褪黑素为代表的激素紊乱，亦有人认为低分泌的褪黑素是 2 型糖尿病的诱发因素。中医学可将其病机归纳为阴损及阳、阴阳不调。阴阳本是互相依存的两个对立统一体，但此期患者阴损及阳，阴阳两虚，阴阳不能平衡，即中医学所谓"阴阳失调，形体乃绝"。

1．症候　夜间失眠，白天疲惫，情绪抑郁。认知力、记忆力、计算能力下降。心慌，怕冷，盗汗，夜尿多，食欲下降，腹胀，舌淡、有齿痕，脉沉无力。

末期由于痰瘀互结，血脉瘀阻，常阻滞气机运行，使五脏得不到精微物质供养，五脏气化无力，气机紊乱，故常见认知力、记忆力、计算能力下降，情感改变。气机紊乱最终导致阴阳失调常见夜间失眠，白天疲惫，舌淡有齿痕脉沉无力。临床亦表现为心阳虚、脾阳虚、肾阴阳俱虚等证候。

2．治则　调补阴阳。

3．方剂　金匮地黄汤加减。

4．处方　白附片10g，桂枝6g，生地30g，山药30g，山茱萸30g，丹皮20g，泽泻20g，茯苓20g。加减：失眠加酸枣仁、阿胶、黄连、白芍；老年痴呆（阿尔茨海默病）并认知力、记忆力、计算能力下降及情感改变者应加人参30g、葛根30g、生地30g、川芎30g、石菖蒲30g、冰片5g、仙茅20g、淫羊藿20g、当归20g、黄柏30g、知母30g。

第四节 肥胖并发糖尿病的手术治疗

肥胖症和糖尿病的传统治疗方法包括生活方式干预、饮食控制、体育锻炼和药物治疗等。研究表明，单纯通过饮食结构调整和生活方式干预，一年后仅能使患者的体重下降1%。减肥新药虽不断研发，但由于耐受性差、安全性低等原因而屡遭退市。糖尿病的治疗同样不容乐观，传统降糖药物无法长期维持血糖和改善体重，新型降糖药物对体重的改善作用有限。目前，我国仅有25.8%的成年糖尿病患者接受了规范的糖尿病治疗，但血糖的良好控制率不足40%。以上数据均表明，传统治疗方法对于体重和血糖的控制效果不理想，需要进一步探索更加有效的治疗方案。

减重手术除能有效降低多余体重外，还能迅速、显著、持久地改善2型糖尿病。Meta分析表明，减重手术对于2型糖尿病的总体治愈率为78.1%、改善率（包括治愈和改善）为86.6%。多个随机对照临床研究也证实了减重手术具有优于传统内科治疗的降糖疗效。目前，减重手术已被美国糖尿病学会、国际糖尿病联盟、中华医学会糖尿病学分会等列入糖尿病治疗指南。"全球减重手术（2013）"提供的数据表明，2013年全球范围内累计实施超过46万例减重手术，其中Roux-en-Y胃旁路术和袖状胃切除术是目前开展最广泛、疗效最确切的手术方式，分别占全球减重手术总量的45%和37%。

第五节 肥胖并发糖尿病饮食、 体力活动和行为治疗

肥胖并发糖尿病的饮食、体力活动和行为治疗包括：

1. 准备减重的超重和肥胖的2型糖尿病患者，应该处方饮食、体力活动和行为治疗，以减轻体重的>5%。

2. 这种干预措施应该是高强度的（6个月内≥16次），专注于饮食、体力活动和行为治疗，以每天减少500~750kcal热量。

3. 饮食应该个体化，因为如果提供相同的热量限制，即使蛋白质、碳水化合物和脂肪的含量不同，但在减轻体重方面的效果是相同的。

4. 对达到短期体重减轻目标的患者，应该处方长期（≥1年）全面体重维持计划。这种计划应该提供至少每月随访一次，鼓励持续监测体重（每周或更频繁），持续减少膳食热量，参加高水平的体力活动（200~300分钟/周）。

5. 为达到体重减轻 >5% 的目标,处方极低热量饮食(≤800kcal/d)短期(3 个月)高强度的生活方式干预应该谨慎,并应严密监测。为保持体重减轻,这种计划应该结合长期全面体重维持咨询。

第十五章　肥胖症与高血压

第一节　疾病概述

一、高血压定义

高血压的标准是根据临床和流行病学资料界定的,其定义为在未使用降压药物的情况下,非同日3次测量血压,收缩压≥140mmHg和(或)舒张压≥90mmHg,其中90%~95%为原发性高血压,其余为继发性高血压。

部分高血压患者在早期可以完全无症状,常常于常规体检或因为其他疾病就诊时偶然发现血压升高,少数患者直到出现心、脑、肾等并发症时才发现血压高。但也有不少患者因头痛、头晕、疲劳、心悸、记忆力下降等不适症状而就诊,体检除发现血压增高外,病程较长的患者常常可听到主动脉瓣区第二心音亢进、主动脉瓣区收缩早期杂音或收缩早期喀喇音,长期高血压导致左心室肥厚并扩大后可出现第四心音及二尖瓣区收缩期杂音。高血压病初期只是在精神紧张、情绪波动之后血压暂时升高,去除诱因后可恢复正常,以后血压升高逐步趋于明显而持久,但一天之内白天与夜间血压水平仍可有明显的差异。年轻人尤其是年轻的肥胖者早期多以舒张压增高为主,随着年龄的增长和病程进展,收缩压逐渐增高,在出现明显的血管硬化和(或)主动脉瓣病变后,舒张压逐渐下降,到老年阶段时,多以收缩压增高为主或呈单纯的收缩压增高。

肥胖与高血压常并存,因为高血压发病隐匿,两者因果关系难以确定。此外,还需排除其他继发性高血压,如内分泌疾病、大动脉炎、肾脏疾病、睡眠呼吸暂停综合征及妊娠等。

二、肥胖相关性高血压

目前,全球范围内肥胖和高血压的患病率均呈显著上升趋势,两者常合并存在,肥胖既可增加高血压患者血压控制的难度,也可促进多重心血管代谢危险因素的聚集,加重心脑血管损害。高血压与肥胖的关系可以是血压升高继发于肥胖,也可以是血压升高先于肥胖,目前临床上并未予以明确区分,统称为肥胖相关性高血压。

临床常用体重指数(body mass index,BMI)和腰围作为判断肥胖的指标。中国成年人正常BMI为18.5~23.9kg/m2,24~27.9kg/m2为超重,≥28kg/m2为肥胖;腰围≥90/85cm(男/女)可判定为腹型肥胖。

肥胖致高血压的机制复杂,肾脏、神经系统、血管内皮功能异常及脂肪病变均发挥了重要作用。主要的病理生理机制涉及心输出量增加、血浆容量扩张和钠潴留、交感神经和肾素－血管紧张素醛固酮系统激活、胰岛素抵抗、脂肪因子失衡、炎症/氧化应激、血管外脂肪功能异常以及睡眠呼吸暂停综合征等因素。上述因素通过不同方式作用于心血管系统，导致血压升高，但具体机制仍有待阐明。肥胖患病率的增加往往伴随多种代谢紊乱，中国代谢综合征的主要组分为肥胖合并高血压和血脂异常（占53.7%），其次为肥胖合并糖代谢异常和高血压（占30.5%）。超重和肥胖及其相关糖脂代谢紊乱已成为中国高血压患病率快速增长的主要驱动力之一。

BMI和腰围是目前临床常用的肥胖诊断指标。BMI表示全身肥胖程度，腰围主要反映腹型肥胖或中心型肥胖的程度。因此，本共识中肥胖相关性高血压的肥胖诊断切点为BMI≥28kg/m^{2}和（或）腰围）90/85cm（男/女）。

由于肥胖患者上臂臂围显著超过正常体重者，因此除常规的血压测量（包括诊室血压、动态血压和家庭血压检测）外，选择合适的袖带也尤为重要。推荐袖带大小为：①上臂围22～26cm，袖带尺寸12cm×22cm（成人小号）；②上臂围27～34cm，袖带尺寸16cm×30cm（成人标准号）；③上臂围35～44cm，袖带尺寸16cm×36cm（成人大号）；④上臂围45～52cm，袖带尺寸16cm×42cm（成人超大号或大腿袖带）。对于上臂过于粗壮的患者，如果没有合适的袖带，可将袖带置于前臂上部，听诊桡动脉搏动测压。此时应当注意前臂的位置与心脏在同一水平。

近年国内外研究发现，内脏脂肪堆积与高血压、糖脂代谢紊乱、动脉粥样硬化及心血管事件关系密切。计算机断层成像（CT）或磁共振成像（MRI）在腰椎4～5水平定量分析内脏脂肪分布，是目前测量脂肪分布及含量的"金标准"，一般以内脏脂肪面积≥100cm2判断为内脏脂肪型肥胖。由于CT和MRI费用高昂，不适合临床常规使用，国内外也有采用超声测量腹部脂肪厚度来判断内脏脂肪型肥胖。

三、肥胖症与高血压的关系

肥胖是高血压的独立危险因素已得到公认，肥胖致高血压的机制复杂，肾脏、神经系统、血管内皮功能异常及脂肪病变均发挥重要作用。主要的病理生理机制涉及心输出量增加、血浆容量扩张和钠潴留、交感神经和肾素－血管紧张素－醛固酮系统激活、胰岛素抵抗、脂肪因子失衡、炎症/氧化应激、血管外脂肪功能异常以及睡眠呼吸暂停综合征等因素。上述因素通过不同方式作用于心血管系统，导致血压升高，但具体机制仍有待阐明。

第二节　肥胖相关性高血压的诊断及其风险评估

一、肥胖相关性高血压的诊断

2013年，ASH与TOS提出肥胖相关性高血压血压的诊断切点为≥140/90mmHg（1mmHg=0.133kPa）。虽然国内外多个学术组织，如中国高血压防治指南修订委员会、AHA和国际糖尿病联盟（IDF）等组织联合发布的代谢综合征诊断标准，均将高血压的诊断切点定为≥130/85mmHg，流行病学研究也证实超过这一水平，在合并肥胖和其他代谢紊乱的情况下,心血管病风险显著增加。但新近 AHA、ACC 和美国疾病控制与预防中心(CDC)的高血压管理科学建议,美国预防、检测、评估和治疗高血压委员会高血压指南(JNCB),ASH 和国际高血压学会(ISH)社区高血压管理指南仍将高血压诊断切点确定为≥140/90mmHg。

由于肥胖患者上臂臂围显著超过正常体重者,因此除常规的血压测量(包括诊室血压、动态血压和家庭血压检测)外,选择合适的袖带也尤为重要。推荐袖带大小为:①上臂围 22~26cm,袖带尺寸 12cm×22cm(成人小号);②上臂围 27~34cm,袖带尺寸 16cm×30cm(成人标准号);③上臂围 35~44cm,袖带尺寸 16cm×36cm(成人大号);④上臂围 45~52cm,袖带尺寸 16cm×42cm(成人超大号或大腿袖带)。对于上臂过于粗壮的患者,如果没有合适的袖带,可将袖带置于前臂上部,听诊桡动脉搏动测压。此时应当注意前臂的位置与心脏在同一水平。BMI 和腰围是目前临床常用的肥胖诊断指标。BMI 表示全身肥胖程度,腰围主要反映腹型肥胖或中心型肥胖的程度。因此,本共识中肥胖相关性高血压的肥胖诊断切点为 BMI≥28kg/m² 和(或)腰围≥90/85cm(男/女)。

近年国内外研究发现,内脏脂肪堆积与高血压、糖脂代谢紊乱、动脉粥样硬化及心血管事件关系密切。计算机断层成像(CT)或磁共振成像(MRI)在腰椎 4~5 水平定量分析内脏脂肪分布,是目前测量脂肪分布及含量的"金标准",一般以内脏脂肪面积≥100cm² 判断为内脏脂肪型肥胖。由于 CT 和 MRI 费用高昂,不适合临床常规使用,国内外也有采用超声测量腹部脂肪厚度来判断内脏脂肪型肥胖。肥胖与高血压常合并存在,因为高血压发病隐匿,两者因果关系难以确定。此外,还需排除其他继发性高血压,如内分泌疾病、大动脉炎、肾脏疾病、睡眠呼吸暂停综合征及妊娠等。

二、干预原则与控制目标

肥胖相关性高血压的干预应将控制肥胖及相关代谢紊乱与降低血压并重,并体现个体化治疗,具体措施包括医学营养治疗、运动治疗、认知行为干预、药物治疗以及手术治疗。

目标血压:2013 年,ASH 和 TOS 声明要求目标血压应 <140/90mmHg。鉴于肥胖相关性高血压常合并多重代谢紊乱,有较高心血管风险,血压达标十分重要。但 >60 岁的老年患者降压目标可放宽至 <150/90mmHg。

目标体重:体重应在 6 个月内下降达 5%,严重肥胖者(BMI >35kg/m²)减重应更严格,应使 BMI 减至 28kg/m² 以下。其他代谢指标的目标值:血脂、血糖、血尿酸和血同型半胱氨酸等代谢指标参考中国相关疾病治疗指南。

第三节　肥胖相关性高血压的药物治疗

一、降压药物

循证医学证据表明,血管紧张素转化酶抑制药(ACEI)和血管紧张素且受体阻滞药(ARB)不仅能拮抗肾脏、血管、脂肪、心脏等脏器和组织的肾素血管紧张素系统(RAS)

的激活和降低血压,还可改善胰岛素抵抗、激活代谢性核受体、改善糖代谢、减轻脂肪病变。2013 年 AHA、ACC 和 CDC 的《高血压管理科学建议》、JNC8、2014 年 ASH 和 ISH 的《社区高血压管理指南》、ESC 和 ESH 的《动脉高血压管理指南 2013》以及《中国高血压防治指南 2010》等均将 ACEI 和 ARB 类药物推荐为高血压合并代谢综合征或糖尿病患者的一线用药。2012 年,ESH 和 EASO 在《关于肥胖与难治性高血压的科学声明》中,明确建议 RAS 抑制药可作为肥胖相关性高血压或肥胖合并难治性高血压的一线用药。2013 年,ASH 和 TOS 的声明中同样提出 ACEI 和 ARB 可作为肥胖相关性高血压的一线用药。

钙通道阻滞药(CCB)最常用,对糖脂代谢无不良影响,但无明显减重作用,可作为肥胖相关性高血压的联合治疗用药。利尿药较常用,尤其国人摄盐量明显超标,可减轻钠水潴留和容量负荷,但长期大剂量使用可导致低血钾、高尿酸血症和糖耐量异常。《中国高血压综合防治研究(CHIEF)》4 年随访分析表明,对于 BMI ≥ 25kg/m^2 或 < 25kg/m^2 的两个亚组,CCB + ARB 与 CCB + 小剂量利尿药两者对高血压患者复合心血管事件的影响未见明显差异。因此,利尿药可小剂量联合使用。β 受体阻滞药可拮抗交感神经系统激活,长期大剂量使用可能对糖脂代谢有不良影响,但兼具 α、β 受体双重阻断的卡维地洛、阿罗洛尔等对糖脂代谢的影响较小。肥胖相关性高血压患者合并心肌梗死、心力衰竭或明显交感神经系统激活时可考虑应用 β - 受体阻滞药。由于肥胖相关性高血压患者常有交感神经系统激活,可应用具有 α、β - 受体双重阻断的 β 受体阻滞药。α 受体阻滞药对血脂紊乱有改善作用,可用于肥胖相关性高血压患者,但应注意体位性低血压的发生,一般不作首选。

二、减肥药物

对于生活方式干预无效的肥胖相关性高血压患者,可考虑使用减肥药物。然而,多数减肥药物具有不同程度的神经及心血管系统的不良反应,临床使用受限。2015 年,美国内分泌学会、欧洲内分泌协会和 TOS 制定的《减肥药物临床实践指南》建议有心血管疾病的肥胖患者使用非拟交感神经药物,如氯卡色林或奥利司他。但氯卡色林和芬特明的安全性仍存在争议,而奥利司他具有轻微的降压作用。

此外,一些可减轻体重的降糖药物,如二甲双胍、肠促胰岛素类药物[胰高血糖素样肽 - 1(GLP - 1)激动药、二肽基肽酶 - 4(DPP - 4)抑制药]等近年来颇受关注。国外的荟萃分析和临床研究显示二甲双胍在非糖尿病患者中具有减肥、改善代谢和内皮功能以及降低血压的作用。国内研究也发现二甲双胍在非糖尿病的肥胖相关性高血压患者和高血压伴高胰岛素血症患者中显示出良好的减肥、改善代谢和降压协同作用。国外荟萃分析显示,无论肥胖和超重患者是否合并糖尿病,GLP - 受体激动药均有轻微的减肥和降压作用。新近一项研究显示,利拉鲁肽 3.0mg/d 可进一步降低非糖尿病肥胖患者的体重 5.6kg;另一项荟萃分析则显示,钠 - 葡萄糖协同转运蛋白 2(SGLT2)抑制药除降低血糖外,也有一定的减肥和降压作用。上述改善代谢的药物联合降压药可用于肥胖相关性高血压的治疗,但对于合并糖尿病的患者,应在专科医师指导下使用以避免发生不良反应。

第四节　肥胖相关性高血压的中医治疗

一、治疗要点

中医治疗首当辨虚实,或补或泻,不致有误。要从肝、脾、肾三脏着眼,抓住"肝失疏泄""脾失健运""肾气亏虚"三个基本点,结合"肝火上炎""痰瘀互结""阴阳两虚"三个主要病理状态,并结合患者体质类型和"青年在肝,中年在肝脾,老年在肾"的不同年龄阶段的发病特点,辨证论治。可以执简驭繁,提纲挈领,便于临床掌握应用。治疗的目的在于调整阴阳,恢复阴阳气血的平衡。

二、常用治法

1. 疏肝理气法　适用于因情绪不遂导致肝气不舒、疏泄不足,进而气机不畅,气滞血郁;清气不升,浊气不降。临证常出现头晕、头痛或头闷、不清爽之感,病者多见精神不振、抑郁不乐、善虑多疑、胸闷叹气、胁肋胀痛、月经不调等症。为肝气郁结所致气血失和,多见于早中期高血压病及部分临界高血压,或妇女更年期出现的高血压;常因情绪波动而出现临床症状的时轻时重与血压值极不稳定的表现。因此,在治疗上应疏肝理气为主,辅以活血通脉之药。此类患者,除给予药物治疗外,还要注意情志的开导宽慰。

2. 健脾升清法　由于久病不愈,耗伤气血,或失血之后,虚而不复;或脾胃虚弱,不能健运水谷,以致气血两虚,脾气虚则清阳不展,心血虚则脑失所养,发为高血压。本型高血压与心脾两虚相关,多呈持续性,绵绵不止,休息后好转,劳累后加重,常伴有面色苍白,或苍黄,少气无力,心悸食少,失眠多梦,舌质淡,脉细弱。治法以补气养血,健脾升清为大法。

3. 平肝降逆法　适用于因受外界的突然强烈刺激或大怒之后,致使肝气疏泄太过,引起气血逆乱,上逆于头,轻者表现为眩晕、头痛、头胀,或有突发耳鸣如潮、耳内有堵塞感;重者可发生突然昏倒、四肢麻木或半身不遂,甚至神志不清。此证病机为肝气上逆引起气血充盈太过所致,所以不但有烦躁易怒、心急不安、胁肋胀痛,同时可影响脾胃升降功能失调,出现恶心、呕吐、胃胀、不能进食等。辨证需明确,此法应用是在肝气虽有上逆,但尚未明显化热,及时治疗,则可阻止化热动风之势。此证多见于某些恶性高血压,且以收缩压和舒张压均比较高为特点。因此,在治疗上以平肝降逆为主,辅以柔肝潜镇之药。因肝气上逆,气血上冲,故应气、血同治,既降气又要引血下行,因未形成肝火上炎,用药应以甘寒、酸寒或咸寒为宜。同时对此类患者,切忌恼怒生气,多作解释劝慰,否则,有发生中风之虑。

4. 泻肝清心法　适用于肝气郁结过久化热,或心肝受扰过极化火,所引起气血上冲,属实热证。因此其眩晕、头痛、头胀、耳鸣等症也较明显;或心悸不安、烦躁易怒、失眠多梦也更显著。由于肝为相火,心为君火,心肝之火皆旺,故都可以有头部发热、头部两侧太阳穴处血管跳动及面红目赤、口苦口干、小便黄赤、大便干燥与舌红、苔黄、脉数有力等症。

若心肝火旺严重者,可发生突然昏倒、神志不清、牙关紧闭的中风证;如有舌苔黄腻、昏倒后呼吸气粗、痰声可闻者,为心肝火旺挟痰。此证多见于高血压由于内、外诸因刺激而突然加重恶化,血压短时内急剧升高所致。因此,在治疗上宜清心火、泻肝热为主,辅以凉血、柔肝及潜镇之药。临证尚需区分偏于心火亢盛或偏于肝火上炎,若有面部肌肉抽动、舌体颤动等动风征兆,应尽早镇潜熄风;若出现神昏、四肢拘急、牙关紧闭,血压骤升者,先宜灌服紫雪丹3~6g,用冷开水调服,2~4小时/次;痰涎壅盛、舌苔黄腻者,可同时配合服用至宝丹一粒,研碎冷水调服。

5. 滋阴潜阳法　适用于素体禀赋不足,肝肾阴亏,或肝火内耗过久而致肝肾阴亏所引起的肝阳上亢,属本虚标实之证。其病机特点既有肝阳上亢导致气血上冲的眩晕、头痛、头胀、耳鸣等实症;同时又有肝肾阴虚的腰膝酸软、男子遗精、女子月经不调、下肢乏力等虚症;同时并见面红目赤、五心烦热、夜卧不安、午后潮热等阴虚阳亢症候。若出现眩晕欲仆、行走不稳、疲乏无力、肢体麻木或手颤、舌颤,甚或昏倒、神志不清等,为肝阳上亢的重证或向肝风上扰发展。临证又需区别阳亢偏重与阴亏偏重两种情况,偏于阳亢者多由肝火上炎发展而来,其病机重在肝,故称"肝阴虚,肝阳亢"(体阴用阳);偏于阴亏者多由肾阴亏损发展而来(先天体质虚弱),其病机重在肾,故称"肾阴虚,肝阳亢"(水不涵木)。本法在高血压临床上应用最广,多用于中老年各期、各型高血压的治疗。其中以"肝阴虚,肝阳亢"证者,常见于早中期高血压;以"肾阴虚,肝阳亢"者,则多见于中晚期高血压;阴虚与阳亢皆重者,则在晚期或恶性高血压,以及病程较长、年老体衰的高血压患者比较多。因此,在治疗上滋阴清热与潜阳熄风相配合。偏重于阳亢的,以清热、潜阳为主,滋阴为辅;偏重于阴虚的,则以滋阴、潜阳为主,清热为辅;若阴虚与阳亢皆重者,清热、滋阴、清阳与熄风治疗并重。历代医家对肝阳上亢证的高血压(病)的治疗,主张在滋阴清热的基础上,加甲壳类药物(如牡蛎、龟板、鳖甲、玳瑁)以潜阳熄风,收效才能显著。

6. 平肝熄风法　适用于由肝火上炎太过,或肝阳上亢无制,出现眩晕欲仆、头重足轻、走路不稳,或伴有头痛,颈部强紧不舒,手足或唇、面部有蚁行感,头面肌肉抽搐或跳动,舌颤、舌体歪斜、舌麻等,称肝风上扰证。由肝火上炎引起者属实风,肝阳上亢引起者属虚风。实风为肝火上炎太过导致气血上冲,故其眩晕而头痛、头胀较剧,同时多伴烦躁不安、易怒多梦、面红目赤、耳鸣口苦、头部血管跳动等,发生突然昏倒、神志不清、牙关紧闭、四肢抽搐的中风症,其特点是发病急、来势较猛,患者昏倒前有时并无明显的风证预兆。虚风是由于禀赋不足,肝肾阴血不足而引起肝阳上亢而发展来的,一般来势较实风为缓、发病过程较长,临床症状逐渐加重,并有风证预兆,眩晕较重,而头痛、头胀较轻,并以头重足轻、走路不稳为最早症状。肝风上扰证多见于血压较高,并处于不稳定状态的患者,有的血压波动较大,其所起的中风,实风多引起"出血性中风",死亡率较高;虚风引起的则多能救治,但常有半身不遂、语言困难等后遗症,且恢复较慢,疗效欠佳。因此,治疗上实风以平肝凉血、潜阳熄风为主;虚风以育阴柔肝、潜阳熄风为主。同时加入一些清营凉血、疏通经络药,不但可以增强降压效果,而且有预防、减轻和治疗中风的作用。若一时难以辨别实风与虚风,可以镇肝熄风法(如镇肝熄风汤)统治,而后观察区别之。

7. 祛痰降浊法　适用于痰浊中阻,升降失调而见眩晕或伴有头痛、头胀昏蒙不爽,多兼见四肢、颜面部发胀或水肿,一般身体比较肥胖、胸闷气憋、舌体胖大或有齿痕、苔腻。

多见于中晚期高血压,肾病性高血压,以舒张压较高为特点。常并发有高脂血症、糖尿病,降压效果欠理想的病例。因此,治疗上宜祛痰降浊为主,辅以化瘀通络。由于痰瘀易于互阻,导致血脉不畅,气血郁滞。所以治疗尚结合中医"治痰勿忘治瘀""气结则痰生"的经验,配合行气通阳、疏通经络之药。痰浊郁久可化热,若出现舌苔黄腻,则应加入清热化浊药。

8. 活血祛瘀法 适用于病程较长,气血郁滞日久,瘀血阻脉而见四肢末端、面部、口唇紫暗;或见胸部刺痛、舌质色黯或有瘀斑、瘀点、舌下静脉粗大青紫、脉涩或沉弦。多见于中晚期高血压,而且降压效果较差,靶器官并发症较多的顽固性病例。因此,治疗上活血化瘀为主,辅以行气通络。中医学认为有一类风证与血行有密切关系,故有"血行风自熄"之说,所以有"行血熄风"的经验。论治中注意灵活运用"气"与"血"的关系,在选择用药上,掌握好"血中气药"与"气中血药"的运用。对郁久化热者,见舌质黯红,适当加入凉血透热之品。

9. 补益气血法 适用于素体禀赋不足,气血两虚,或过度劳倦、思虑太过而耗伤心脾所致。由于气血两虚,虚风内生,遇劳则发,休息后可减轻。常见面色萎黄、唇甲无华、神倦失眠、舌质色淡、脉象细弱。甚则可因劳累后突然昏倒,伴有半身不遂、语言不利等。此类高血压是由于机体气血供求不平衡,血压调节系统反应性地升高血压,以维持大脑等重要器官对气血的需求。多见舒张压偏高的中老年人患者,特别是脑力劳动、体质较弱者。若发生中风,也以"缺血性中风"为多。因此,治疗上应以补益心脾,气血双补为主。临证需分偏气虚重或偏血虚重,偏气虚者,则以补中益气为主;偏血虚者,则养血安神为主。

10. 温阳散寒法 若素体阳气不足或年高阳气亏虚或热病过用寒凉克伐阳气,或久病阴损及阳,则可致阳气匮乏。阳气一虚,阴寒内生,一则寒性凝滞,如《素问·举痛论》所云"寒气入经而稽迟,泣而不行,客于脉外则血少,客于脉中则气不通",由是则气血运行不畅,滞涩脉中;二则寒性收引,血管挛缩,脉络绌急,亦即血管呈现一种高收缩状态。临床表现为头痛头晕,肢体凉麻,尚可见有恶寒怕冷、溲清便溏等一些全身症状。阳气虚微,命火不足,失其温煦之职,心脉鼓动无力。在内则无以温养心气,推动气化;在外则无以温煦四末,《医林改错》云:"元气虚,必不能达于血管,必停留而瘀。"《素问·调经论》曰:"血气者,喜温而恶寒,寒则泣不能流,温则消而去之。"本型高血压的治疗应以温补肾阳,祛寒通络,扶正培本之法。

11. 调理冲任法 适用于妇女更年期;或平素精神抑郁;或素体肾阳亏虚,而又虚火妄动所致的头目昏眩、胸闷心烦、少寐多梦、烘热汗出、焦虑抑郁、腰膝酸软等。常见于更年期妇女;或某些由于内分泌失调所引起的早中期高血压。因此,治疗上以调理冲任为主,辅以补肾泻火。临床上注意掌握时而畏寒、时而烘热汗出、头晕耳鸣、腰膝酸软、血压波动等特点。以验方二仙汤(仙茅、仙灵脾、巴戟天、当归、知母、黄柏)为代表方。

12. 调补阴阳法 适用于久病所致;或素体肾气不足的肾气虚衰而见的阴阳两虚的高血压。证见既无阴虚的热象,又无阳虚的寒象,仅见由于阴阳不足而引起气血不能充养的眩晕、记忆力减退、疲乏无力、精神不振、嗜睡、腰膝酸软、尿多,以及头发稀疏、牙齿虚浮、男子性欲减退、女子月经渐少或闭经等早衰症状。应用时当区别偏于阴虚和偏于阳虚两种情况,偏阴虚者可兼见面红目赤、五心烦热、盗汗、梦遗或月经提前量多等;偏阳虚者可兼见面色㿠白、畏寒肢冷、阳痿或妇女腹冷不孕等。多见于中晚期高血压病例。因此,治疗上补阴益阳同时兼顾。偏阴虚以补阴为主,辅以清热潜阳;偏阳虚以温阳为主,辅以益气利水。

13. 交通心肾法　适用于病变缠绵反复,或素体阴虚,产生心与肾的阴阳不调,肾阴不足而心火偏盛而见眩晕、耳鸣而伴有明显心悸、失眠与腰酸、梦遗、健忘等症。多见于青年、中年的早期及中期高血压(病)患者,失眠与遗精比较重者,常影响降压效果。失眠后血压常升高,失眠好转,血压亦相应降低,伴随症状也可减轻;如梦遗不止,血压和临床症状均可加重,且降压效果不理想。因此,在治疗上应滋阴清热与养心安神相配合,由于心肾不交同时也可影响到心主血脉及肝藏血的功能,故酌情加入适量的凉血调血药,以增强降压效果。

第五节　肥胖相关性高血压的手术治疗

一、代谢手术

对于生活方式干预和药物治疗均不理想的难治性肥胖相关性高血压患者(BMI ≥ 30kg/m²),手术治疗是获得长期减肥效果和改善心血管预后的重要手段,AHA、IDF、ADA 以及中华医学会糖尿病学分会(CDS)和中国医师协会外科医师分会肥胖和糖尿病外科医师委员会均有肥胖的代谢手术治疗的声明或指南,其适应证可参照上述指南。目前最常用的术式有腹腔镜 Roux - en - Y 胃旁路术和袖状胃切除术等。手术的多余体重减少百分比(% EWL)约为70%,高血压缓解及改善率可达75%左右。

二、经皮肾动脉交感神经消融术(RSD)

RSD 目前主要用于治疗难治性高血压,但 SYMPLICITY HTN - 3 试验阴性结果提示尚须对其消融策略、疗效及安全性行进一步探索。肥胖及睡眠呼吸暂停综合征(OSA)是难治性高血压的常见病因,有报道显示 RSD 可降低交感神经活性,减轻胰岛素抵抗,改善糖脂代谢及 OSA,但其是否适用于肥胖相关性高血压的治疗尚需进一步明确。

第六节　肥胖相关性高血压的生活方式干预

一、概述

医学营养治疗和运动治疗是最主要的生活干预方式。此外,减少钠盐摄入、增加钾盐摄入,戒烟、限酒、心理调节和压力管理也是生活方式干预的重要组成部分。2013 年,AHA、ACC 和 TOS 在成人超重和肥胖管理指南中指出,生活方式适度改变,使体重减少3% ~5% 即可明显改善糖脂代谢,体重下降越多,则血压改善越明显,体重下降5% 可使收缩压和舒张压分别下降 3mmHg 和 2mmHg。

二、医学营养治疗的原则

医学营养治疗的原则为控能量平衡膳食。建议肥胖男性每日能量摄入为 1500～1800kcal，肥胖女性为每日 1200～1500kcal，或在目前能量摄入水平基础上减少 500～700kcal。蛋白质、糖类和脂肪三大营养素供能比应为总能量的 15%～20%、55%～60% 和 25%～30%。减少钠摄入，食盐摄入量 <5g/d，增加钾摄入，通过蔬菜水果摄入 >3.5g/d，可适当选择高钾低钠盐。控制饮酒量，酒精摄入量男性不应超过 25g/d，女性不应超过 15g/d，白酒、葡萄酒（或米酒）和啤酒的量应少于 50ml、100ml 和 300ml。饮食应清淡少盐，减少加工食品和含糖饮料中额外能量的摄入，避免暴饮暴食。在制定控能量平衡膳食时，应根据个体化原则，兼顾营养需求、身体活动水平、伴发疾病以及既往饮食习惯，由医师和营养师执行，具体方式可参照中国相应指南。此外，近年国内外人群和基础研究表明膳食辣椒素有控制体重和血压、改善糖脂代谢及降低心血管病风险的作用，提示某些功能性膳食因子的作用值得探索。运动治疗包括有氧运动、抗阻运动和柔韧性训练。有氧运动可提高心肺耐力及功能，调节糖脂代谢，改善血管功能，减脂降压。抗阻运动可增加肌肉质量和力量，提高基础代谢率，培养不易发胖的体质，防止减肥后反弹。柔韧性训练可改善关节功能，防止运动损伤，缓解运动疲劳。单纯中等强度的有氧训练 6～12 个月只能减重 1.6kg，结合其他干预方式则可加强减重效果。有氧运动可使动态血压下降 3.0/2.4mmHg（收缩压/舒张压）或使诊室血压下降 3.9～4.1/1.5～3.9mmHg（收缩压/舒张压）。

三、肥胖相关性高血压的运动处方

中等或中低强度有氧运动 30～60min/d，每周累计 250～300 分钟，或每周运动消耗能量 ≥2000kcal。抗阻运动每周 2～3 日，每日 8～12 个动作，每个动作做 3 组，每组重复 10～15 次，同一肌群隔天训练 1 次。柔韧性训练每日做，特别是抗阻运动前、后。有氧运动以步行为主，根据个人情况可以选择快走、慢跑、游泳、健美操、跳舞、自行车等。抗阻运动可选二头弯举、颈后臂屈伸、肩上推举、深蹲、坐位腿屈伸、直立腿外展内收等。运动时避免暴发用力和憋气。过度肥胖者应避免承重运动，可选游泳、水中漫步、固定自行车、上肢运动等非承重运动。同时应增加日常活动量，减少久坐行为（如长时间看电视、使用计算机），每过 1 小时均应简单运动。制订运动方案时要考虑患者的健康状况、心肺功能、运动系统功能、目前身体活动水平、个人兴趣等，遵循循序渐进、安全第一、及时调整方案的原则。

一个典型的运动过程包括：5～10 分钟的热身活动；30～60 分钟的有氧运动，和（或）10～20 分钟的抗阻运动；5 分钟放松活动，逐渐减少用力，使心脑血管系统的反应和身体产热功能逐渐稳定下来。

四、生活方式干预的意义

国外对生活方式干预的研究表明，体重下降与血压变化并不平行，随访 2～3 年发现，体重减轻 1kg 收缩压可降低 1mmHg，随着时间延长，体重减轻 10kg，收缩压则可降低 6mmHg。对肥胖相关性高血压患者实施持续的生活方式干预仍十分必要，一旦养成良好的生活方式将终身受益。

第十六章　肥胖症与高尿酸血症

第一节　疾病概述

一、概述

高尿酸血症（HUA）是指在正常嘌呤饮食状态下，非同日两次空腹血尿酸水平男性高于420μmol/L，女性高于360μmol/L，即称为高尿酸血症。

高尿酸血症与肥胖、高血压、血脂代谢异常（特别是高密度脂蛋白胆固醇水平低、高三酰甘油血症、高总胆固醇血症）、胰岛素抵抗和高胰岛素血症有关。

二、肥胖症与高尿酸血症的关系

肥胖可分为内脏性肥胖和皮下性肥胖，内脏性肥胖定义为内脏脂肪占总脂肪体积的比例 >40%，皮下性肥胖则 <40%；肥胖尤其是内脏性肥胖，易导致脂肪细胞因子紊乱、胰岛素抵抗，参与高尿酸血症（HUA）的形成。糖尿病合并 HUA 时，高胰岛素血症及胰岛素抵抗更严重。HUA 与冠心病的发生相关，与其死亡率正相关。嘌呤在肝脏中可合成为尿酸，大部分尿酸经肾脏随尿液排出体外，少部分通过粪便和汗液排出。血尿酸的含量还受内分泌和遗传作用的影响。正常情况下血液中尿酸水平为402μmol/L（6.7mg/dl）。国际上将 HUA 的诊断标准定义为：男性血清尿酸水平高于420μmol/L（7mg/dl），女性高于357μmol/L（6mg/dl）；没有发作痛风的 HUA 称为无症状 HUA。我国男性 HUA 患病率为8.2%~19.8%，女性为5.1%~7.6%，并且有逐年上升的趋势。血尿酸含量与脂肪体积、体质量、体质指数呈正相关，且内脏性肥胖使血清尿酸水平升高的程度比皮下性肥胖大，内脏性肥胖组的血清尿酸水平、24 小时尿中排泄的尿酸均显著高于皮下肥胖组，提示内脏性肥胖使尿酸增加的机制可能不同。研究表明，HUA、痛风常与肥胖伴发。男性体质量增加30%，女性体质量增加50%，可见血清尿酸含量增加。HUA 可作为预测和评估内脏脂肪蓄积、代谢综合征和高血压的一项重要指标。

1.肾脏排泄尿酸减少的机制　证据表明，肥胖对肾脏的功能有不同程度的影响：一是肥胖可导致胰岛素抵抗，使氧化磷酸化受损、ATP 减少使腺苷及 AMP 生成增加，水钠潴留、尿液酸化。尿液酸化促进阴离子转运体（hOAT$_1$ 及 hOAT$_3$）吸收有机酸等阴离子，这些有机酸阴离子再通过尿酸盐阴离子转运体 1（URAT$_1$），增加对尿酸的重吸收作用；二是肥胖患者有明显的交感神经 - 肾素 - 血管紧张素系统的激活，使脂肪细胞可分泌许多血活性因子，使肾的血流量下降，导致肾缺血缺氧，乳酸产生增加。乳酸又可竞争性地减少尿酸的分泌，使血尿酸增加；三是部分肥胖内脏会直接压迫肾引发肾病、血流动力学改变，长期作用会促进肾小球的损害、硬化，排泄尿酸功能下降，引起血尿酸的增加。

2.肝脏合成尿酸增加的机制　肥胖患者的饮食、饮酒增加，促进嘌呤、尿酸合成；内脏脂肪具有较强的脂肪分解作用，可产生大量游离脂肪酸，通过门静脉被肝脏摄取，合成过多的三酰甘油，加重肝脏胰岛素抵抗，导致甘油醛－3－磷酸脱氢酶活性降低和3－磷酸甘油醛代谢延迟，使 NADPH 介导的由5－磷酸核糖向磷酸核糖焦磷酸（PRPP）进行的从头合成亢进，导致尿酸产生亢进。

3.脂肪因子的内分泌作用　内酯素只要来源于内脏脂肪，内酯素有类胰岛素的作用，上调外周组织的胰岛素敏感性，加速葡萄糖合成三酰甘油及尿酸，上调尿酸。血清瘦素水平与血清尿酸水平呈正相关。高血瘦素水平可参与尿素代谢，其导致高尿酸的机制为：一是高水平血瘦素可下调肾脏对尿酸的清除；二是高水平血瘦素能促使高胰岛素血症和胰岛素抵抗的发生，胰岛素抵抗可导致肝脏合成嘌呤增加，能促进尿酸生成增加。高胰岛素血症能促进肾小管对尿酸的重吸收，易造成高尿酸血症。高水平过氧化物酶体增生激活受体－γ能促进脂肪细胞的分化。上调脂肪合成相关的脂蛋白酯酶、脂肪酸结合蛋白、脂肪酸合成酶、肿瘤坏死因子α、瘦素的水平，这些都可促进高尿酸血症的发生。抵抗素在腹部沉积的脂肪中高水平表达后，可引起血尿酸水平增加。研究发现，脂肪细胞分泌的高水平白介素－6、C－反应蛋白、血清淀粉样蛋白 A 等，能抑制胰岛素对葡萄糖的代谢促进作用，易引起胰岛素抵抗，最终可导致尿酸的生成增加和肾小管对尿酸的重吸收增加，易造成高尿酸血症。肥胖引起高尿酸血症，还与遗传因素有一定的关系。

第二节　肥胖并发高尿酸血症的药物治疗

一、治疗原则

1.避免诱因　避免暴饮暴食、受凉受潮、过度疲劳。高尿酸血症患者避免应用使血尿酸升高的药物如某些利尿药（尤其是噻嗪类）、小剂量阿司匹林、皮质激素、胰岛素、环孢素、尼古丁、吡嗪酰胺、烟酸等。有需要服用小剂量阿司匹林的高尿酸血症患者，建议碱化尿液、多饮水。

2.治疗与血尿酸升高相关的代谢性危险因素　需同时积极治疗伴发的高脂血症、高血糖、高血压病、冠心病、脑血管病等。

二、药物治疗

降低血尿酸的药物分为两类：促进尿酸排泄的药物和抑制尿酸生成的药物，两者均有肯定的疗效。

1.促进尿酸排泄的药物 此类药物能抑制近端肾小管对尿酸的主动重吸收,以利于尿酸排泄。肾功能正常、无尿路结石及尿酸性肾病的患者可选用下列排尿酸药,如苯溴马隆、丙磺舒、苯磺唑酮等。苯溴马隆可用于肌酐清除率(Ccr)>20mL/min的肾功能不全患者。

(1)丙磺舒用法:0.25g/次,每日2次,渐增至0.5g,每日3次,每日最大剂量为2g。主要不良反应:胃肠道反应、皮疹、骨髓抑制等。对磺胺过敏者禁用。

(2)苯磺唑酮用法:50mg/次,每日2次,渐增至100mg,每日3次,每日最大剂量600mg。主要不良反应:胃肠道反应、皮疹、骨髓抑制等,偶见肾毒性反应。本药有轻度水钠潴留作用,慢性心功能不全者慎用。

(3)苯溴马隆(商品名:痛风利仙)用法:50mg/次,每日1次,渐增至100mg,每日1次。主要不良反应:胃肠道反应如腹泻,偶见皮疹、粒细胞减少。

(4)注意事项:①用药期间应服用碱性药物以碱化尿液,可用碳酸氢钠1~2g/次,每日3次,使尿pH保持在6.2~6.8,有利于尿酸盐结晶溶解和从尿液排出,同时大量饮水,增加尿量,保证每日饮水量在1500mL以上。如果尿液过碱,可形成钙质结石;②注意监测肝肾功能;③该类药物由于促进尿酸排泄,可能引起尿酸盐晶体在尿路沉积,有尿酸结石的患者属于相对禁忌证。

2.抑制尿酸合成的药物 可抑制黄嘌呤氧化酶,阻断黄嘌呤转化为尿酸,减少尿酸生成。用于尿酸产生过多型的高尿酸血症或不宜使用促尿酸排泄药者,也可用于继发性痛风。代表药物为别嘌醇。

(1)别嘌醇用法:100mg/次,每日1次,渐增至100~200mg,每日3次,每日最大剂量不超过600mg。主要不良反应:胃肠道反应、皮疹、药物热、骨髓抑制、肝肾功能损害等,偶有严重的毒性反应。过敏为别嘌醇常见的不良反应,严重过敏者甚至会致死,应禁用。

(2)注意事项:服用时同样需要多饮水、碱化尿液。对于肾功能不全者,应减量使用。服用期间定期检查肝肾功能、血常规,肝肾功能和血细胞进行性下降时停用。严重肝功能不全和明显血细胞低下者禁用。

3.碱性药物 碳酸氢钠可碱化尿液,使尿酸不易在尿中积聚形成结晶,还有增加尿酸排出和降低血尿酸的作用。可用碳酸氢钠1~2g/次,每日3次。长期大量服用可致代谢性碱中毒,并且因钠负荷过高引起水肿。

第三节 肥胖并发高尿酸血症的中医诊疗

一、泄浊化瘀法

国医大师朱良春认为,高尿酸血症的治疗,应着重泄浊化瘀,通过泄浊化瘀,可荡涤污垢,推陈致新,不但可以解除痹痛,而且能够改善人体内环境,排泄和降低尿酸,也可以调益脾肾，正本清源，杜绝和防止湿浊痰瘀的产生，从而抑制和减少尿酸的生成。郑东平提出高尿酸血症患者多有饮食不节，恣食肥甘，酗酒，久之必致脏腑功能失调，特别是脾肾受损，故以活血逐瘀、化痰降浊为法，自拟降尿酸方。孙维峰教授针对脾肾亏虚、痰瘀内阻证，自拟泄浊除痹方，并通过临床研究证实泄浊除痹方的治疗效果与苯溴马隆相当。

二、祛湿化痰法

丁红生重视经络辨证，临床上针对脾虚兼痰湿证，以益气健脾、祛湿化痰为法则，自拟方药，方中多使用能入脾经药物，且选用药物多数亦多具有健脾祛湿的功效。经研究证实，健脾渗湿方可显著降低高尿酸血症模型大鼠的血清尿酸水平。

三、清利湿热法

汪悦教授结合江苏地域及饮食特点，从湿热内蕴的角度考虑，以萆薢分清饮为基础，形成临床验方萆薢除痹汤。刘友章教授治疗本病常用的刘氏五妙散，即在四妙散的基础上加用川萆薢，以刘氏五妙散为主方，配伍清利湿热、健脾补肾之药物，形成自拟痛风方。五子承气汤来源于广西民间用药，具有通便利尿、清热通络之功效，能够明显促进尿酸排泄，降低血清尿酸含量，改善肾功能。当归拈痛汤拆方显示，茵陈、苦参、知母、黄芩、泽泻、猪苓、白术、党参为该方降低尿酸的有效药味。

四、其他

赵军以调补肝肾为主治疗高血压病合并高尿酸血症取得明显效果。张良茂学习姚培发教授经验，应用补肾利湿法治疗高尿酸血症。加味萆薢分清饮通过调理脾肾功能，可利湿化浊，减少尿酸的生成，增加尿酸的排泄。四物汤合二妙散中应用四物汤养血活血，结合二妙散清热燥湿，可降低尿酸水平，改善诸多不适症状。

第四节　肥胖并发高尿酸血症的生活方式干预

生活方式改变是高尿酸血症防治的关键，包括健康饮食、戒烟酒、坚持运动和保持理想体重。

一、健康饮食

应采用低热能膳食，保持热量均衡分配，饥饱不宜过度，保持理想体重。有学者建议，每日嘌呤摄取量应在 $100 \sim 150 \mathrm{mg}$。

增加碱性食物摄取可以使尿液的 pH 升高，有利于尿酸盐的溶解，多食用素食为主的碱性食物：含有较多钠、钾、钙、镁等元素的食物，在体内氧化生成碱性离子，如各种蔬菜、水果、鲜果汁、马铃薯、甘薯、海藻、紫菜等。西瓜与冬瓜属碱性食物，且有利尿作用，对痛风治疗有一定的疗效。避免摄入高嘌呤食物，严格控制肉类、海鲜、动物内脏等食物的摄入。由于蛋白质在体内具有特殊作用,摄食过多蛋白质,可使内生性尿酸增加,故亦应适当限制。

二、液体摄入量充足

可增加尿酸溶解,有利于尿酸排出,预防尿酸性肾结石,每日液体摄入总量应达2000ml 以上,饮料以普通开水、淡绿茶水、矿泉水、汽水和果汁等为宜。浓茶、咖啡、可可等饮料可能引起痛风发作,故应避免。

三、戒烟酒

戒烟及严格戒饮各种酒类,因为乙醇可抑制糖异生,使血乳酸和酮体浓度升高,乳酸和酮体可抑制肾小管分泌尿酸,降低尿酸的排泄,导致体内尿酸升高。也有研究认为乙醇能促使腺嘌呤核苷转化,使尿酸合成增加。啤酒含有大量的嘌呤,为尿酸的合成提供了大量的原料。

四、坚持运动,控制体重

每日中等强度运动应在 30 分钟以上。肥胖者应减轻体重,使体重控制在正常范围。

第十七章　肥胖症与高脂血症

第一节　疾病概述

一、概述

高脂血症是由于全身脂肪代谢紊乱引起血浆中一种或几种脂质结构失衡的疾病，即指血中总胆固醇（TC）或二酰甘油（TG）过高或高密度脂蛋白胆固醇（HDL－C）过低，现代医学称之为血脂异常。脂质不溶或微溶于水，必须与蛋白质结合以脂蛋白形式存在。因此，高脂血症通常也称为高脂蛋白血症。

二、肥胖症与高脂血症的关系

随着社会的快速发展，人们的饮食及生活习惯发生着改变，据调查表明体重指数（BMI）处于正常范围的成年人中心性肥胖率呈现增加的趋势，2006年BMI正常的男性中有21.6%、女性中有27.4%处于中心性肥胖状态。同时，有大量研究指出，第4~5腰椎层面的脂肪与腹型肥胖关系最为密切，提出扫描层面内脏脂肪面积＞130cm^{2}为腹型肥胖。在与磁共振进行比较后提出CT检查是明确中心性肥胖的金标准。近几年，国内外关于腹内脂肪的研究越来越多，不同部位脂肪在参与机体的代谢作用有所差异，腹部脂肪对高血脂、高血压、糖尿病等代谢相关疾病的发生起到至关重要的作用，腹型肥胖者易出现糖脂代谢异常。

患肥胖病时，机体对游离脂肪酸的动员利用减少，血中的游离脂肪酸积累，血脂容量升高。糖类引起的高三酰甘油血症的患者容易肥胖。肥胖人的脂肪代谢特点是：血浆游离脂肪酸升高，胆固醇、三酰甘油、总脂等血脂成分普遍增高，说明脂肪代谢紊乱。肥胖人的血浆胆固醇水平在5.2mmol/L以上的可占55.8%。男子在60岁以后，女子在50岁以后，血浆胆固醇水平都将显著升高。高脂血症即血浆胆固醇、三酰甘油、总脂等血脂成分的浓度超过正常标准。

当这类患者进食的糖类较多或正常时，血浆的三酰甘油升高；而减少糖类的摄入量，高脂血症就可好转甚至消失。同样，体重下降也能使这些患者的血浆三酰甘油下降至正常水平。血浆胆固醇和三酰甘油的升高与肥胖程度成正比。血脂水平的下降对于防治动脉粥样硬化具有重要意义。所以说，肥胖者控制饮食减轻体重是十分必要的。

第二节　肥胖并发高脂血症药物治疗

临床上有相当一部分血脂异常的患者需要降脂药物的治疗。根据患者的危险评估以及血脂异常的特点选择不同剂量以及不同种类的降脂药物是治疗的原则。

一、贝特类

该类药物最主要获益的人群是以高 TG、低密度脂蛋白胆固醇(sdLDL‑C)升高、高密度脂蛋白胆固醇(HDL‑C)降低为特征的动脉粥样硬化血脂异常的患者,其临床应用对减少冠心病患者心血管风险可能有重要意义。一系列大规模研究结果表明,贝特类药物能够更好地降低血清中三酰甘油和总胆固醇,且能使 LDL‑C 下降 5%~20%,HDL‑C 升高。

二、他汀类

他汀类即三羟基三甲基戊二酰辅酶 A(HMG‑CoA)还原酶抑制药。该类药物共同的调脂机制为抑制体内胆固醇的生物合成。主要适用于胆固醇高合成、低吸收的患者。他汀类药物能使总胆固醇下降 30%~40%,LDL‑C 下降 25%~50%,三酰甘油有中等程度下降,HDL‑C 有轻微上升。

三、其他

药物烟酸类,烟酸属于 B 族维生素,但是使用剂量超过维生素的作用时有烟酸可以调节血脂的代谢。作为降脂药物,烟酸类药物的用量相对其他降脂药较大。普罗布考有降低总胆固醇和 LDL‑C 的作用,但同时可以使血清 HDL‑C 降低,对三酰甘油没有影响。依折麦布新型调脂药胆固醇吸收抑制药,为调脂治疗开拓了新思路。人体胆固醇内源性合成约占 2/3,外源性吸收占 1/4~1/3,该药主要阻断胆固醇的外源性吸收途径与他汀类降脂药合用有更强的降脂疗效。

第三节　肥胖并发高脂血症的中医诊疗

1. 治其本　高脂血症合并肥胖症中医一般认为:①饮食不节、脾失运化,如肝胆失于疏泄,胆汁排泄不畅;②肝旺,肝木克脾土,脾失健运,痰浊内生,引起血脂升高;③肾气日衰。但我们认为最根本原因是由于胃火偏盛,食欲旺盛,故而多食所致。因为现代人生活水平提高,高脂肪尤其是高胆固醇、饱和脂肪酸的摄入量增加,体力劳动明显减少，使多食之物积于脾胃，失于运化，水谷内停，清气不升，浊气不降造成人体脂质代谢出现障碍，而形成血脂失调症，最终酿成高脂血症、肥胖症。选用调脂减肥胶囊（由黄连、大黄、茯苓、泽泻、荷叶、刺蒺藜、龙胆草、黄芪、决明子、山楂等组成）进行治疗，处方中选用黄连、大黄为君，清泻胃中之火，使胃火下降，食欲减，进而控制饮食的摄入量，非常符合现代医学认为非药物治疗的一条主要措施，饮食调节，控制高热量，减少脂肪，尤其是胆固醇和饱和脂肪酸的摄入。黄连以清火作用颇强，尤其以清泻心胃之火见长，大黄泻火导滞活血化瘀，能明显降低胆固醇和减少肝胶原含量，防止动脉粥样硬化斑块形成。

2. 中医分型认为有肝脏失于疏泄，胆汁排泄不畅，故调脂减肥胶囊处方中选用刺蒺藜平肝疏肝；决明子清肝通便，其含大黄酚大黄素、芦荟大黄素，促进脂肪排泄；龙胆草泻肝火、利胆湿，其含龙胆苦苷，少量健胃，大量抑胃，能起到减少饮食摄入量。

3. 脾失运化，水谷精微代谢失常，不能正常化生、转化，水湿内停，故方中选用茯苓、泽泻、荷叶健脾利湿，升清别浊，使水湿从中焦化生，从小便而利。泽泻可抑制外源性三酰甘油、胆固醇的吸收，影响内源性胆固醇代谢及抑制 TG 的合成。

4. 人到中年，肾气日衰，加之痰浊瘀血内阻，会导致瘀血、痰浊、水湿聚结脉络，故方中选用黄芪补气、利水，能兴奋中枢神经系统，增加机体非特异性免疫功能，使精神好转，运动增加。用山楂取其入血分，活血化瘀之功，善消脂肪类食物之长，山楂含山楂总苷成分，能降低血中总胆固醇、三酰甘油及 β 脂蛋白水平，能通过调脂代谢、抗脂质氧化、保护血管内皮细胞等途径，起到延缓和抑制动脉粥样硬化(AS)病变的作用。

第十八章　肥胖症与脂肪肝

第一节　疾病概述

一、概述

脂肪肝是指各种原因致使肝脏脂肪代谢障碍，脂质代谢的动态平衡失调，脂肪在肝细胞内储积，当肝组织脂肪含量超过肝重量的 5% 以上，或在组织学上有 1/3 以上肝细胞脂肪变时，即称之为脂肪肝或肝脂肪浸润。脂肪肝的病因很多，包括长期酗酒、代谢性疾病、病毒性肝炎、药物毒性长期作用和营养不良等。一般认为由代谢综合征（由肥胖、2 型糖尿病和高脂血症等多种代谢紊乱组成的综合征）引起的肝细胞脂肪变性为原发性脂肪肝，除此之外的其他病因引起的肝细胞脂肪变性则为继发性脂肪肝。肥胖与脂肪肝关系密切，肥胖人群发生脂肪肝的概率较一般人群高出 4.6 倍，其中内脏脂肪性肥胖与皮下脂肪性肥胖相比发生脂肪肝的危险性更大。

二、肥胖引起脂肪肝的发病机制

肥胖引起脂肪肝的机制还未完全明了，缺乏功能性脂肪细胞在脂肪肝形成中可能起重要作用。脂肪组织是动物能量的主要储存场所。肥胖本身作为一种代偿机制，使机体在食物供应充分时，可以将剩余的能量储存在脂肪组织中，但脂肪组织的这种储脂能力并非无限的，当超过一定的限度，脂肪细胞功能失常，发生胰岛素抵抗，此时脂肪分解大于合成，脂肪分解释放的大量脂肪酸即通过血液循环运送到其他非脂肪组织，如肝脏、胰岛和肌肉，造成这些组织的脂肪堆积和胰岛素抵抗，在肝脏脂肪堆积过量即形成脂肪肝。此外，近年来发现肥胖时肥大的脂肪细胞分泌的一些细胞因子发生了改变，如肿瘤坏死因子（TNF - α）和瘦素水平升高，脂联素水平降低等，这些细胞因子的变化也通过不同的机制加重胰岛素抵抗和脂肪肝，并促进脂肪肝发生炎症、坏死、纤维化和肝硬化。遗传因素的调查还提示某些调控脂代谢及糖代谢的基因多态性也与脂肪肝的形成有关，如过氧化物酶体增生物激活受体 γ（PPARγ2），β3 - 肾上腺能受体基因和 TNF - α 基因启动子。

三、肥胖症与脂肪肝的关系

在人体内，肝脏是机体脂肪代谢的重要场所，在脂肪的消化、吸收、分解、合成及运输等过程中起着重要的作用。不论脂肪肝的病因如何，最终均可引起肝细胞三酰甘油合成及极低密度脂蛋白分泌之间失去平衡，均可导致脂肪在肝细胞内过多蓄积，进而形成脂肪肝。

50%的肥胖者有肝内脂肪浸润,重度肥胖者96%可发生脂肪肝。据统计,超重达10年以上是肝脂肪变性的唯一独立危险因素。肥胖性脂肪肝患者的肝内脂肪堆积程度与体重成正比,重度肥胖者脂肪变性高达61%～94%。肥胖人体重得到控制后,其脂肪沉积亦减少或消失。超重或肥胖是导致脂肪肝最直接的原因。有研究显示,无饮酒史、无糖尿病、无血脂异常和肝、肾疾患等合并症的单纯性肥胖者,其血浆丙二醛浓度增高,伴超氧化物歧化酶和谷胱甘肽过氧化酶活性下降,而肥胖合并脂肪肝者的这些改变比肥胖不伴脂肪肝者明显,提示肥胖为血浆脂质过氧化反应和抗氧化酶活性降低的独立危险因素,肥胖相关脂肪肝时过多自由基的产生及其脂质过氧化反应可能导致基因突变。有研究显示,伴有胰岛素抵抗和脂肪肝的瘦素缺失小鼠存在肝细胞凋亡不足和增生活跃现象,而细胞增生常见于肿瘤发生的早期阶段,提示肥胖相关脂肪肝时肝组织内增多的游离脂肪酸可使核受体过氧化物酶体增生物激活受体(PPAR)－α表达增加,从而上调脂肪酸降解基因的表达,这一代偿机制至少在大鼠中可促进肿瘤的发生。

第二节　肥胖并发脂肪肝的诊断

一、肥胖引起脂肪肝的临床表现

脂肪肝的症状与体征取决于肝脏脂肪浸润的程度、病程的长短以及所伴随的基础疾病如糖尿病、高血压和冠心病等。单纯肥胖者伴脂肪肝时常无明显症状,常在体检时发现肝脏轻度肿大、压痛或(和)B型超声波检查发现脂肪肝。肝功能检查正常或轻度转氨酶升高(通常是正常值的2～3倍),并以谷丙转氨酶升高为主(谷草转氨酶/谷丙转氨酶比值常＜1),碱性磷酸酶、转肽酶、铁蛋白和尿酸也可轻度升高。过去一般认为脂肪肝发展呈良性过程,只要病因去除即可逆转,近年来已逐步认识到脂肪肝患者中一部分同样可以演变成肝纤维化甚至肝硬化。个别患者死于肝衰竭和肝硬化并发症。

二、肝脂肪变的诊断

肥胖患者具有以上临床表现,应该考虑非酒精性脂肪肝。病理学上的显著肝脂肪变和影像学诊断的脂肪肝是 NAFLD 的重要特征,肝脂肪变及其程度与肝脏炎症损伤和纤维化密切相关,并可预测代谢综合征(MetS)和2型糖尿病(T2DM)的发病风险。

常规的上腹部影像学检查可以提供肝脏、胆囊、胰腺、脾脏、肾脏等疾病诊断的有用信息,做出弥散性脂肪肝、局灶性脂肪肝、不均质性脂肪肝的影像学诊断。B超是临床应用范围广泛的影像学诊断工具,根据肝脏前场回声增强("明亮肝")、远场回声衰减,以及肝内管道结构显示不清楚等特征诊断脂肪肝。然而,B超对轻度脂肪肝诊断的敏感性低,特异性亦有待提高,因为弥散性肝纤维化和早期肝硬化时也可观察到脂肪肝的典型特征。

受控衰减参数(CAP)是一项基于超声的肝脏瞬时弹性成像平台定量诊断脂肪肝的新

技术,CAP 能够检出 5% 以上的肝脂肪变,准确区分轻度肝脂肪变与中 – 重度肝脂肪变。

X 线计算机断层摄影术(CT)和常规磁共振成像(MRI)检查诊断脂肪肝的准确性不优于 B 超,主要用于弥散性脂肪肝伴有正常肝岛及局灶性脂肪肝与肝脏占位性病变的鉴别诊断。

磁共振波谱(MRS)分析能够检出 5% 以上的肝脂肪变,准确性很高,缺点是花费高和难以普及。

应用 BMI、腰围、血清 TG 和 GGT 水平等指标组合的脂肪肝指数、肝脂肪变指数等,对脂肪肝的诊断性能存在年龄、种族群体等差异,主要作为影像学诊断脂肪肝的替代工具用于流行病学调查和某些特殊的临床情况。

第三节　肥胖并发脂肪肝的药物治疗

迄今为止,尚缺乏有效的药物治疗方案。动物或人类脂肪肝药物治疗研究发现以下药物有助于改善脂肪肝,可供参考。

一、减少肠道脂肪吸收的药物

如奥利司他胶囊(赛尼可)是一种胰脂肪酶抑制药,可减少肠道脂肪吸收,已被主要用做减肥治疗。最近的研究报道,该药能明显降低血糖和血脂水平,减轻胰岛素抵抗,改善脂肪肝。

二、增加脂肪氧化的药物

从理论上讲,促进脂肪氧化可以减少肝脏的脂肪堆积,如贝特类降血脂药物(如非诺贝特胶囊、葡萄糖酸钠和二甲苯氧庚酸)通过作用于过氧化物酶体增生物激活受体 –
α,可促进有关脂肪氧化代谢的酶(如肉毒碱棕榈酰转移酶,乙酰辅酶 A 氧化酶等)的表达,能明显降低三酰甘油水平。有实验表明,葡萄糖酸钠能减少脂肪组织的体积和体重,同时改善胰岛素敏感性,但对脂肪肝效果尚不清楚。二甲苯氧庚酸能够显著地改善肝功能。

三、增加胰岛素敏感性的药物

用于增加胰岛素敏感性的药物主要是噻唑烷二酮(TZD)和二甲双胍类药物。TZD 是一类 PPARγ 激动药,它可促进脂肪分化,增加功能性脂肪细胞,减轻胰岛素抵抗,从而减轻脂肪肝。TZD 还可能有除促进脂肪细胞分化以外的作用,例如,现已发现 TZD 类中的罗格列酮能促进脂肪细胞分泌脂联素,这种细胞因子和瘦素均可促进肌肉中的脂肪酸氧化。胰岛素增敏剂有可能用于脂肪肝的治疗。二甲双胍能减轻肝脏的胰岛素抵抗,也能降低糖尿病患者增高的转氨酶。二甲双胍还可以使艾滋病毒感染相关的内脏脂肪堆积减少,胰岛素抵抗减轻。

四、抗氧化剂

维生素 E 是一种有效的抗氧化剂,具有抗脂质膜过氧化作用,可抑制单核细胞及库普弗细胞表达肿瘤坏死因子、白细胞介素 1(IL-1)、IL-2 及 IL-8,并可抑制肝胶原蛋白 α_1 基因的表达。有人用维生素 E 治疗 11 例非酒精性肝病儿童,400~1200U/d 口服,疗程 4~10 个月,肝功能有明显改善。

五、针对 MetS 的药物治疗

对于 3~6 个月生活方式干预未能有效减肥和控制代谢危险因素的 NAFLD 患者,建议根据相关指南和专家共识应用 1 种或多种药物治疗肥胖症、高血压病、T2DM、血脂紊乱、痛风等疾病,目前这些药物对患者并存的 HASH 特别是肝纤维化都无肯定的治疗效果。人胰高糖素样肽-1(GLP-1)类似物利拉鲁肽不仅具备多重降糖机制,而且能够减肥和改善 IR,适合用于肥胖的 T2DM 患者的治疗。吡格列酮虽然可以改善 HASH 患者血液生化学指标和肝脏组织学病变,但该药在中国患者中长期应用的疗效和安全性尚待明确,建议仅用于合并 T2DM 的 HASH 患者的治疗。

第四节 肥胖并发脂肪肝的中医诊疗

脂肪肝中医治疗的方法以及方药,各医家均根据临床经验在辨证的基础上提出自己独特的治法以及相应的方药。

一、诸多医家中医治法

秦应娟等提出脂肪肝中医论治五法,即益气健脾、清热利湿以化浊;清肝泻热、疏泄肝胆以保肝解毒;理气舒郁、化痰通络以调脂;清热解毒、祛瘀化痰以消积聚;滋阴柔肝、扶正祛邪以标本兼治,并用临床案例来说明治疗效果。

王凤珍等以补肾法治疗脂肪肝。因肝肾同源,肾精亏耗肾阴虚损可致肝失疏泄,脾失健运,湿浊内生,聚湿成痰,痰瘀气滞,瘀血内停。肾精亏虚,膏脂不藏,化入血中,痰瘀互结以致血脂升高,沉积于肝形成脂肪肝。临床应用滋补肝肾或温补肾阳法治疗脂肪肝者可取得满意的疗效。

王天明总结医家经验,认为脂肪肝的治疗过程中应辨证求因,审因论治,治疗从脾胃着手,并运用经验方理脾护肝调脂丸在临床上取得了很好的疗效。

杨晋原总结出治疗脂肪肝五法。疏肝健脾理气法用于脂肪肝的早期,证属肝郁脾虚,气滞血瘀,治宜疏肝健脾、理气活血,方用柴胡疏肝散加减。

吴茂林认为,健脾疏肝、祛痰化瘀是脂肪肝的治疗大法。脾健以绝浊脂代谢再生之源,肝调以除浊脂转运紊乱之虞。

李卫民等认为,治疗应从调节水谷精微代谢入手,补肾、健脾、疏肝、化浊。补肝肾可选桑寄生、巴戟天、淫羊藿、枸杞子、鸡血藤、菟丝子;健脾当升脾阳,可用荷叶、党参、茯苓、葛根;疏肝则选柴胡、白蒺藜、草决明、茵陈、白菊花、郁金、玫瑰花、香橼;化浊宜用芳香化湿之品如石菖蒲、佩兰、苍术、木瓜;痰瘀互生,可加丹参、红花、牡丹皮、蒲黄、山楂、绞股蓝活血消瘀。

蔡亚君提出针对不同的病因病机,采用相应的辨证分型。治疗上多采用"虚则补之,实则泻之"的治则,临证时于辨证基础上结合具体情况灵活运用,将病因与主证同时纳入辨证,用药标本兼顾,特别是整体与局部兼顾,以提高疗效。

邵利根据多年的临床实践及体会,总结出治疗脂肪肝的几种中医治法:患者为阴虚之体的,用养阴柔肝法,方用一贯煎化裁配合何首乌、白芍、决明子、丹参等。肝炎后脂肪肝,用疏肝降逆、理气法,方用柴胡疏肝散化裁,配合郁金、青皮、姜黄、决明子等。

二、常用中医方药

1. 理脾护肝调脂丸　由茵陈、泽泻、陈皮、党参、山楂等药物组成。方中茵陈、泽泻为君药,其中茵陈是"治脾胃二家湿热之专药"(《本草正义》)。两药相配,使湿从小便出,湿去而中焦运化有序,脂浊难存;全方各药相协,祛湿热,消脂浊,对脂肪肝、高脂血症患者既能改善肝脏对脂肪的代谢作用,又能降低血脂。

2. 清热利湿化浊法　用于轻至中度脂肪肝,证属湿热痰浊,治宜化浊利湿、清热解毒,方用甘露消毒丹加减。

3. 清胆和胃祛痰法　用于中度脂肪肝,证属痰湿阻络,痰热上扰,治宜清胆和胃、除痰止哕,方用温胆汤合二陈汤加减。

4. 活血化瘀通络法　用于重度脂肪肝,证属气血瘀滞,治宜活血化瘀、通络散结,方用血府逐瘀汤加减。

5. 滋养肝肾补益法　用于多病体虚,如糖尿病、甲状腺功能亢进症、肥胖、高血压、营养不良者等,呈轻、中度脂肪肝,证属肝肾阴虚,治宜养阴柔肝,方用补肝散合一贯煎加减。

三、各种证型的脂肪肝中医方法

1. 肥胖性脂肪肝　用补气健脾法,方用香砂六君汤化裁配合苍术、葛根。

2. 营养不良性脂肪肝　用养血活血法,方用归脾汤化裁配合枸杞子、三七、川芎、鸡血藤等。

3. 酒精性及高脂血症性脂肪肝　用清痰利湿法,方用茵陈蒿汤、二陈汤配合虎杖、蒲公英、泽泻、莱菔子等。

4. 高龄及病久体虚的脂肪肝　用温阳益肾法,方用金匮肾气丸化裁配合仙灵脾、仙茅、肉苁蓉、首乌等。各种证型的脂肪肝均可用化瘀通络法,用复元活血汤化裁配合三七、姜黄、生山楂、生蒲黄等。对脂肪肝做到早期诊断、及时治疗,对其预后是极为重要的。临床治疗中,若能重视饮食、生活起居和运动锻炼的配合,积极消除病因,可以加强疗效,预防复发。

第五节　肥胖并发脂肪肝的生活方式干预

对脂肪肝的防治,主要采取祛除病因,调节饮食,合理运动,劳逸结合等综合措施。

一、改变不良生活方式

营养过剩和缺乏锻炼是发生肥胖的主要原因,减少饮食中脂肪和总热卡的摄入以及增加体育锻炼是减轻体重和治疗脂肪肝的重要手段。由于快速减肥可能加重脂肪肝门脉区炎症以及纤维化的发展,反而不利于脂肪肝的恢复,因此减肥要循序渐进,持之以恒,尽可能把体重控制在标准范围内。对于高度肥胖的患者(如超重30%以上),有研究建议可采用一种极低热卡膳食,即每日总热量摄入为2510~3347kJ,高质量动物蛋白45~100g,糖类100g,脂肪<10g,采用此种膳食疗法要严格掌握适应证,并应在营养师指导下进行。体育锻炼可采取多种形式,每日至少30分钟的活动量,同时保证运动时心率达到(220 - 年龄)×(60%~70%)是适宜的。如患者同时伴有肥胖相关性疾病如糖尿病、高血脂或心血管疾病等,在减肥期间需进行严格医学观察,随时调整药物治疗剂量。

二、减少体重和腰围

减少体重和腰围是预防和治疗NAFLD及其并发症最为重要的治疗措施。对于超重、肥胖,以及近期体重增加和"隐性肥胖"的NAFLD患者,建议通过健康饮食和加强锻炼的生活方式教育纠正不良行为。适当控制膳食热量摄入,建议每天减少2092~4184kJ(500~1000kcal)热量;调整膳食结构,建议适量脂肪和糖类的平衡膳食,限制含糖饮料、糕点和深加工精致食品,增加全谷类食物、ω-3脂肪酸及膳食纤维摄入;一日三餐定时适量,严格控制晚餐的热量和晚餐后进食行为。避免久坐少动,建议根据患者兴趣并以能够坚持为原则选择体育锻炼方式,以增加骨骼肌质量和防治肌少症。例如:每天坚持中等量有氧运动30分钟,每周5次,或每天高强度有氧运动20分钟,每周3次,同时做8~10组阻抗训练,每周2次。1年内减重3%~5%可以改善MetS组分和逆转单纯性脂肪肝,体重下降7%~10%能显著降低血清氨基酸转移酶水平并改善HASH,但是体重下降10%以上并维持1年才能逆转肝纤维化,遗憾的是肥胖症患者1年内能够减重10%以上者小于10%。包括临床营养师、运动康复师在内的多学科联合策略对提高NAFLD患者参与生活方式干预项目的积极性并长期坚持至关重要,"健康中国2030计划"的有效实施有望控制我国肥胖、T2DM和NAFLD的流行。

第十九章　肥胖症与胆石症

第一节　疾病概述

一、概述

胆石病是指道系统(包括囊和胆管)的任何部位发生结石的疾病,肥胖是胆石病的易患因素。尤其是女性、年龄大于 40 岁伴有肥胖的患者胆石病的发病更多见,糖尿病患者容易发生胆石病也可能与肥胖有关。肥胖与胆石病的形成有密切关系,有资料表明在手术中发现 50% 的明显肥胖症患者患有胆结石,流行病学研究显示,肥胖症患者更易患胆结石的机制可能与胆固醇合成、分泌增加有关,大部分肥胖症患者血中的胆固醇持续处于升高状态;肥胖症患者 HMG – CoA 还原也一直处于较高水平,因此胆汁常呈过饱和状态,但胆汁酸池正常,而使胆固醇容易结晶沉淀;肥胖者在减肥过程中,胆汁的胆固醇饱和度进一步增高,组织内多余的胆固醇移出。

二、肥胖症与胆石症的关系

胆固醇结石形成机制目前认为除了胆固醇过饱和外,还与胆固醇磷脂泡、促成核因子、胆囊运动过缓等因素有关。因肥胖所致的胆固醇结石,是由于胆汁中的胆固醇呈过饱和状态,饱和状态达一定程度时结晶析出,形成胆固醇结石。胆固醇是不溶于水的脂质,在胆汁中溶解于胆汁酸、磷脂酰胆碱所构成的微团内。引起胆固醇过饱和的原因是胆固醇的供应过剩;另外胆固醇分泌正常而胆盐分泌减少是导致胆固醇过饱和的第二个原因。肥胖因素导致胆固醇结石的主要原因是:胆固醇的合成增多,分泌到胆汁中的胆固醇增多;胆汁中的胆汁酸的浓度减低,胆固醇结晶析出亢进;胆囊的运动减弱。

肥胖并发胆石症的发病率与肥胖程度和年龄有关,其中并发胆固醇结石为非肥胖者的 3 倍。肥胖并发胆石症的病因主要有下述几种:①与肥胖者的肝脏和其他组织合成的内源性胆固醇增多有关。胆汁中的胆固醇因过度饱和而析出结晶,进而融合成胆结石,这种情况特别多见于肥胖和多次生育的女性患者;②肥胖人在减肥过程中,胆汁中的胆固醇饱和度进一步增高促使了结石的形成;③肥胖者往往喜进高热量或高胆固醇食物,这样胆汁中胆固醇排出量就增多,使胆囊及胆管内胆固醇过度饱和而形成结石;④肥胖人腹部脂肪增多可能会压迫胆管和胆囊,使其胆汁流通功能受阻,也促进了结石的形成,而结石的形成又影响胆汁流通,互为恶性循环。一旦细菌感染则易于发生胆囊炎。与肥胖有关的胆结石多为胆固醇结石,即胆固醇结石的主要原因之一为肥胖。

第二节　肥胖并发胆石症的药物治疗

一、口服溶石疗法

通过多年的临床试验研究,越来越多的药物应用于胆石的溶解,包括鹅去氧胆酸(CDCA)、熊去氧胆酸(UDCA)、丙谷胺、前列腺素拮抗药等。

1. 鹅去氧胆酸(CDCA)、熊去氧胆酸(UDCA)　为正常胆汁中游离胆汁酸成分之一,主要作用是降低胆汁中胆固醇的饱和度,从而使结石中的胆固醇溶解、脱落。此外 UDCA 通过促进胆汁的分泌,降低胆固醇合成酶 HMG - CoAR 的活性,降低乙酸盐在肝内转化成胆固醇的速度,并能提高胆固醇代谢酶 7α - 羟化酶活性,这些能够显著降低人体胆汁中胆固醇及胆固醇酯的量和胆固醇的饱和指数,增强胆固醇在胆汁中的溶解度,防止由代谢产生的胆固醇结石形成和溶解胆固醇结石。CDCA 和 UDCA 适应证主要为胆固醇性胆结石,经胆囊造影证实透光结石、胆囊功能正常及胆石无钙化的患者。

(1)CDCA:主要用于胆石症静止期,不宜用于经常出现胆道症状或近期有并发症,如胆源性胰腺炎、胆囊炎者,以及胆囊无功能也不宜用 CDCA 治疗。胆酸治疗一般需要较长时间,因此需要考虑患者的依从性,并通过胆囊造影、超声等检查确定有效剂量和判定溶石效果。CDCA 的溶石有效率为47% ~60%,治疗剂量能在 3 周内使胆汁中胆固醇不饱和,通常在 6 个月左右 X 线检查可见结石变小,多数在 18 个月后使结石溶解。

(2)UDCA:主要用于治疗胆固醇结石,也可用于预防药物性结石,如对雌激素、安妥明及衍生物等长期服用易生之结石有预防作用,此外 UDCA 可改善慢性肝病患者的胆汁淤积和肝细胞损害的生化指标,并可用于回肠切除术后的脂肪泻。UDCA 其安全性和耐受性均较 CDCA 为佳,疗程 6 个月至 1 年,治疗中需要根据超声、胆囊造影评估疗效,维持原有治疗或更改治疗方案。

2. 丙谷胺　是胃泌素受体阻断药和胆囊收缩素受体拮抗药,能够抑制内生胆囊收缩素的促胆囊收缩作用,增加胆囊容积,使胆囊容量、胆汁稀释,从而改善结石的排出条件。此外,丙谷胺具有较强的促进胆汁分泌和降低胆汁中游离胆红素、Ca^{2+} 和胆固醇浓度的作用,有利于逆转成石胆汁,能够预防成石和部分溶石。有临床研究报道,丙谷胺对胆囊内泥沙样结石具有较好的排石作用,并具有经济、安全、有效的特点,是内科治疗胆石症的一种较为理想的药物。

3. 前列腺素拮抗药　源于对胆石成分和胆石在体内形成过程的研究,胆固醇结石中央常由黏蛋白丝及胆红素糖蛋白复合物组成,黏蛋白与胆红素之间可形成化学结合,胆汁中黏液糖蛋白为促凝因子,而前列腺素具有促进胆汁中糖蛋白分泌的作用,因而使用前列腺素拮抗药即可抑制糖蛋白分泌,阻止糖蛋白在胆固醇结石形成过程中的成核和支架作用。

二、灌注溶石疗法

灌注溶石是经 T 型引流管、经皮肝穿刺胆管装置、十二指肠乳头插管等直接向胆道内灌注溶石药物的胆石症治疗方法。随着现代影像技术的发展和新型溶石剂的研制,灌注溶石多用于胆道术后残留结石、再生结石的再次手术和内镜取石的替代治疗,尤其适用于不宜手术治疗和希望保留胆囊而选择非手术疗法的患者,并具有快速、毒性较小、疗效显著等特点。

胆固醇结石成分和结构相对简单,灌注溶石剂效果一般较好,而胆色素结石是由胆红素钙、胆红素、糖蛋白和各种金属离子相互聚合形成的高聚体,并含有一定胆固醇,因此其灌注溶石常常需要多种溶石剂交替或混合使用,然而效果仍然不甚理想。灌注溶石技术创立之初,随着溶石剂的改进和灌注技术的提高,灌注溶石的应用在当时日益推广,但随着内镜技术的发展,如内镜下鼻胆管管置入引流、内镜网篮取石、内镜超声碎石等技术的应用,灌注溶石疗法的临床应用的优势不再显著。根据溶石剂能够溶解的胆石成分,分为胆固醇石溶剂和胆色素石溶剂。

1. 胆固醇石溶剂　包括甘油单辛酸酯、甲基叔丁醚(MTBE)、肝素、胆酸钠和柠檬烯等。

(1)甘油单辛酸酯:能够直接溶解胆结石中的胆固醇,用于溶解胆道手术滞留在胆管内的胆固醇结石。

(2)甲基叔丁醚:是一种快速胆固醇溶石剂,溶石速度是甘油单辛酸醋的 50 倍,仅对胆囊结石有效,灌注时胆道压力过高逆流导致的严重不良反应,限制了其大剂量灌注。

(3)肝素灌注:可能是通过直接的机械冲洗作用、清除胆道炎症达到松弛 Oddi 括约肌的作用,也可能是通过其表面强大负电荷与结石表面正电荷相互作用,导致结石软化和裂解。

(4)胆酸钠:是胆固醇的生理性溶剂,灌注的胆酸钠能够弥散在胆石表面,并与结石中胆固醇分子结合达到溶石效果;此外去氧胆酸钠、鹅去氧胆酸钠也有较好的溶石作用。

2. 胆色素结石灌注溶石剂　包括聚偏磷酸钠(HMP)、依地酸(EDTA)及其复方制剂、新的金属络合剂和蛋白酶类溶剂等。该类溶石剂多为通过络合剂与结石中金属离子形成螯合物,或与胆红素结合形成可溶性复合物,并能溶解胆石中黏液物质构成的网状纤维支架,从而使结石崩解溶解,或溶解裂解胆色素结石中存在的胆红素－蛋白质复合物和黏液糖蛋白的网架结构。

三、内镜治疗

内镜治疗包括内镜下直接取石术、内镜下碎石术。

第三节　肥胖并发胆石症的中医诊疗

一、辨证论治

陈婷婷辨证分型治疗胆石症:①肝郁气滞证以疏肝理气、缓急止痛为要。方选柴胡疏肝散加减,药物组成为:柴胡、木香、鸡内金、陈皮、川芎、香附、白芍、金钱草、枳壳、甘草;②肝胆湿热证以舒肝利胆、泄热通腑为要。方用大柴胡汤合茵陈蒿汤加减,药物组成为:柴胡、白芍、生栀子、黄芩、金钱草、枳实、大黄、煮半夏、茵陈、甘草;③脓毒蕴积证以清热解毒、利胆通腑为要。方选大柴胡汤合黄连解毒汤加减,药物组成为:柴胡、黄芩、茵陈、栀子、大黄、黄连、半夏、枳实、芒硝、甘草。

张义梅采用胆道排石汤(金钱草、广木香、炒枳壳、黄芩、生大黄)为基础方,将胆石症分为以下三型进行治疗:①气滞血瘀型:以胆道排石汤为基础方,在此基础上加茵陈、金银花、芒硝,服药后排出的结石多为泥沙样;②湿热蕴结型:在胆道排石汤的基础上加用黄连、青皮、茵陈、陈皮、白术、柴胡进行治疗,效果较好;③中毒型:以胆道排石汤为基础,加用柴胡、青皮、陈皮、虎杖、郁金、板蓝根、鸡内金、威灵仙、王不留行进行治疗,可有效改善症状。治疗 78 例,总有效率为 91.03%。

孙建光总结尹常健教授治疗胆系疾病经验,将胆石症和胆囊炎常见证候概括为胆郁气滞、胆腑热结、中州湿热、胆虚心悸四种证型。其中胆郁气滞者治以疏肝利胆,方选柴胡疏肝散加减;胆腑热结者治以通腑泄热,方选大柴胡汤加减;中州湿热者治以清热利湿,方选茵陈蒿汤加龙胆草、苍术、郁金、黄连等;胆虚心悸者治以温胆安心,方选温胆汤加减。

二、专方治疗

冯东等用大柴胡汤(柴胡、黄芩、枳实、芍药、大黄、半夏、生姜、大枣)治疗胆囊炎及胆石症 36 例,症状均有改善。米云鹏治疗胆囊内胆结石 63 例,方选柴胡疏肝散加减,药物组成为:柴胡、赤芍、白芍、陈皮、炒鸡内金、枳壳、制香附、青皮、海浮石、威灵仙、生大黄、金钱草。治疗组和对照组总有效率分别为 98%、93%,但治疗组在缓解临床症状和改善临床体征方面明显优于对照组。褚万峰等选用加味四逆散为基本方治疗胆石症,方药组成:海金砂、金钱草、枳壳、柴胡、木香、鸡内金、郁金、茯苓、白芍、王不留行、延胡索、滑石、炙甘草,随症加减。在接受治疗的 62 例患者中,治愈 29 例,显效 17 例,有效 6 例,无效 10 例,总有效率为 83.87%。陈庆华自拟柴胡茵陈丸治疗胆石症 96 例,药物组成:柴胡、茵陈、栀子、白术、龙胆草、枳实、青皮、香附、木香、半夏、大黄、黄芩、五味子、乌梅、党参、甘草,总有效率 89.6%。

三、中成药治疗

周玉杰等在西医的基础上加用自制四金胆石片(金钱草、海金沙、郁金、鸡内金、柴胡、大黄、木香、枳实、金银花、连翘等)治疗胆石症 60 例。其中治愈者 17 例,好转者 40 例,无效者 3 例,总有效率达 95.3%。董必文用柴胡溶石颗粒治疗肝郁气滞型胆石症患者 60 例。药物组成:柴胡、黄芩、金钱草、炒鸡内金、郁金、北沙参、炒枳壳、法半夏、白芍、虎杖、炙甘草、琥珀、黄连、瓜蒌壳、九香虫、硝石、熊胆粉,总有效率高达95.0%。黄菊萍等将 80 例泥沙样胆道结石患者分为治疗组和对照组,治疗组用步长胆石利通片,对照组用消炎利胆片,结果治疗组总有效率明显优于对照组。郭铁砚等选用清热利胆合剂(防风、连翘、车前子、川贝母、郁金、沉香、枳壳、白术、川楝子、鸡内金等)治疗慢性胆囊炎、胆石症 70 例,总有效率为 98.6%。

四、中医外治法

1. 针刺治疗 刁永红等将 120 例病例随机分为治疗组和对照组,两组患者于每日午餐时(即 12 时)加服同等标准脂肪餐。对照组口服熊去氧胆酸,并于脂餐后 3h 口服 33%

硫酸镁溶液 30ml；治疗组于脂餐后 2 小时取日月（右侧）、胆囊穴、期门（右侧）、阳陵泉 4 个穴位进行电针治疗，连续电针 60 分钟，起针后口服 33% 硫酸镁溶液 30ml。两组总有效率分别为 78.33% 和 96.67%。郑兆俭将 90 例胆石症患者随机分为体穴组、耳穴组、药物组，体穴组、耳穴组分别采用针刺和耳穴贴压治疗。体穴组取日月（右）、期门（右）、丘墟（双）、胆俞（双）、肝俞（双）；耳穴组取肝、胆囊、交感、神门、十二指肠。药物组口服胆舒胶囊治疗。最终体穴组、耳穴组、药物组的总有效率分别为 0、66.7%、26.7%。陈少宗等通过临床观察发现，针灸治疗胆石症不仅有起效迅捷、疗效显著的优势，而且可以避免长期反复应用抗生素产生的潜在危险。

2. 耳穴治疗　周东红等将王不留行籽用胶布贴于一侧耳胆穴处，每日用手轻压 10 次，每次 10 分钟，7～10 天为 1 个疗程。治疗的 40 例患者中 B 超复查胆道结石排出 35 例，无效 5 例。姚建斌用消石散（郁金、芒硝、鸡内金、白矾、炮穿山甲、鹿角霜）配合耳穴（肝、胆、胃、脾、耳郭）贴压治疗胆石症 65 例，其中痊愈 43 例，显效 20 例，无效 2 例，有效率为 97%。丁顺宝认为耳针在治疗胆石症引起的各种疼痛方面有奇效。

第二十章　肥胖症与冠心病

第一节　疾病概述

一、概述

冠状动脉粥样硬化性心脏病是指由于冠状动脉粥样硬化使管腔狭窄、痉挛或阻塞导致心肌缺血、缺氧或坏死而引发的心脏病,统称为冠状动脉性心脏病或冠状动脉疾病,简称冠心病,归属为缺血性心脏病,是动脉粥样硬化导致器官病变的最常见类型。

大量研究结果已经证实,过度的脂肪组织沉积尤其是内脏脂肪的聚集与动脉粥样硬化斑块的形成密切相关,肥胖症成为动脉粥样硬化发生、发展的独立危险因素。

肥胖症患者多存在内分泌代谢功能紊乱,伴有血糖、血脂、血压异常,胰岛素抵抗和血管慢性炎症,易诱发高血压、高血脂、B型糖尿病和动脉粥样硬化等疾病。作为危险因素的聚集体,代谢综合征与心血管病的发生和死亡密切相关。在心血管疾病中,动脉粥样硬化及其并发症是主要危险因素。动脉粥样硬化是一个复杂的心血管炎性病变过程,主要病变特征是动脉某些部位的内膜下脂质沉积,并伴有平滑肌细胞和纤维基质成分的增生,逐步发展形成动脉粥样硬化性斑块。多由脂肪代谢紊乱、神经血管功能失调引起,常导致血拴、供血障碍等。

二、肥胖症与冠心病的关系

关于肥胖与冠心病的关系问题,文献中的研究结论不完全一致,但基本的倾向是认为肥胖可能是冠心病的独立危险因子之一,当体重指数≥27时冠心病发病率将显著增高,肥胖可使男女两性的冠心病患病率分别增加2~2.4倍。肥胖患者的冠心病发病率增加可能是多种因素共同作用的结果。近年来的研究表明,减肥和控制体重在显著改善冠心病的危险因素的同时,可明显地降低急性心脏事件的发病率,进一步说明肥胖作为一个明确的临床指标,在冠心病的发病和防治中应该受到足够的重视。

1. 肥胖症、脂肪细胞因子与动脉粥样硬化　　动脉粥样硬化是一种慢性炎性病变,炎性反应从粥样硬化早期的内皮功能紊乱开始,一直贯穿到最后斑块表面破裂并发血栓的所有阶段。多种炎症因子在病变的发生和进展过程中发挥了重要作用。脂肪组织除了储存能量外,还参与了体内能量稳态调节过程,具有十分活跃的内分泌功能,可分泌多种脂肪细胞因子和蛋白质因子。临床研究较多的与炎症反应有关的细胞因子,包括C反应蛋白、脂联素、瘦素、血管内皮生长因子、白细胞介素 –6 等、肿瘤坏死因子 –α。

2. 肥胖症与动脉粥样硬化脂质代谢紊乱 肥胖普遍存在脂质代谢紊乱,表现为三酰甘油(TG)、胆固醇(TC)、低密度脂蛋白胆固醇(LDL – C)、载脂蛋白 B(ApoB)的增高及高密度脂蛋白胆固醇(HDL – C)、载脂蛋白 A1(ApoA1)的降低。随着肥胖程度的加重,这些变化也更加明显。流行病学研究发现,脂质代谢紊乱可引起血管内皮依赖性舒张功能障碍,使动脉粥样硬化发生的危险性提高。随着研究不断深入,发现巨噬细胞在氧化低密度脂蛋白(ox – LDL)的刺激下,能快速转变为泡沫细胞,加速动脉粥样硬化的发生。血管壁内氧化应激后生成的活性氧(ROS)使内皮下间隙的 LDL 氧化成 ox – LDL,增强内皮细胞黏附能力,促进平滑肌细胞、巨噬细胞增生及炎性细胞对血管壁的黏附。而循环中 LDL 在 ROS 刺激下进入内皮下间隙,趋化促进炎性反应,调节转录活化因子 AP – 1 和核因子 NF – κB 表达的信号,进一步促进炎症有关的基因产物。有研究发现,增加和肥大的脂肪细胞产生过多的游离脂肪酸(FFA)及其他脂肪细胞因子,损伤组织器官。游离脂肪酸水平可独立预测心血管疾病发生率和病死率。内脏型的单纯性肥胖比四周型的更易导致脂质代谢紊乱和动脉粥样硬化的发生。内脏型肥胖时,脂肪细胞中激素敏感性脂酶活性下降,游离脂肪酸分解增多,加速了肝脏对 FFA 的摄取和 ApoB 的合成,则其转运的脂质微粒如 VLDL、中间密度脂蛋白胆固醇(IDL)和 LDL – C 均增多。肥胖者的脂肪组织分泌脂肪酸增多,通过血液循环入肝,导致 VLDL – C、ApoB 和 TG 升高。此外,过量游离脂肪酸到达外周组织可加重胰岛素抵抗,使炎症反应激活,通过诱导内皮细胞凋亡、破坏内皮细胞依赖性血管舒张诱发动脉粥样硬化。

3. 肥胖症与动脉粥样硬化血液流变性 肥胖症患者存在血液流变性异常,血液流变性的异常将导致循环功能障碍,引起组织血液灌注障碍,从而引发一系列病理、生理变化,加剧了血栓形成的危险性和动脉粥样硬化的形成。肥胖超重者多伴有高血压,高血压亦可引起血流动力学的改变,造成血管舒张因子和收缩因子的失衡,使血管内皮依赖性反应减弱,损伤内皮细胞功能,诱发动脉粥样硬化。

4. 肥胖症、胰岛素抵抗与动脉粥样硬化 胰岛素抵抗(IR)是一系列潜在的心血管高危因素的协同因素,这一系列代谢性疾病通常称为胰岛素抵抗综合征或代谢综合征(MS)。肥胖是代谢综合征发生的关键因素,肥胖症患者普遍存在胰岛素抵抗。胰岛素抵抗通过引起血脂、炎症和其他代谢障碍成为动脉粥样硬化的诱发因素之一。目前研究认为,胰岛素抵抗不仅有传统的高血压、高血糖、高脂血症和中心型肥胖症的参与,还存在血管炎症和低纤维蛋白溶解症,以及神经、内分泌、免疫系统的参与,从而诱导动脉粥样硬化。

5. 肥胖症、有氧运动与动脉粥样硬化 肥胖症不仅影响人的体型美观,还增加了心血管疾病发生的危险性,因此科学、有效减肥的方法成为人们越来越关注的问题。研究证明,有氧运动结合饮食调控能有效控制和减轻肥胖程度,不仅使肥胖患者的身体形态发生改变,还使得脂蛋白脂酶活性增加,三酰甘油脂解增加,明显降低 TG、TC、LDL – C 水平、升高 HDL – C 水平,对血脂代谢具有调节作用,对胰岛素抵抗、瘦素抵抗亦有明显改善作用。有氧运动能去除或减弱脂代谢紊乱、胰岛素抵抗、血管炎性病变等诱发动脉粥样硬化的不利因素,降低动脉粥样硬化的易感性,因此具有减少动脉粥样硬化发生的作用。

第二节　肥胖并发冠心病的药物治疗

一、减轻症状、改善缺血

减轻症状及改善缺血的药物应与预防心肌梗死和死亡的药物联合使用,其中一些药物,如β-受体阻滞药,同时兼具两方面作用。目前减轻症状及改善缺血的药物主要包括β-受体阻滞药、硝酸酯类药物和钙拮抗药(CCB)。

1. β-受体阻滞药　根据β-受体阻滞药的作用特性不同将其分为3类:①选择性β₁-受体阻滞药,主要作用于β₁-受体,常用药物为美托洛尔(倍他乐克)、比索洛尔(康忻)、阿替洛尔(氨酰心安)等;②非选择性β₁-受体阻滞药,作用于β₁-受体和β₂-受体,常用药物为普萘洛尔(心得安),目前已较少应用;③非选择性β-受体阻滞药,可同时作用于β-受体和α-受体,具有扩张外周血管的作用,常用药物为阿罗洛尔和拉贝洛尔。

β-受体阻滞药能够抑制心脏β₁-肾上腺素能受体,从而减慢心率,减弱心肌收缩力,降低血压,减少心肌耗氧量,减少患者心绞痛发作,增加运动耐量。用药后要求静息心率降至55~60次/分,严重心绞痛患者如无心动过缓症状,可将心率降至50次/分。如无禁忌证,β-受体阻滞药应作为稳定型心绞痛的初始治疗药物。β₁-受体阻滞药能降低心肌梗死后稳定型心绞痛患者死亡和再梗死的风险。目前可用于治疗心绞痛的β₁-受体阻滞药有多种,给予足够剂量,均能有效预防心绞痛发作。为减少β₂-受体被阻滞后引发的不良反应,更倾向于使用选择性β₁-受体阻滞药(如美托洛尔、比索洛尔及阿替洛尔)。同时具有α-受体和β₁-受体阻滞的非选择性β-受体阻滞药药物,在CSA的治疗中也有效(如阿罗洛尔和拉贝洛尔)。

2. 硝酸酯类药物　为内皮依赖性血管扩张剂,能减少心肌耗氧量,改善心肌灌注,缓解心绞痛症状。硝酸酯类药物会反射性增加交感神经张力,使心率加快,因此常联合负性心率药物如β-受体阻滞药或非二氢吡啶类CCB治疗CSA。联合用药的抗心绞痛作用优于单独用药。舌下含服或喷雾用硝酸甘油仅作为心绞痛发作时缓解症状用药,也可于运动前数分钟使用,以减少或避免心绞痛发作。长效硝酸酯类药物用于降低心绞痛发作的频率和程度,并可能增加运动耐量。长效硝酸酯类药物不适宜治疗心绞痛急性发作,而适宜心绞痛的慢性长期治疗。用药时应注意给予足够的无药间期(通常每日应有6~8小时的间歇期),以减少耐药性的发生。如劳力型心绞痛患者日间服药,夜间宜停药;皮肤敷贴片白天敷贴,晚上除去。

硝酸酯类药物的不良反应包括头痛、面部潮红、心率反射性加快和低血压,上述不良反应以短效硝酸甘油更明显。

3. CCB　早期小规模临床研究,如IMAGE、APSIS、TIBBS和TIBET等比较了β-受体阻滞药与CCB在缓解心绞痛或增加运动耐量方面的疗效,但结果均缺乏一致性。比较两药疗效的荟萃分析显示，在缓解心绞痛症状方面，β-受体阻滞药较CCB更有效，而在改善运动耐量和改善心肌缺血方面，β-受体阻滞药和CCB相当。二氢吡啶类CCB和非二氢吡啶类CCB同样有效，非二氢吡啶类CCB的负性肌力效应较强。CCB通过改善冠状动脉血流和减少心肌耗氧量发挥缓解心绞痛的作用，对变异性心绞痛或以CAS为主的心绞痛，CCB是一线治疗药物。地尔硫䓬和维拉帕米能减慢房室传导，常用于伴有心房颤动或心房扑动的心绞痛患者，这两种药物不宜用于已有严重心动过缓、高度房室传导阻滞和病态窦房结综合征的患者。

CCB常见不良反应包括外周水肿、便秘、心悸、面部潮红，低血压也时有发生，其他不良反应还包括头痛、头晕、虚弱无力等。

4. 其他治疗药物 ①改善代谢性药物：曲美他嗪通过调节心肌能源底物，抑制脂肪酸氧化，优化心肌能量代谢，改善心肌缺血及左心功能，缓解心绞痛，可与β-受体阻滞药等抗心肌缺血药物联用。常用剂量为60mg/d，分3次口服；②尼可地尔：具有独特的双重药理机制，既能特异性开放冠状动脉血管平滑肌的钾通道，改善微血管功能，又具有类硝酸酯类作用，扩张冠状动脉，对稳定型心绞痛和其他各型心绞痛均有明显疗效。临床试验证明，一次口服尼可地尔可延长心绞痛患者运动至心绞痛发作和心电图ST段下降至1mm的时间，且用药剂量与延迟缺血的时间呈正相关，疗效可维持6小时左右。控制心绞痛发作的有效率达90%左右。常用剂量为5mg/d，分3次口服。

二、预防心肌梗死、改善预后的药物

1. 阿司匹林 通过抑制环氧化酶（COX）和血栓烷A_2（TXA_2）的合成达到抗血小板聚集的作用，所有患者如无用药禁忌证均应长期服用。阿司匹林的最佳剂量范围为75～150mg/d（常用剂量为100mg/d），其主要不良反应为胃肠道出血或对阿司匹林过敏。不能耐受阿司匹林的患者可改用氯吡格雷作为替代治疗。

2. 氯吡格雷 为P2Y12受体抑制药，通过选择性不可逆地抑制血小板二磷酸腺苷（ADP）受体而阻断ADP依赖激活的血小板膜糖蛋白（GP）Ⅱb/Ⅲa复合物，有效减少ADP介导的血小板激活和聚集。主要用于冠状动脉支架置入后及阿司匹林禁忌患者。该药起效快，顿服600mg后2～6小时即能达到有效血药浓度，顿服300mg后6～24小时达到有效血药浓度。常用维持剂量为75mg，每日1次口服。

3. 替格瑞洛 为新型P2Y12受体抑制药，该药不需经肝脏代谢，直接作用于血小板ADP受体起效。主要用于支架置入术后、有氯吡格雷禁忌证或氯吡格雷抵抗的患者。既往有脑出血病史的患者禁用。

4. β-受体阻滞药 研究显示，心肌梗死后患者长期接受β-受体阻滞药二级预防治疗，可降低相对死亡率24%。具有内在拟交感活性的β-受体阻滞药（如普萘洛尔）心脏保护作用较差，不宜选用。

5. 他汀类药物 他汀类药物能有效降低TC和LDL-C水平，并因此减少心血管事件。他汀类药物治疗还有延缓斑块进展、稳定斑块和抗感染等有益作用。应用他汀类药物时，应严密监测转氨酶及肌酸激酶等生化指标，及时发现药物可能引起的肝脏损害和肌病。采用强化降脂治疗时，更应注意监测药物的安全性。

6. ACEI 或 ARB　HOPE 研究结果显示,雷米普利能使无心力衰竭的高危心血管疾病患者的主要终点事件(心血管死亡、心肌梗死和卒中)相对危险性降低 22%。EUROPA 研究结果显示,培哚普利能使无心力衰竭的稳定型心绞痛患者的主要终点事件(心血管死亡、非致死性心肌梗死及成功复苏的心搏骤停的联合发生率)的相对危险性降低 20%。

第三节　肥胖并发冠心病的中医诊疗

一、宽胸理气、益气养心

中医多用黄芪、平盖灵芝、薤白等配伍,效果明显。黄芪性甘,微温,具有补气升阳、益卫固表、利水退肿之功效。平盖灵芝是药食同源的一种真菌,具有广泛的药理作用,主要有强心、抗心肌缺氧、调节血脂和降糖的作用;在动物实验中有抑制实验性动脉粥样硬化斑块形成的作用。薤白提取物对实验性动脉粥样硬化有预防作用和抗血小板聚集作用,主治胸痹心痛彻背、胸脘痞闷。

二、活血化瘀、通络止痛

中医多用紫荆皮、三七粉和水蛭。紫荆皮为木兰科植物南五味子的根皮或豆科植物紫荆的树皮,有活血理气、祛风通络、止痛之功效,用于治风寒湿痹,血瘀疼痛等。三七除了可以散瘀止血、消肿定痛外,还有生血、补血之功效。水蛭为水蛭科动物蚂蟥,主要含水蛭素,具有破血逐瘀功效,其药理上有抗凝血作用,这也是治疗冠心病的用药特色之一。

三、调养肠胃

冠心病对患者的肠胃功能有很大影响,因此,我在临床实践中特别注意患者肠胃功能的恢复。所用中药主要有太子参、三棱、莪术和肉桂、焦山楂。太子参性平、味甘、微苦、有补气生津的作用,当冠心病患者因久病、体弱而出现饮食减少、乏力、自汗等症状时,太子参有很好的恢复作用。太子参补气生津作用虽然比人参、党参、西洋参要差,但其药性十分平稳,适合慢性患者长期大量服用。三棱性苦、平,有破血化瘀、行气止痛之功效,可用于食积脘腹胀痛;莪术性温,味苦、辛、用于饮食积滞;官桂性温,味辛、甘、有温中祛寒之功效。太子参配伍三棱、莪术、官桂、焦山楂可以恢复冠心病患者的肠胃功能,促进患者康复。

第四节　肥胖并发冠心病的生活方式干预

冠心病患者膳食中的总热量要控制,尤其对超重及肥胖者要严格限制:食用低脂肪、低胆固醇、低钠饮食,特别应避免食用动物性脂肪及动物内脏、蛋黄、虾蟹、墨鱼等含高胆固醇的食物。宜多食水果、蔬菜、豆类及豆制品,保证有足够的蛋白质及维生素、纤维素摄入。冠心病患者进餐不宜过饱,以减轻心脏负担,防止突发心绞痛或心肌梗死等。

一、饮食疗法主要措施

为达到治疗目的,可以用食疗进行配合。饮食疗法的主要措施如下。

1. **降低摄入热量** 保持饮食中的热能平衡,对维持机体的正常代谢具有非常重要的意义,摄入热量过多和(或)消耗减少可致肥胖、高脂血症,甚至可影响机体的糖类代谢、血压调节和凝血机制等。因此,对于缺血性心脏病患者,特别是伴有超重和(或)肥胖者宜有效地控制膳食中的总热量,以有利于维持理想体重和改善脂质代谢等。在具体执行过程中,应依据患者的体重、年龄、性别和工作性质等因素制定热量供应标准。

2. **低盐低钠饮食** 缺血性心脏病患者采用低盐低钠饮食可以降低,已经升高的血压,或有利于维持正常的血压水平。一般应将摄入的食盐量限制在 3 ~ 5g/d,以真正起到预防和治疗高血压病的作用。

3. **合理选择食品** 缺血性心脏病患者的热能供应主要来源于糖类,且应以谷类为主,少用单糖或双糖等精制糖类,因后者在体内可转化为三酰甘油等。对于那些含有大量胆固醇和饱和脂肪酸的食物,如动物内脏、蛋黄、猪油、奶油和肥肉等,亦应限制其摄入。

4. **限制脂质摄入** 限制缺血性心脏病患者的脂质摄入主要包括降低食谱中脂肪含量,后者所供热量应控制在占总热量的 20% ~ 25%,特别应避免进食过多的饱和脂肪酸,同时还应减少胆固醇的摄入和增加不饱和脂肪酸的摄入等。

5. **增加纤维含量** 高纤维膳食(增加饮食中的纤维含量)可以增进胃肠蠕动,减少脂质吸收,因而有利于保持患者的大便通畅和改善其脂质代谢,缺血性心脏病患者的纤维摄入量以 30 ~ 40g/d 为宜(急性心肌梗死早期除外)。

6. **力求营养丰富** 对缺血性心脏病患者进行饮食治疗时,除了必须限制脂肪的摄入外,在蛋白质、各类维生素和无机盐的供应方面一定要丰富,以避免因长期的饮食治疗导致营养不良。

7. **纠正不良习惯** 应提倡缺血性心脏病患者戒烟、限酒;力求饮食有节,切忌暴饮暴食,特别是晚餐不宜过饱。

二、饮食疗法常用方法

冠心病患者应多吃含镁、铬、锌、钙、硒、碘元素的食品,含镁丰富的食品如小米、玉米、豆类及豆制品、枸杞、桂圆等,可影响血脂代谢和血栓形成,促进纤维蛋白溶解,防止血小板凝聚。微量铬可预防动脉粥样硬化的形成,降低胆固醇,含铬丰富的食品有酵母、牛肉、全谷类、红糖等。含锌较多的食品如肉、牡蛎、蛋、奶等,可影响血清胆固醇的含量。含钙丰富的食品可预防高血压及高脂膳食引起的高胆固醇血症,这类食物有奶类、豆制品、虾皮等。含硒较多的食物如牡蛎、鲜贝、海虾等,能抗动脉粥样硬化、降低血浆黏度,增加冠脉血流量,减少心肌的损伤程度。碘能降低胆固醇在血管壁上的沉着,减缓或阻止动脉粥样硬化的发展。还应食用洋葱、大蒜、紫花、木耳、海带、香菇、紫菜等具有抑制血小板的聚集,降低血浆浓度作用的食物。

适量饮茶也可防治冠心病,因茶叶具抗凝血和促进纤维蛋白溶解的作用,茶多酚可改善微血管壁的渗透性,有效地增强心肌和血管壁的弹性和抵抗力,减轻动脉粥样硬化的程度。另外应增加水果蔬菜的摄入,以增加膳食纤维和维生素的摄入。水果蔬菜中含丰富的膳食纤维和维生素,其中可溶性纤维素具有降血脂和保护血管的作用,能吸附胆固醇,阻止胆固醇被人体吸收,并能促进胆酸从粪便中排出。

维生素 C、维生素 E、维生素 A 也能保护心血管,如维生素 C 能促进胆固醇生成胆酸,从而有降低血胆固醇作用,改善冠状循环,保护血管壁,猕猴桃、柑橘、柠檬和紫皮茄子里就含有丰富维生素 C;维生素 E 具有抗氧化作用,能阻止不饱和脂肪酸过氧化,保护心肌并改善心肌缺氧,预防血栓发生。多吃富含不饱和脂肪酸的食油,如豆油、菜籽油、芝麻油、花生油、米糠油等,可降低胆固醇及三酰甘油水平,这些油具有保护心脏和预防动脉粥样硬化的作用,可作为机体脂类的主要来源及烹调食物的主要用油。

另外,可以作饮食治疗的中药材及蔬菜有人参、西洋参、党参、麦门冬、何首乌、冬虫夏草、女贞子、黄精、杜仲、当归、川芎、丹参、三七、佛手、粉葛、银耳、木耳、山楂、白果、海藻、昆布、紫菜、芹菜、生菜等。可将这些中药材与食物一起制作成可口的食品以供食用。

第二十一章 肥胖症与脑卒中

第一节 疾病概述

一、概述

脑卒中也称为急性脑血管疾病,根据性质可以分为缺血性卒中和出血性卒中,致残率和致死率均很高,严重影响患者的生活质量和心理健康,给患者家庭和社会均带来沉重的负担。在低收入和中等收入国家,脑卒中是获得性致残的第一大原因和引起痴呆的第二大原因,也是仅次于心肌梗死和癌症的第三大死亡原因。既往研究表明,急性脑血管疾病的危险因素包括吸烟、酗酒、高盐高脂饮食、高血压病、高脂血症、糖尿病、高同型半胱氨酸血症、高尿酸血症、心脏病、颈动脉硬化、睡眠呼吸暂停低通气综合征和肥胖症等。控制可控因素是临床上预防急性脑血管病的主要措施。肥胖症作为可控因素之一,患病人数却在不断增加。目前,美国超重人群占比为 65.7%,其中 15%~30% 为肥胖症,中国超重人群占比为 17.6%,肥胖症患病人数占比为 5.6%,且随着生活水平的提高,肥胖症患病人数仍在不断上升。由于肥胖症引发脑卒中的归因危险度为 12%~20%,因此,控制肥胖症对降低脑血管病的发病率意义重大。

二、肥胖症与脑血管疾病的关系

肥胖增加高血压、糖尿病、高脂血症等脑梗死的危险因素,从而导致脑卒中的发病率、死亡率的增高。

肥胖症是缺血性脑卒中或短新性脑缺血发作较强的预测因子,引发脑卒中的可能机制有:①肥胖症患者的脂肪和热量摄入过多,叶酸、维生素 B_6 和维生素 B_{12} 摄入过少,这可以导致同型半胱氨酸水平升高,而高同型半胱氨酸血症是心肌和脑梗死发生的危险因素;②脑卒中是基因和环境共同作用的结果,肥胖症也与基因和环境有关,故两者在诱发因素上可能存在关联;③脂肪组织分泌的促炎因子能使肥胖症患者处于慢性轻度炎症状态,可引发氧化应激,胰岛素抵抗,血糖升高,低密度脂蛋白胆固醇、总胆固醇和三酰甘油水平的增高以及高密度脂蛋白胆固醇水平的降低等,这些代谢紊乱可使血管内皮细胞功能紊乱,促使动脉粥样硬化和心脑血管事件的发生;④瘦素是由脂肪组织分泌的脂肪因子,主要用于调节体质量和能量代谢平衡;⑤伴有超重或肥胖症的脑卒中患者常被发现其病侧和健侧大脑中动脉平均血流速下降,颈动脉中层厚度增加,并伴有重度颈动脉硬化狭窄征象;⑥肥胖症患者容易发生睡眠呼吸暂停低通气综合征,它也是脑卒中发生的危险因素之一。

第二节　肥胖症与脑卒中的西医诊疗

一、短暂性缺血发作的治疗原则

1.危险因素的干预

(1)进行抗高血压治疗,在参考高龄、基础血压、平时用药、可耐受性的情况下,降压目标一般应该达到≤140/90mmHg,理想应达到≤130/80mmHg。糖尿病合并高血压患者应严格控制血压在130/80mmHg以下。

(2)糖尿病血糖控制的靶目标为HbA1c<6.5%,但对于高危2型糖尿病患者血糖过低可能带来危害(增加死亡率)。

(3)胆固醇水平升高者,应该进行生活方式的干预及药物治疗。药物建议使用他汀类药物,目标LDL－C水平降至2.59mmol/L(100mg/dl)以下或使LDL－C下降幅度达到30%~40%。对于伴有多种危险因素(伴有冠心病/糖尿病/代谢综合征/脑动脉粥样硬化病变但无确切的易损斑块或动脉源性栓塞证据/外周动脉疾病之一者)的患者,如果LDL－C>1.8mmol/L(70mg/dl),应将LDL－C降至1.8mmol/L(70mg/dl)以下或使LDL－C下降幅度≥50%。对于有颅内外大动脉粥样硬化性易损斑块或动脉源性栓塞证据的缺血性卒中/TIA患者,推荐尽早启动强化他汀类治疗,建议目标LDL－C<1.8mmol/L(70mg/dl)或使LDL－C下降幅度≥50%。

(4)合理治疗冠状动脉粥样硬化性心脏病、心律失常、心力衰竭和瓣膜病。

(5)停止吸烟,启动戒烟计划。

(6)禁止过度饮酒,启动戒酒计划。

(7)建议进行体育锻炼,每次30~60分钟,每周>3~4次。

2.药物治疗

(1)抗血小板药物治疗:预防动脉粥样硬化所致的TIA进一步发展为脑卒中。常用药物:阿司匹林、氯吡格雷、噻氯匹定及阿司匹林和缓释双嘧达莫合剂联合应用。首选药物有氯吡格雷(75mg/d)或阿司匹林(50~325mg/d)。

(2)抗凝治疗:患有持续性或阵发性心房颤动(瓣膜的或非瓣膜的)的患者,当发生TIA时,建议长期口服抗凝药物(Ⅰ级)。建议将这些患者的INR目标值控制到2.5(范围为2.0~3.0)。对于存在口服抗凝药物禁忌证的患者,建议其使用阿司匹林。

(3)扩容治疗:适用于大动脉低动力型TIA。祛除病因,改善脑血流。

3.手术治疗 对于中重度颅内外动脉狭窄(≥50%)的TIA患者,临床上可采用颈动脉内膜剥离术、球囊扩张或支架成形术等,长期疗效有待进一步的临床验证。

4.病因治疗。

二、脑梗死急性期治疗原则

1. 一般治疗

(1)调整血压:准备溶栓者,血压应控制在 180/100mmHg 以下。不建议急性卒中后常规降压,当血压过高(>220/120mmHg)或伴有严重心脏功能衰竭、主动脉夹层或高血压脑病的患者,谨慎降压,反复测量,避免快速降压。

(2)控制血糖:血清葡萄糖 >180mg/dl(>10mmol/L)时点滴胰岛素治疗。出现低血糖[<60mg/dl(<3.3mmol/L)]时,应用静脉葡萄糖或 10% ~20% 葡萄糖输注。

(3)控制体温:出现发热时(体温 >37.5℃),可应用对乙酰氨基酚并积极寻找合并感染。中枢性高热的患者,则应以物理降温为主(冰毯、冰帽或酒精擦浴)。

(4)吸氧:当氧饱和度低于 92% 时给予吸氧。

(5)营养支持:应对每位患者进行吞咽评价,口服饮食补充剂仅用于营养不良的无吞咽障碍的卒中患者,有吞咽障碍的卒中患者早期开始鼻饲(48 小时内)。

2. 脑梗死的特殊治疗

(1)溶栓治疗:对于早期的缺血性卒中患者,如果符合下列条件,可以考虑溶栓治疗:①神经系统体征没有自发性缓解或持续存在超过 1 小时;②神经系统体征不是轻微和孤立的;③慎用于严重缺损患者和明显的意识障碍;④卒中症状不应提示蛛网膜下腔出血;⑤在开始治疗之前症状发生≤4.5 小时;⑥无出血倾向;⑦血糖浓度≥50mg/dl(2.7mmol/L);⑧神经功能缺损不是由于痫性发作遗留者;⑨CT 不提示多脑叶梗死(低密度范围 >1/3 大脑半球);⑩年龄 18 ~80 岁;⑪患者或家属理解治疗的潜在风险和利益。溶栓治疗推荐采用静脉应用重组组织型纤溶酶原激活药(recombinant tissue plasminogen activator, rt - PA)。溶栓治疗后首个 24 小时内,血压应 <180/105mmHg;rt - PA 给药后 24 小时内禁用抗血小板药、抗凝药等。由于出血的不良反应,不推荐静脉应用链激酶溶栓治疗。静脉应用尿激酶及一些新型溶栓药的效果目前尚缺乏有力的证明。动脉溶栓可以减少剂量,出血并发症较少,但必须在 DSA 监测下进行。对于时间超过 3 小时而在 6 小时内的,或者静脉溶栓出血风险较高的(如近期手术),可以考虑动脉溶栓。

(2)抗血小板聚集治疗:不能进行溶栓治疗者,在排除脑出血性疾病的前提下,应尽快给予阿司匹林(150 ~300mg/d)。急性期后改为预防剂量的阿司匹林(50 ~150mg/d)。

(3)抗凝治疗:虽然理论上有阻止血栓进一步发展的作用,但是由于其出血不良反应,不建议急性缺血性卒中患者早期应用普通肝素(UFH)、低分子量肝素或类肝素进行抗凝治疗。

(4)降纤治疗:对不适合溶栓并经过严格筛选的脑梗死患者,特别是高纤维蛋白血症者可选用降纤治疗。

(5)神经保护药:所有神经保护药均处于实验阶段,目前尚无一个独立的神经保护药表明影响卒中的预后。可考虑的用药为胞磷胆碱、钙拮抗药、银杏制剂等。

(6)扩容治疗:卒中后继发于低血容量或伴随神经功能恶化出现的低血压,应用扩容药物治疗。

第三节 肥胖症与脑卒中的中医诊疗

脑卒中归属中医"中风"范畴。中风为本虚标实、上盛下虚之证,急性期虽有本虚,但标实更为突出,应以急则治其标为原则,分别投以平肝息风、清热涤痰、化痰通腑、活血通络、醒神开窍等法;脱证则应治本为先,急需益气回阳、扶正固脱;至于内闭外脱,又当醒神开窍、扶正固本兼用。恢复期及后遗症期,多为虚实夹杂,邪实未清,而正虚已现,治宜扶正祛邪,常用育阴息风,益气活血等法,并当配合针灸、按摩及其他康复法治疗。

一、中经络

1.肝阳暴亢

(1)症候:半身不遂,肢体强痉,口舌㖞斜,言语不利。眩晕头胀痛,面红目赤,心烦易怒,口苦咽干,便秘尿黄,舌质红或绛,苔黄或黄燥,脉弦或弦数。

(2)治法:平肝息风潜阳。

(3)方剂:天麻钩藤饮。

(4)方解:方中天麻、钩藤平肝息风;生石决明镇肝潜阳;川牛膝引血下行;黄芩、山栀子清肝泻火;杜仲、桑寄生补益肝肾;茯苓、夜交藤养血安神;益母草活血利水。全方共奏平肝潜阳,滋补肝肾之功。肝火偏盛者加龙胆草、夏枯草以清泻肝火;若舌绛苔燥,口干,五心烦热者属热盛伤津,可酌加女贞子、何首乌、生地黄、山萸肉以滋阴柔肝;心中烦热甚者加生石膏、龙齿以清热安神;痰多、言语不利较重者为痰阻清窍,可加胆南星、竹沥、石菖蒲等以清热化痰;若舌苔黄燥,大便秘结不通,腹胀满者,为热盛腑实,宜加大黄、芒硝、枳实等以通腑泄热。

2.风痰阻络

(1)症候:半身不遂,肢体拘急,口舌㖞斜,言语不利,肢体麻木,头晕目眩,舌质暗红,苔白腻,脉弦滑。

(2)治法:化痰息风通络。

(3)方剂:化痰通络汤。

(4)方药:方中半夏、茯苓、白术健脾燥湿;胆南星、天竺黄清热化痰;天麻平肝息风;香附疏肝理气;丹参活血化瘀;大黄通腑泄泻。全方合而有化痰息风通络之功。若眩晕甚者,可酌加全蝎、钩藤、菊花以平肝息风;若瘀血明显者,可加桃仁、红花、赤芍以活血化瘀;若烦躁不安,舌苔黄腻,脉滑数者,可加黄芩、栀子以清热泻火。

3.痰热腑实

(1)症候:半身不遂,肢体强痉,言语不利,口舌㖞斜,腹胀便秘,头晕目眩,口黏痰多,午后面红烦热,舌质红,苔黄腻或黄燥,脉弦滑大。

(2)治法:通腑泄热化痰。

(3)方剂:星蒌承气汤。

(4)方解:方中瓜蒌、胆南星清热化痰;生大黄、芒硝荡涤肠胃、通腑泄热。本方使用大黄、芒硝剂量应视病情及体质而定,以大便通泄、痰热积滞涤除为度,适时减量或停药,以免过量伤正。腑气通后,应治以清热化痰、活血通络。午后热甚者加黄芩、石膏、栀子;痰盛者可加竹沥、天竺黄、川贝母;兼见头晕头痛,目眩耳鸣者为热动肝风之象,可加天麻、钩藤、菊花、珍珠母、石决明以平肝息风潜阳;若口干舌燥,苔燥或少苔,便秘者为热盛伤津,可加生地黄、玄参、麦冬以滋阴液。

4.气虚血瘀

(1)症候:半身不遂,肢体瘫软,言语不利,口舌㖞斜,面色白,气短乏力,偏身麻木、心悸自汗,舌质暗淡,或有瘀斑,苔薄白或白腻,脉细缓或细涩。

(2)治法:益气活血通络。

(3)方剂:补阳还五汤。

(4)方解:方中重用黄芪补气;桃仁、红花、川芎、归尾、赤芍、地龙等养血活血化瘀。本方亦适用于中风恢复期及后遗症期的治疗。气虚明显者加党参或人参;口角流涎,言语不利者加石菖蒲、远志以化痰宣窍;心悸,喘息,失眠者为心气不足,加炙甘草、桂枝、酸枣仁、龙眼肉以温经通阳、养心安神;小便频数或失禁者,为气虚不摄,加桑螵蛸、金樱子、益智仁以温肾固摄;肢软无力,麻木者可加桑寄生、杜仲、牛膝、鸡血藤以补肝肾,强筋骨。

5.阴虚风动

(1)症候:半身不遂,口舌㖞斜,言语不利,手足心热,肢体麻木,五心烦热,失眠,眩晕耳鸣,舌质红或暗红,苔少或光剥无苔,脉弦细或弦细数。

(2)治法:滋阴潜阳,镇肝息风。

(3)方剂:镇肝息风汤。

(4)方解:方中龙骨、牡蛎、代赭石镇肝潜阳;白芍、天冬、玄参、龟板滋阴潜阳;重用牛膝并辅以川楝子以引血下行,折其亢盛之风阳;茵陈、麦芽清肝舒郁;甘草调和诸药。合而有镇肝息风、滋阴潜阳之功。潮热盗汗、五心烦热者加黄柏、知母、地骨皮以清相火;腰膝酸软者加女贞子、旱莲草、枸杞子、杜仲、何首乌等以补益肝肾;兼痰热者加天竺黄、瓜蒌、胆南星以清热化痰;心烦失眠者可加珍珠母、夜交藤以镇心安神。

二、中脏腑

1.闭证

(1)风火闭窍

1)症候:突然昏仆,不省人事,半身不遂,肢体强痉,口舌㖞斜。两目斜视或直视,面红目赤。口噤、项强,两手握固拘急,甚则抽搐。舌象:舌质红或绛,苔黄燥或焦黑。脉象:弦数。

分析:此属阳闭。患者素体肝旺,加之暴怒伤肝,或烦劳过度,肝阳暴张,阳化风动,气血逆乱,直冲犯脑,清窍闭塞,故见突然昏仆不知,半身不遂,面红目赤,口舌㖞斜;内风扰动,故两目直视或斜视;肝主筋,风火相煽,则筋脉拘急,肢强口噤,两手握固,甚者可见抽搐;舌质红绛,苔黄燥,脉弦数为里热之象,邪热炽盛伤津,则可见舌苔焦黑。

2)治法:清热息风,醒神开窍。

3)方解:天麻钩藤饮配合紫雪丹或安宫牛黄丸鼻饲。天麻钩藤饮平肝息风潜阳,紫雪丹、安宫牛黄丸清热凉血、解毒开窍。合而有清热息风、醒神开窍之功。肝火盛者加龙胆草、黄连、夏枯草以清肝泻火;抽搐者加僵蚕、全蝎、蜈蚣以息风止痉;挟痰热者加竹沥、天竺黄、石菖蒲以清热涤痰,热甚迫血妄行,症见鼻衄、呕血者加生地黄、丹皮、大黄、水牛角以清热凉血止血;腹胀便秘者合大承气汤以通腑泄热。

（2）痰火闭窍

1）症候:突然昏仆,不省人事,半身不遂,肢体强痉拘急,口舌喎斜,鼻鼾痰鸣,面红目赤,或见抽搐,两目直视,项背身热,躁扰不宁,大便秘结,舌质红或红绛,苔黄腻或黄厚干,脉滑数有力。

2）治法:清热涤痰,醒神开窍。

3）方剂:羚羊角汤配合至宝丹或安宫牛黄丸鼻饲。

4）方解:方中羚羊角为主药,配合菊花、夏枯草、蝉衣以清肝息风;石决明、龟板、白芍滋阴潜阳;生地黄、丹皮清热凉血;白芍敛阴柔肝;柴胡、薄荷舒肝解郁。至宝丹、安宫牛黄丸有辛凉开窍醒脑之效。合而有清热息风,育阴潜阳,开窍醒神之功。痰热盛者加鲜竹沥汁、胆南星、猴枣散以清热化痰;火盛者加黄芩、山栀子、石膏以清热泻火;烦扰不宁者加石菖蒲、郁金、远志、珍珠母以化痰开窍、镇心安神;大便秘结,口臭,腹胀满,日晡潮热者合大承气汤以通腑泄热。

（3）痰湿蒙窍

1）症候:突然昏仆,不省人事,半身不遂,肢体松懈,口舌喎斜,痰涎涌盛,面白唇暗,四肢不温,甚则逆冷,舌质暗淡,苔白腻,脉沉滑或缓。

2）治法:燥湿化痰,醒神开窍。

3）方剂:涤痰汤配合苏合香丸鼻饲。

4）方解:方中半夏、橘红、茯苓、竹茹化痰燥湿;胆南星、菖蒲豁痰开窍;枳实降气和中消痰;人参、茯苓、甘草健脾益气,杜绝生痰之源。苏合香丸则有辛香解郁开窍之功。合而有燥湿化痰,醒神开窍之效。舌暗瘀斑,脉涩者加桃仁、红花、丹参以活血化瘀;四肢厥冷者加制附子、桂枝、细辛以温阳散寒。

2.脱证

（1）元气衰败

1）症候:突然昏仆,不省人事,汗出如珠,目合口张,肢体瘫软,手撒肢厥,气息微弱,面色苍白,瞳神散大,二便失禁,舌质淡紫,或舌体卷缩,苔白腻,脉微欲绝。

2）治法:益气回阳,扶正固脱。

3）方剂:参附汤。

4）方解:方中人参大补元气,制附子温壮元阳,两者合用有益气、回阳、固脱之功。汗出不止者加黄芪、锻龙骨、锻牡蛎、五味子以敛汗固脱;兼有瘀滞者,加丹参、赤芍;真阴不足,阴不敛阳致虚阳外越,或上证使用参附汤后见面赤足冷,虚烦不安,脉极虚弱或突现脉大无根者,是阳气稍复而真阴不足,此为阴虚阳脱之证,当以地黄饮子以填补真阴、温壮肾阳。

（2）后遗症——半身不遂

1）症候:偏身瘫软不用,伴肢体麻木,甚则感觉完全丧失,口舌喎斜,少气懒言,纳差,自汗,面色萎黄,或偏侧肢体强痉而屈伸不利,或见患侧肢体水肿,舌质淡紫或紫暗,或有瘀斑,苔薄白或白腻,脉弦涩或脉细无力。

2)治法:益气活血,化瘀通络。

3)方剂:补阳还五汤。

4)方解:方中重用黄芪以补气,配归尾、赤芍、桃仁、红花、川芎、地龙等养血活血、化瘀通络。诸药合用有益气活血、化瘀通络之功。若口舌喎斜明显,加白附子、全蝎、僵蚕以怯风通络;患侧肢体水肿者,可加茯苓、泽泻、防己等淡渗利湿;上肢偏废甚者,加桂枝、桑枝以通络;若下肢瘫软无力甚,兼见筋脉拘急,腰膝疲软,步履不坚者,为肝肾亏虚,可加桑寄生、川牛膝、川续断、鹿筋、杜仲等补益肝肾;若患侧肢体强痉拘挛、屈伸不利、兼见头晕头痛,目赤耳鸣,舌质红绛,苔薄黄,脉弦者,为肝阳上亢,当用镇肝息风汤加减以平肝潜阳,息风通络。

5)针灸:治以疏通经脉,调和气血。以大肠、胃经俞穴为主,以膀胱、胆经俞穴为辅。常取穴位有肩髃、曲池、合谷、外关、内关、环跳、阳陵泉、足三里、三阴交、解溪、昆仑等,多采用补法或平补平泻法。

6)推拿:常用手法有推、按、捻、搓、拿、擦等,以患侧颜面部、背部、肢体为重点,常取穴有风池、肩井、天宗、肩髃、曲池、手三里、合谷、环跳、阳陵泉、委中、承山等。

(3)后遗症——言语不利

1)症候:言语謇涩或失语,舌强,口舌喎斜,口角流涎,偏身麻木,半身不遂,舌质暗,苔腻,脉滑。

2)治法:祛风化痰,宣窍通络。

3)方剂:解语丹。

4)方解:方中天麻、白附子、南星祛风化痰;全蝎、羌活搜风通络;远志、石菖蒲、木香行气化痰宣窍;可加丹参、红花、鸡血藤等活血通络。若言语不利兼见心悸气短,腰膝疲软,潮热盗汗者,为肾虚精气不能上承,可用地黄饮子加减。

5)针灸:治以祛风豁痰,通窍活络。常取穴位有内关、通里、廉泉、三阴交、哑门、风府、金津玉液等。

第二十二章 肥胖症与多囊卵巢综合征

第一节 疾病概述

一、概述

多囊卵巢综合征(polycystic ovarian syndrome,PCOS),又称 Stein – Leventhal 综合征,是一种发病多因性和临床表现多态性的综合征,临床特征是雄激素过多和持续无排卵。其主要以胰岛素抵抗(IR)、雄激素过多及持续性无排卵为主要特征,是育龄期妇女月经紊乱最常见的原因。

病因尚未阐明,目前研究主要认为与遗传、精神、体质和环境因素有关。PCOS 在育龄妇女中的发病率为 5% ~10% ,占无排卵性不孕的 50% ~70% ,而且近几年随着生活、学习、工作压力的加重,PCOS 的发病率升高,尤其肥胖型 PCOS 患者的发病率逐年升高。

PCOS 的患病率因其诊断标准、种族、地区、调查对象等的不同而不同,高发年龄段为 20~35 岁。

近年来临床上大量的病例发现肥胖与 PCOS 有着密不可分的关系,肥胖不仅是 PCOS 的一种症状,更能影响 PCOS 的进展及预后,两者相互影响。

二、肥胖症与多囊卵巢综合征的关系

肥胖是 PCOS 最常见的一种症状,有研究表明 PCOS 患者肥胖的发生率为 30% ~45% ,而 PCOS 又多见于超质量和肥胖的女性,有研究表明肥胖育龄妇女 PCOS 发病率为 28.3% ,而非肥胖的同城育龄妇女 PCOS 发生率只有 5.5。肥胖患者大多有 IR 的现象存在,而 IR 也是 PCOS 患者常见的一种现象,又会导致雄激素分泌过多,进而月经推迟甚至闭经,导致不孕,促进 PCOS 的发生。而 PCOS 患者由于雄激素水平升高抑制了性激素结合球蛋白(SHBG)的合成,故游离睾酮(FT)和雌二醇(E2)增加,促使脂肪细胞生长。其中雄激素还有抑制。肾上腺素能受体的作用,能抵抗脂肪分解,导致脂肪积聚而肥胖。因此,肥胖与 PCOS 的生理机制关系密切,两者之间有很大的相关性。

临床上肥胖型 PCOS 较多见,典型特征主要为 IR、高雄激素血症、排卵功能障碍、多囊卵巢及肥胖,而肥胖型 PCOS 患者的脂肪多分布于腹部,主要以腹型肥胖为主,近来的临床研究也显示 PCOS 患者有明显更高的腹部脂肪及血清胰岛素水平,更加说明肥胖与 P-COS 的关系密切。

第二节　肥胖并发多囊卵巢综合征的诊断

一、临床表现

1. 月经异常及排卵异常　月经异常可表现为周期不规律(即初潮2年后仍不能建立规律月经)、月经稀发(即周期≥35天)、量少或闭经(停经时间超过3个以往月经周期或≥6个月),还有一些不可预测的出血。排卵异常表现为稀发排卵(每年≥3个月不排卵者)或无排卵。

2. 高雄激素的临床表现

(1)多毛:上唇、下颌、胸背部(包括乳晕)、下腹部(包括脐周及脐中线)、大腿内侧可见较粗的体毛,阴毛呈男性型分布,mFG评分中国人群大于4分,即提示多毛。

(2)痤疮:25%~35% PCOS患者伴有痤疮,而83%女性严重痤疮患者是PCOS。伴有高雄激素表现的痤疮多见于青春期后痤疮,皮损表现为粉刺、丘疹、脓疱和结节,好发于面部中下1/3处,常伴有明显皮脂溢出和月经前期加重,对常规治疗抵抗。临床常用Pillsburg四级改良分级法将痤疮严重程度分为Ⅰ~Ⅳ级。

(3)脱发:常表现雄激素源性脱发,头发从前额两侧开始变纤细而稀疏,逐渐向头顶延伸,但前额发际线不后移。

(4)男性化体征:声音低沉,喉结突出,女性第二性征逐渐减退与消失,如乳房变小、阴蒂增大。

二、诊断标准

1. 育龄期PCOS的诊断　根据2011年中国PCOS的诊断标准,符合以下条件:疑似PCOS:月经稀发或闭经或不规则子宫出血是诊断的必需条件。另外再符合下列2项中的1项:①高雄激素表现或高雄激素血症;②超声表现为PCO。

标准的评估方法:①月经稀发,月经周期35日至6个月;闭经:继发性闭经(停经时间≥6个月)常见;原发性闭经(16岁尚无月经初潮)少见;不规则子宫出血,月经周期或经量无规律性;②高雄激素表现包括痤疮(复发性痤疮,常位于额、双颊、鼻及下颌等部位)、多毛(上唇、下颌、乳晕周围、下腹正中线等部位出现粗硬毛发);高雄激素血症依据总睾酮的测定,睾酮水平与临床高雄激素症状的程度无相关关系;③PCO诊断标准:一侧或双侧卵巢内直径2~9mm的卵泡数≥12个/卵巢,和(或)卵巢体积≥10ml[卵巢体积按0.5×长径×横径×前后径(cm)计算]。

排除诊断:排除其他类似的疾病是确诊PCOS的条件。部分PCOS患者可伴有催乳素轻度升高,但如果催乳素水平升高明显,应排除垂体催乳素瘤;对稀发排卵或无排卵患者,应测定FSH和雌二醇水平以排除卵巢早衰和中枢性闭经、测定甲状腺功能以排除甲减/甲亢引发的月经紊乱;如高雄激素血症或明显的高雄激素临床表现,应排除非典型性肾上腺皮质增生(NCAH)、皮质醇增多症、分泌雄激素的卵巢肿瘤等。

确诊 PCOS:具备上述疑似 PCOS 诊断条件后还必须逐一排除其他可能引起高雄激素的疾病和引起排卵异常的疾病才能确诊。

2. 青春期 PCOS 的诊断　对于青春期 PCOS 的诊断必须同时符合以下 3 个指标,包括:①初潮后月经稀发持续至少 2 年或闭经;②高雄激素血症或高雄激素的临床表现;③超声下卵巢 PCO 表现或体积增大(>10ml);同时应排除其他疾病。

第三节　肥胖并发多囊卵巢综合征的西医治疗

一、代谢异常干预

适应人群:以代谢异常表型为主的 PCOS 患者。

1. 青春期　合并 IGR 或糖尿病的非肥胖或肥胖 PCOS 患者,如果单纯生活方式干预效果欠佳,推荐加用二甲双胍,最人剂量推荐 1500mg/d,疗程至少 3 个月。对于合并超重或肥胖的 PCOS 患者,经过生活方式干预治疗,体重下降幅度小于基础体重的 5%,建议在二甲双胍基础上联用或改用脂肪酶抑制药(奥利司他)。该药物通过竞争抑制胰腺、胃肠道中脂肪酶的作用,抑制肠道食物中脂肪的分解吸收,减轻体重,小样本的研究提示其还能降低雄激素水平。需注意的是青春期 PCOS 患者减轻体重不宜过快,应循序渐进,以不影响青春期正常发育为原则。

2. 育龄期

(1)合并 IGR:非孕期:不论肥胖或非肥胖的 PCOS 患者推荐诊断成立后即可开始二甲双胍治疗,该药主要通过改善肝脏及外周组织的胰岛素抵抗,抑制肝脏糖异生和糖原分解,增加外周组织对葡萄糖的利用,改善高胰岛素血症。建议小剂量开始,逐渐加量,非肥胖患者推荐 1000 ~ 1500mg/d,肥胖患者推荐 2000 ~ 2500mg/d,餐时或餐后立即服用,疗程至少 3 ~ 6 个月。

(2)肥胖和脂肪肝:在生活方式干预不能有效地控制体重和改善脂肪肝时,应尽早辅助药物治疗。非孕期:推荐二甲双胍治疗,疗程至少 3 ~ 6 个月,体重下降幅度达到原体重的至少 5%,备孕患者建议使用至确诊妊娠。若体重下降幅度小于原体重的 5%,建议联用或改用奥利司他,若生活方式干预和药物均不能有效地控制体重和改善脂肪肝可考虑代谢手术,适用人群包括:BMI > 35kg/m^2 或 BMI > 30kg/m^2 至少有一项或以上合并症。若患者合并脂肪肝伴肝酶升高未超过正常上限的 3 倍,建议仅用改善胰岛素敏感性的药物治疗,若肝酶超过正常上限的 3 倍,建议保护肝脏,改善肝功能。

(3)脂质代谢异常:合并血脂异常的患者,如果生活方式干预无效,可首选他汀类药物,该药物通过选择性抑制 3 - 羟基 - 3 - 甲基戊二酸单酰辅酶 A 还原酶,可以改善血脂紊乱。

(4)心血管疾病风险:降低 PCOS 患者心血管疾病风险是 PCOS 治疗的远期目标。综合管理,减少心血管疾病危险因子,如戒烟、减重或改善腹型肥胖、纠正糖脂代谢紊乱、降低血压、治疗阻塞型睡眠呼吸暂停综合征(OSAS)等极为重要。

二、改善胰岛素抵抗(IR)

IR 是肥胖型 PCOS 最常见症状,近几年用胰岛素增敏剂治疗本病的研究越来越多,二甲双胍是一种胰岛素增敏剂,可以抑制肝脏合成葡萄糖,并增加外周组织对胰岛素的敏感性,通过降低血中胰岛素水平,从而纠正高雄激素状态,改善卵巢排卵功能,提高促排卵疗效。

三、降低雄激素水平

雄激素水平的升高是肥胖型 PCOS 患者临床特征的一种,因此降低雄激素水平是治疗的一种有效手段。首先,口服避孕药是最常见的降低雄激素水平的方法。夏和霞等多年研究表明,口服避孕药可有效降低雄激素水平,进而形成规律的月经周期,改善内分泌失调,更能改善患者多毛、痤疮等症状。其次,炔雌醇环丙孕酮片亦可降低雄激素水平。螺内酯也是降低雄激素水平的一种药物,可用于肥胖型 PCOS 的治疗,螺内酯可破坏睾丸及肾上腺的微粒体细胞色素 P450,从而导致雄激素酶活性下降,它又是一种周围性抗雄激素药物,在靶器官水平竞争性地阻滞二氢睾酮的细胞溶质受体,从而使雄激素水平降低。

四、调整月经周期

适用于青春期、育龄期无生育要求、因排卵障碍引起月经紊乱的 PCOS 患者。

1. 周期性使用孕激素 对于无高雄激素血症及临床高雄激素表现,及无胰岛素抵抗的患者可周期性使用孕激素。药物包括地屈孕酮 10～20mg/d 或黄体酮 100～200mg/d 或醋酸甲羟孕酮 10mg/d,每周期 10～14 日。此方法不影响代谢,不抑制下丘脑－垂体－性腺轴。

2. 短效口服避孕药(OCP) 对于月经量过多或经期延长且有高雄激素血症和(或)高雄激素表现的 PCOS 患者可给予 OCP。OCP 首选达英 35,从月经第 3～5 天开始服用,连续服用 21 日(连续使用不超过 6 个月)。合并重度肥胖、糖脂代谢紊乱的患者,建议联合二甲双胍或胰岛素增敏剂治疗。

3. 雌孕激素序贯疗法 对于有生育要求或雌激素偏低、有围绝经期症状的 PCOS 患者,可给予雌孕激素序贯方法调节月经异常,具体方案参照绝经过渡期和绝经后激素治疗临床应用指南。

五、促排卵

月经紊乱、排卵障碍是肥胖型 PCOS 患者最典型的症状,因此促排卵治疗对于有生育要求的育龄妇女显得尤为重要。

枸橼酸氯米芬胶囊是最早的口服促排卵药物,目前仍是多数无排卵 PCOS 患者促排卵治疗的首选,枸橼酸氯米芬胶囊还可与垂体雌激素受体结合,直接刺激 FSH、LH 的释放,其中枸橼酸氯米芬胶囊诱导排卵成功率为 70%～85%,但妊娠率仅 10%～40%。

来曲唑片是具有高度特异性的非甾体类第三代芳香化酶抑制药,能够可逆地抑制芳香化酶的活性,阻断雄烯二酮及睾酮向雌激素转化,降低雌激素的合成。

近几年的研究表明人绒毛膜促性腺激素(HCG)也可用于促排卵治疗,其主要用于对枸橼酸氯米芬胶囊抵抗的无排卵 PCOS 患者的促排卵治疗,促性腺激素排卵率>80%,妊娠率可达每周期40%。

第四节　肥胖并发多囊卵巢综合征的中医治疗

中医古籍文献并无肥胖型 PCOS 这一病名,当属中医的肥胖、不孕、痰湿范畴,相比现代医学治疗本病带来的不良反应,中医药治疗肥胖型 PCOS 逐渐显现优势。

一、辨证治疗

王必勤等应用清胃健脾法(药物组成:苍术 10g,白术 10g,茯苓 20g,陈皮 10g,石菖蒲 10g,清半夏 10g,胆南星 10g,决明子 10g,生山楂 30g,荷叶 20g,竹茹 12g)治疗肥胖型 PCOS 患者 48 例,治疗 6 个月,记录患者治疗前后临床症状及体质量变化。

周艳艳等应用补肾疏肝化痰法(药物组成:菟丝子 30g,仙茅 10g,补骨脂 15g,肉苁蓉 10g,当归 30g,鸡血藤 30g,柴胡 15g,枳壳 6g,郁金 6g,制苍术 12g,厚朴 6g,昆布 15g,陈皮 10g,半夏 9g,泽兰 15g,石菖蒲 30g,茯苓 30g)治疗肥胖型 PCOS 患者 30 例,治疗 3 个月,观察治疗前后患者体质量、BMI、月经改善情况及瘦素(LP)、T 改善情况。

王轶蓉等应用调经汤(药物组成:熟地黄 20g,山茱萸 15g,茯苓 15g,枸杞子 15g,菟丝子 20g,杜仲 15g,当归 15g,巴戟天 15g,淫羊藿 10g,香附 15g)加减治疗肥胖型 PCOS 78 例,服用 3 个月,观察患者治疗前后症状改善情况。

孔赛等总结王秀霞教授治疗肥胖型 PCOS 经验,王教授主张根据患者所处月经周期中的不同阶段辨证施治,肾虚为主宜补肾,肾虚夹杂血瘀宜在补肾基础上联合活血化瘀,均取得了较好疗效。

二、经验方治疗

魏绍斌教授从肾虚痰湿夹瘀入手,自拟寿胎薏苡汤(药物组成:南沙参、黄芪、菟丝子、桑寄生、续断、薏苡仁、赤小豆、荷叶、葛根、竹叶、覆盆子、白扁豆、鸡血藤),补肾兼化痰祛瘀,治疗肥胖型 PCOS 疗效显著。

包文斐等应用运脾化痰方加减(药物组成:苍术 12g,白术 9g,茯苓 12g,桂枝 9g,甘草 6g,香附 9g,陈皮 6g,泽兰 12g,泽泻 9g)治疗肥胖型 PCOS 30 例,并与对照组应用盐酸二甲双胍片治疗 30 例对照观察。

刘芦屏回应用苍术导痰汤(药物组成:苍术 10g,陈皮 10g,枳实 10g,半夏 10g,鸡内金 15g,牛膝 15g,蚕砂 15g,茯苓 15g,香附 15g,生山楂 30g)加减治疗肥胖型 PCOS 25 例。

熊翡应用丹溪治湿痰方(药物组成:苍术 10g,白术 10g,法半夏 10g,茯苓 15g,制香附 12g,当归 10g,川芎 15g,滑石 10g,覆盆子 10g,菟丝子 10g,生麦芽 30g)加味治疗肥胖型 PCOS 46 例。

三、针灸治疗

施茵等应用针刺治疗肥胖型 PCOS 40 例,将本病分为脾肾阳虚型和痰湿阻滞型 2 型,取腹部任脉、肾经、脾经、胃经穴和背部膀胱经之脏腑背俞穴为主穴,配合胃经水道穴或肾经大赫穴和经外奇穴子宫穴,补益脾肾、化痰祛湿。

王嘉莉等应用针刺联合穴位埋线治疗肥胖型 PCOS 30 例,取梁门(双侧)、天枢(双侧)、带脉(双侧)、归来(双侧)、血海(双侧)、三阴交(双侧)为主穴,加阴陵泉治疗脾虚湿盛型,加曲池、支沟、内庭治疗胃肠实热型,加太冲治疗肝郁气滞型,加复溜治疗肾阳虚型,加太溪治疗阴虚内热型,症状改善明显。

赖毛华等应用腹针(取穴中脘、下脘、气海等)治疗肥胖型 PCOS 43 例,并与对照组应用盐酸二甲双胍片治疗 43 例对照观察。

徐佳等应用电针联合耳穴贴压治疗肥胖型 PCOS 39 例,观察对患者血清胰岛素及 T 的影响。

四、针药结合

陶莉莉等应用穴位埋线(取穴肝俞、中极、膈俞、足三里、三阴交、带脉、关元等)联合苍术导痰汤(药物组成:苍术 10g,香附 10g,法半夏 10g,陈皮 6g,石菖蒲 10g,茯苓 30g,黄芪 30g,皂角刺 10g,淫羊藿 15g,当归 10g,丹参 15g,山药 20g)治疗肥胖型 PCOS 22 例,并与针灸组(取穴同治疗组)治疗 20 例、中药组(药物组成同苍术导痰汤)治疗 19 例对照观察。

施茵等应用电针联合天癸胶囊(药物组成:淫羊藿、黄精、补骨脂、龟甲)治疗肥胖型 PCOS 33 例,针刺任脉要穴调和冲任,温肾生血,足太阴脾经穴位健脾利湿化痰,天癸胶囊温肾助阳。

陈明等针刺肝俞、肾俞、关元、阴陵泉、丰隆、三阴交、脾俞、天枢穴联合柴胡疏肝散合苍术导痰丸加减治疗肥胖型 PCOS 50 例,并与对照组口服盐酸二甲双胍片、枸橼酸氯米芬胶囊及肌内注射促性腺激素(HMG)和人绒毛膜促性腺激素(HCG)治疗 50 例对照观察。

苏健等应用针刺(取穴关元、三阴交、带脉、肾俞、血海、子宫)联合补肾化痰中药(药物组成:熟地黄、当归、菟丝子、枸杞子、肉苁蓉、陈皮、柴胡、茯苓、石菖蒲、路路通、鸡血藤、鸡内金等)治疗肥胖型 PCOS 患者 40 例,并与对照组应用补肾化痰中药治疗 40 例对照观察,疗程 3 个月。

第五节　肥胖并发多囊卵巢综合征的生活方式干预

无论肥胖或非肥胖 PCOS 患者,生活方式干预都是基础治疗方案,包括饮食、运动和行为干预等。

一、饮食干预

总能量的控制及膳食结构的合理化是关键,推荐糖水占 45%～60%,并选择低生糖指数(GI)食物,脂肪占 20%～30%,其中以单不饱和脂肪酸为主,饱和及多不饱和脂肪酸均应小于 10%,蛋白质占 15%～20%,以植物蛋白、乳清蛋白为主,同时要摄入丰富的维生素、矿物质及膳食纤维。

能量摄入过量和饮食结构异常可能在 PCOS 发生、发展中起重要作用,饮食控制的目的是通过减少食物中的热量,减少体质量和预防体重继续增加。饮食控制和调整可明显降低体质量,改善患者糖脂代谢情况,进而控制内分泌紊乱状态,改善卵巢功能。

热量摄入的监测和健康食物的选择是饮食控制的主要组成部分。饮食控制包括坚持低热量饮食、调整主要营养成分、替代饮食等方案。根据每日摄入的热量,国外将饮食疗法分为减食疗法、半饥饿疗法和绝食疗法等。国内肥胖患者的饮食疗法一般分为 3 种:饥饿疗法、超低能量饮食疗法和低热量饮食疗法。饥饿疗法和超低能饮食疗法对机体正常新陈代谢过程影响较大,不良反应较多,不作为常规的减重方案。我国临床较常采用低热量饮食疗法,即每日摄入热量 3344～5016kJ,或每日每千克理想体质量摄入热量 42～48kJ。

除了限制热量达到减重的目的外,不同热量营养素配伍的饮食模式对提质量减轻有不同的效果。

二、运动干预

对于肥胖或超重的患者,运动的主要目标是改善身体脂肪分布及减重,体重下降 5%～10% 可使患者的生殖和代谢异常得到明显改善。建议每周累计进行至少 150 分钟中等强度(达到最大心率 50%～70%)的运动效果,以有氧运动为主,每次 20～60 分钟,视运动强度而定。对于体重正常但存在胰岛素抵抗和高胰岛素血症的患者,运动同样可以增加胰岛素敏感性,有利于其临床转归。

三、行为干预

行为干预包括肥胖认知和行为两个方面的调整,他是在临床医生、临床心理医生、护士、营养学家等团队的指导和监督下,使患者逐步改善易于引起疾病的生活习惯(不运动、摄入酒精和吸烟等)和心理状态(如压力、沮丧和抑郁等),具体措施包括:①建立体质的自我监督,监督食物摄取量、运动量、体质量变化,手机应用程序会是一个有效的辅助工具;②明确且合理的目标设定;③关于肥胖、营养和运动的教育(碰面、小组聚会、远程技术);④个体方案的制订;⑤当需要时,给予心理评估、咨询和治疗;⑥调整认识法;⑦动机性访谈等。

当今社会信息技术高速发展,利用手机等个人数字设备等无线电子设备进行医疗管理工作,与传统干预有类似或更优的干预效果。一项纳入了 12 项研究的 Meta 分析结果显示,与对照组相比,使用手机应用程序监测,体质量和 BMI 变化更显著。

第二十三章　肥胖症与不孕不育

第一节　疾病概述

一、概述

肥胖对性腺也会造成非常不利的影响,主要结果是导致不孕不育。近年来对肥胖者不孕的研究较多,普遍认为引起不孕的主要原因是排卵障碍。有人统计女性肥胖 111 人,其中不孕症 25 例,占总数的 22.5%,原发不孕 18 例,继发不孕 7 例。肥胖症患者的月经异常发生率是非肥胖者的 2 倍以上。

不孕症:育龄妇女未避孕,配偶生殖功能正常,婚后有正常性生活,同居两年以上而未怀孕者;或曾有过生育或流产,而又两年以上未怀孕者。前者称原发性不孕,古称"全不产";后者为继发性不孕,古称"断绪"。

不育症:西医学中根据 WHO 建议,夫妇婚后同居 1 年以上,未采用任何避孕措施,由于男方的原因造成女方不孕者,称为男性不育。属中医学"无子""无嗣"范畴。

肥胖还会影响男人的精子数量和质量。国外的一项研究显示,肥胖男性与腰围正常的男性相比,劣质精子更多,肥胖男人拥有较少精子的概率在 60% 以上,而其带有异常精子的概率也在 40% 以上。这意味着男人腰围越大,生殖能力越差,甚至会不育。

二、肥胖症与不孕不育的关系

1. 痰湿肥胖与不孕　痰湿体质人多见体形肥胖,而现代医学认为肥胖与女性不孕密切相关。肥胖者易出现高胰岛素血症以及胰岛素抵抗,而高胰岛素血症又可以反过来促进食欲增加肥胖。高胰岛素血症还可引起高雄激素血症,胰岛素可直接作用于卵巢的卵泡膜细胞和肾上腺皮质网状带,加速细胞内雄烯二酮及睾酮的生成,引起高雄激素血症;此外胰岛素抑制肝脏性激素结合球蛋白(SHBG)的合成,导致血清游离睾酮、游离雌二醇水平增高,高雌激素血症增加了垂体促黄体激素(LH)的分泌,进一步刺激卵巢雄激素分泌;再者,胰岛素作用于垂体的胰岛素受体促进 LH 的释放,并促进卵巢和肾上腺分泌雄激素,通过上述机制高胰岛素血症可导致高雄激素血症,进而引起 LH 水平升高,FSH 浓度下降,LH 水平升高促使卵巢分泌雄激素过多,从而导致卵泡成熟障碍、稀发排卵或慢性无排卵,继而导致不孕。此外瘦素水平与体重指数及身体脂肪含量呈正相关,故肥胖者易出现高瘦素水平和瘦素抵抗。然而高瘦素水平可对促性腺激素的释放产生抑制作用,进而影响卵巢的功能。高瘦素水平可减弱颗粒细胞对 FSH 敏感性,并可抑制 17 雌二醇及孕酮的产生,从而提高睾酮水平进一步导致排卵发生障碍,此外高瘦素水平还可对受精卵的着床产生一定的影响,从以上诸多机制引起不孕。然而这些情况皆与痰湿体质肥胖密切相关。 痰湿肥胖妇人不孕的原因不仅是气虚而是本虚标实,痰涎湿邪阻滞,兼有气虚脾土失于健运,遂致胞胎为痰湿所浸润;同时,痰湿质妇人肥胖体内赘肉壅盛,从而阻塞子宫而难以受精。关于痰湿体质肥胖妇人不孕的原因,傅青主此论集其大成,较为全面。

2.痰湿体质与男性不育的相关性 关于男性不育,王琦教授提出了"湿热瘀毒虫"的病因阐述,而痰湿体质人体内痰湿壅盛,正是男性不育的重要病理因素之一,从而容易引发男性不育,而男性不育的体质分布研究也证实了这样的观点。痰湿体质人由于体内痰湿之邪壅盛,浸淫精室,更可久蕴化热,从而影响生殖之精的生成,此外有形痰湿阻塞胞络亦可影响生殖之精的正常施泄,而这两个方面皆可对男性生殖功能造成影响,从而造成了痰湿体质人易发男性不育的病理机制。

中医体质学认为痰湿体质人形体特征方面多偏肥胖,然而现代研究显示肥胖与男性生殖功能障碍存在着一定的相关性。近几十年体重指数(BMI)增加与男性精液质量下降的趋势存在关联。关于痰湿体质肥胖引发男性不育的生物学机制除性腺功能减退外,尚与睾丸热应激或缺氧诱导的凋亡以及致肥胖因子产生的内分泌紊乱密切相关。故而可知,痰湿体质多见形体肥胖,进而可通过多种机制可引起男性不育,两者具有显著的相关性。 通过以上论述可知,痰湿体质人群体内痰湿内蕴、膏脂壅盛,停滞日久可致脉道壅塞不利、血行不畅而瘀血内生,从而痰浊与血瘀两者皆可阻滞胞宫、精室,导致生殖之精化生障碍或施泄不畅,而最终引发不孕不育,可知痰湿体质为生殖功能障碍发病的土壤。

第二节 肥胖症并发不孕不育症的西医治疗

1.减重治疗 奥利司他是目前国内唯一一种减重药物。奥利司他最多可以抑制30%脂肪的吸收,通过选择性地抑制食物中脂肪的吸收,奥利司他直接作用于引起肥胖的因素之一,即脂肪的过多摄入。

2.抑制消化吸收的药物 ①膨胀充填剂:甲基纤维素;②小肠二糖酶抑制剂。

3.促进代谢的药物 ①甲状腺激素;②生长激素;③二硝基酚;④脂解素。

4.病因治疗。

5.内分泌治疗 经过上述方法治疗后,体重下降,但月经未恢复正常或未怀孕者,如体内雌激素水平正常或偏高,可先用黄体酮撤药性出血,然后用克罗米芬等促排卵药物治疗;如雌激素水平低落,须先行人工周期疗法,然后选用促排卵药物促使排卵而妊娠。

第三节　肥胖症并发不孕不育症的中医治疗

一、辨证施治

1. 脾虚不运证　主证:形盛臃肿,疲乏无力,腹胀,汗出,饮水多,双下肢水肿以下午为甚。女子月经不调,甚至闭经不孕。舌淡苔薄白或白腻,脉沉细。治法:健脾化湿。方药:参苓白术散(《和剂局方》)加减。党参20g,茯苓15g,白术12g,扁豆10g,陈皮10g,砂仁10g,薏米15g,泽泻12g,枳壳12g,淮山药12g。加减:双下肢水肿者加猪苓15g、车前子10g、肉桂10g。

2. 痰浊中阻证　主证:形盛体胖,喜食肥甘,饮水不多,体重乏力,可伴有眩晕、胸闷,或妇女不孕,闭经,舌苔白腻,脉弦滑。治法:理脾化痰。方药:苍附导痰汤(《叶天士女科》)加减。香附10g,陈皮6g,半夏10g,茯苓15g,于姜6g,白芍10g,苍术10g,胆星6g,枳实12g。加减:畏寒肢冷重者加肉桂10g;水肿者加车前子15g。

3. 脾肾阳虚证　主证:形体肥胖,颜面虚浮,畏寒,少动,自汗,乏力,腹胀,便溏,下肢水肿,女子不孕。舌胖苔白,脉沉细。治法:温阳化湿。方药:真武汤(《伤寒论》)加减。附子10g,白术15g,茯苓20g,干姜10g,白芍10g,胡芦巴12g。加减:畏寒肢冷重者加肉桂10g;水肿者加泽泻15g、车前子15g。

二、针灸治疗

1. 不孕症

(1)针刺治疗

处方:主穴:关元、归来、子宫、次髎、三阴交、足三里。配穴:肾虚胞寒者加灸肾俞、命门、神阙补益肾阳、温宫散寒;气滞血瘀者加膈俞、太冲行气活血;痰瘀阻滞加阴陵泉、丰隆化痰通络、利湿导滞。

方义:关元属任脉,能壮元阴元阳,针灸能调和冲任温暖胞宫;归来、子宫可化瘀而通胞络;三阴交健脾疏肝、理气化痰;次髎位于骶部,邻近胞宫,能促进盆腔的血液循环,调经助孕。

操作:关元、子宫、归来针刺补法加灸;三阴交虚补实泻,亦可加灸;次髎、秩边要求针尖朝前阴方向2~3寸,有针感向前阴放射为佳。每日1次,30日为1个疗程。

(2)隔药灸:选用温肾助阳、行气化瘀的中药方剂,研末填于神阙穴,上置于姜片以大艾炷灸之,每日1次。

(3)耳针:内生殖器、皮质下、肾、肝、内分泌,每次2~4穴,或两耳交替。毫针刺法在月经周期第12日开始,连续3日,中等强度刺激。或用撳针埋藏或用王不留行籽贴压。

(4)穴位注射:穴位参照基本治疗处方。每次2穴,以胎盘注射液、当归注射液、绒毛膜促性腺激素等,每穴注入药液1~2ml,治疗从月经周期第12日开始,每日1次,连续5次。

(5)穴位贴敷:取延胡索、五加皮、乳香、白芍、杜仲各10g,菟丝子、女贞子各20g。研末,以凡士林适量调糊,贴敷于肝俞、脾俞、肾俞、关元、子宫、三阴交等穴。每日1次,每次6~8小时,10日1个疗程。

(6)埋线:第一次埋线在月经来潮前进行,取关元、次髎、血海;第二次埋线在经期后20日进行,取肾俞、足三里、三阴交。采用PGLA线体埋置穴位内,2次1个疗程。连做2~3个周期。

2. 不育症

(1)针刺治疗

处方:主穴:气海、关元、三阴交、肾俞、次髎、秩边、足三里。配穴:肾精亏损加太溪补肾填精;肾阳不足加灸神阙大补元阳;气血虚弱加脾俞、胃俞益气养血;心悸失眠加神门、内关宁心安神;气滞血瘀加太冲、膈俞行气活血;湿热下注加阴陵泉、中极清热利湿。

方义:气海位于小腹,为元气之海,关元、三阴交为足三阴经交会穴,三穴既可健脾益气,又可滋补肝肾;肾俞、次髎、秩边属足太阳经,位于腰骶部,调补下元、益肾填精;足三里补后天之气,使精血生化之源旺盛。诸穴相配,先后天得补,肾、肝、脾得调,不育症可愈。

操作:次髎、秩边宜朝前阴方向深刺,使针感向前阴放散;肾精亏损、肾阳不足、气血虚弱者气海、关元、肾俞多行灸法;其他腧穴常规操作。

(2)穴位注射:取足三里、关元、肾俞、三阴交,每次选2个穴位,用绒毛膜促性腺激素500U注入穴位浅层。每日1次。

(3)耳针:取肾、外生殖器、内生殖器、内分泌。毫针中度刺激;或王不留行籽贴压。

(4)皮内针:取关元、三阴交。用图钉型揿针垂直刺入,胶布固定。每2~3日1次。

第四节　肥胖症并发不孕不育症的生活方式干预

1. 饮食疗法　肥胖者饮食控制有3个方面内容:一是限制饮食的量(限制总能量);二是确保饮食的质,即确保各种营养成分最低需要量以维持平衡;三是饮食时间的安排及饮食分配。

2. 运动疗法　运动不仅可以增强骨骼肌的肌力,还能增强肌肉的耐力以及血管的活力,而且还提高肌酶的活性,改善对胰岛素的感受性,从而增加葡萄糖的利用,能量利用的能力亦增大,即能消耗体内的糖,也能消耗体内的脂肪。消耗体内脂肪最有效的运动是有氧运动,包括散步、慢长跑、长距离游泳和滑雪等。

第二十四章　肥胖症与恶性肿瘤

第一节　疾病概述

一、疾病概述

癌是指起源于上皮组织的恶性肿瘤,是恶性肿瘤中最常见的一类。相对应的,起源于间叶组织的恶性肿瘤统称为肉瘤。随着人类平均寿命的延长,癌症对人类的威胁日益突出,已经成为我国城乡居民的第一位死因。除了原发于性腺的恶性肿瘤外,仅有甲状腺癌和胆囊癌是女性发病率高于男性的,其他恶性肿瘤都是男性高于女性。我国常见癌症死亡率前5位在城市中依次是肺、肝、胃、食管和大肠;在农村依次是胃、肝、食管、肺和大肠。

一般人们所说的"癌症"习惯上泛指所有恶性肿瘤。癌症具有细胞分化和增生异常、生长失去控制、浸润性和转移性等生物学特征,其发生是一个多因子、多步骤的复杂过程,分为致癌、促癌、演进三个过程,与吸烟、感染、职业暴露、环境污染、不合理膳食、遗传因素密切相关。

二、肥胖症与恶性肿瘤的关系

众所周知,肥胖症会增加心血管疾病、2型糖尿病等多种疾病的患病风险,但肥胖症增加患癌风险却鲜有人知。肥胖症是肿瘤发生的重要危险因素,及早防治肥胖症对于降低肿瘤的发生率、改善癌症患者的预后有重要意义。

研究表明,肥胖与肿瘤的发生密切相关。肥胖症可增加多种癌症的患病风险,包括绝经后妇女的乳腺癌、结直肠癌、子宫内膜癌、肾细胞癌、食管腺癌等。

在排除机体器官和性别差异的情况下,肥胖症患者比正常人罹患胃肠癌的风险增加2倍左右。

绝经妇女乳腺癌的患病风险与体质指数(BMI)呈正相关性,BMI增高是引发乳腺癌的危险因素。可增加20岁以上女性患乳腺癌的风险,对60岁以上绝经期妇女的影响更为显著。BMI与子宫内膜癌的患病风险也具有较高的正相关性。

肥胖症患者脂肪组织释放的激素因子如脂肪素能促进癌细胞的生长繁殖,这些脂肪因子类似促炎因子,可加重机体的胰岛素抵抗,促进炎症的发生、组织氧化和癌症等。

第二节　肥胖症并发恶性肿瘤的西医治疗

一、早期诊治肥胖症的重要性

72%的肥胖症患者在减肥手术咨询前被诊断为患有恶性肿瘤,20%的肥胖症患者在减肥手术围术期间被发现患癌,因此,及时对肥胖症患者进行肿瘤筛查至关重要。

早期诊断肥胖并及时接受减肥治疗可使患癌风险降低,并利于已患癌的肥胖症患者改善生存率及预后。

二、肥胖患癌者接受减肥手术的必要性

研究表明,减肥手术能够有效降低病态肥胖症患者的患癌率。病态肥胖症患者在手术后容易出现各种相关并发症,特别是术后感染、伤口破裂和肾衰竭;BMI>25kg/ml 的肥胖症患者在术后发生肺栓塞的可能性较正常人明显增加。相比普通肥胖症患者,伴有恶性肿瘤的肥胖症患者在术后发生上述并发症的风险会进一步增加。因此,对于伴有早期恶性肿瘤的肥胖症患者,先期进行减肥手术不仅可以有效预防肥胖相关合并症的发生,还能缓解并改善肥胖对机体代谢产生的不良影响,降低肿瘤手术围术期相关并发症的发生率,最终有利于患者更快更好地接受肿瘤治疗。

三、腹腔镜术治疗肥胖型早期患癌者的意义

腹腔镜胃旁路术目前已被用来作为减轻肥胖症患者初始体重的主要术式之一,同时也可作为降低后续其他手术并发症的一期术式。腹腔镜袖状胃切除术是近年来刚兴起的减肥手术方式。该手术通过缩小胃容积,去除能分泌促食欲激素的大部分胃底,而最终达到限制食物摄入和吸收的目的。相比腹腔镜 Roux - en - Y 胃旁路术和腹腔镜可调节胃束带术,腹腔镜袖状胃切除术具有手术时间短、操作简单、术后并发症少、术后恢复快等优点。

腹腔镜袖状胃切除术不仅具有良好的减肥效果,还能缩短肥胖症患者术后的治疗和恢复时间,从而使患者能够及时进行原发恶性肿瘤手术的术前准备,以及争取更多的时间进行原发恶性肿瘤的相关治疗。因此,对于伴有恶性肿瘤的病态肥胖症患者,腹腔镜袖状胃切除术作为治疗恶性肿瘤的一期减肥术式,可能较其他减肥术式更有优势。因此,腹腔镜袖状胃切除术作为一个能显著减少肥胖相关合并症及后续手术风险的减肥术式,其实施可能具有重要意义。

第三节　肥胖症并发恶性肿瘤的中医治疗

一、中医对肿瘤姑息治疗的原则

中医肿瘤姑息治疗是在中医肿瘤学的基础上发展而来的,是针对肿瘤患者的积极的全面的中医干预,包括以疼痛为主的症状控制、情感、精神和社会关系等问题的处理,它不考虑疾病所处的阶段、生命周期的长短,只考虑患者的躯体感受,精神愉悦程度,生活质量的高低。近年来的研究表明中医药具有提高肿瘤患者的生活质量、促进康复的作用。

中医肿瘤姑息治疗,必须遵循的原则是:中医整体观念指导下的辨证施治。易采取的方法包括综合运用中医各种治疗手段,内服中药汤剂及中成药,外用药物熏洗、敷贴,穴位注射或离子导入,中药针剂的静脉给药与肌内注射,中药抗癌制剂的介入治疗,中医的情志调节,气功导引治疗,中医的饮食治疗等。

中医肿瘤的姑息治疗应该贯穿肿瘤治疗的全程,切忌把姑息治疗视为临终关怀。应该是积极的全面的中医干预,以最大限度地控制疼痛为主的,帮助患者解除或减轻躯体不适、心理纠结、精神抑郁和社会关怀缺失等。其治疗对象还应包括患者的家属及护理人员,使患者获得较好的疾病的治疗关怀、照料,达到较高的生存质量。

二、中医对肿瘤姑息治疗的原则与优势

中医进行肿瘤的姑息治疗的优势包括:①中医在治疗疾病的同时向来重视患者心理诉求的满足与社会功能的恢复,这与肿瘤姑息治疗所追求的生存质量是不谋而合的;②中医治疗肿瘤强调从整体出发,综合地辨证施治,中医肿瘤的姑息治疗除了缓解疼痛等症状控制、营养支持外,还能发挥多靶点、多途径的抗癌作用,尤其适用于对那些无法耐受西药抗肿瘤治疗的患者;③中医肿瘤的姑息治疗把患者的生存质量作为追求目标,认为可以带瘤生存,不只追求瘤体的缩小、检查指标的降低,更注重解决患者躯体和心理的疾苦;④中医肿瘤姑息治疗还具有广泛的群众基础,尤其是不能耐受西药抗肿瘤的患者,它寄托了国人对生命的敬畏和战胜病魔的智慧;⑤中医肿瘤姑息治疗是西药抗肿瘤的有益补充,在西医抗肿瘤治疗的间歇期,中医认为此时是邪退正复之际,如果顺势而为,既可以增强抗癌、防转移的治疗效果,也可以为下一次抗癌治疗打下良好的基础;⑥中医药具有低毒、高效、依从性好的特点,在专业化治疗的同时,通过辨证施治,科学配方,多途径多样化的治疗手段,在整体观指导下的个体化治疗,为患者提供全方位、全程的积极的干预。

三、中医对肿瘤姑息治疗的目的与方法

1. 配合放、化疗的增敏增效,减轻毒副反应,增加患者治疗的依从性　近年来中医在传统辨证论治的基础上,参照西医对肿瘤的研究及分型、分期,进行了大量的专病研究,筛选出了具有特异性的中药,如食管癌可选用石见穿、急性子、葵树子、黄药子;胃癌可选用白花蛇舌草、铁树叶、半边莲、马钱子等;结肠癌可选用凤尾草、苦参、白花蛇舌草、黄药子

等;肝癌可选用垂盆草、龙胆草、蚤休、半枝莲、山慈菇等;肺癌可选用生半夏、土贝母、生天南星、龙葵、鱼腥草等;乳腺癌可选用蒲公英、半边莲、木芙蓉、天冬、威灵仙、王不留行等。辨证与辨病的有机结合,就能兼顾病、证的两方面,从不同的侧面更好地揭示疾病的本质,取得更好的疗效。在放、化疗治疗肿瘤的同时,予以中医药预防和处理抗癌治疗所引起的毒副反应,可以提高患者抗癌治疗的依从性,保障患者治疗期的生活质量,从而促进患者的康复。如放、化疗出现的发热、口干头昏乏力之热毒伤阴,可以采用养阴清热的中药给予治疗;不思饮食,恶心呕吐,可予理气和胃治疗;出现头昏乏力、气短、低热之骨髓抑制表现的可予益气养阴、扶正培本治疗。

2."对症"用药,减轻临床症状,提高生活质量

(1)缓解癌症疼痛:我国的癌痛的比例为51%～61%,癌痛的评价在治疗中具有优先地位,控制癌痛是姑息治疗的重要内容和需要优先解决的问题。止痛治疗除采用西医的"三阶梯"及"按时、个体化口服与外用给药"的止痛原则外,中医治疗的独特之处有:中医把癌痛归结为"不荣"与"不通"两个方面,其病机为本虚标实,虚实夹杂。早、中期以实痛为主,晚期以虚痛为主。癌痛的中医治疗原则应当是着眼于整体,审证求因,辨证施治,扶正祛邪,标本兼治。在临床实践中,总结出了行气止痛、活血止痛、清热解毒止痛及扶正培本止痛的大量研究,取得了较为满意的疗效,单味中药马钱子、附子、洋金花等具有明确的止痛作用,中成药复方苦参注射液,华蟾素注射液等均有良好的止痛作用,外用的如阿魏化瘀膏、蟾酥膏等.

(2)控制胸、腹水:提高生活质量癌性胸、腹水严重影响患者的生活质量,在西医对症处理的基础上,中医既可以辨证辨病治疗,还可采取多种方法综合治疗胸、腹水。胸、腹腔内灌注药物,可选用的药物如华蟾素注射液、爱迪注射液、香菇多糖、榄香烯等。外治如甘遂敷脐方:甘遂1.5g、麝香0.5g,研末,调敷贴脐窝,1次/日。具有泻水逐饮、消肿散结作用。

3.缓解胃肠道症状,提高患者依从性　肿瘤患者放、化疗后常出现呕吐、腹泻、便秘等临床表现,中医药既能较好的减轻这些不适,同时对于西医不能有效控制病情的患者,通过辨证施治的中医药治疗,仍然可以获得比较理想的疗效。

4.缓解恶病质,延长生存期　肿瘤患者中晚期往往出现由肿瘤引起的恶病质,临床表现为低热、形体瘦削、骨瘦如柴、厌食、贫血、极度疲劳、体重急剧下降以及多脏器功能进行性减退为特征的综合表现。中医将恶病质归结为虚劳,包括气、血、阴、阳的亏虚。分别采用益气、养阴、温阳、补血的方法进行治疗,中成药参麦注射液,黄芪注射液是其中代表。中医如果能与西医的支持治疗有机的结合,就可以收更好的效果。

5.注重情志调节,和缓医患关系　肿瘤由于其较高的死亡率,对患者的心理势必产生诸多的消极不良情绪反应,出现诸如恐惧、愤怒、孤独、焦虑、抑郁等。中医历来强调情志因素在疾病发生发展中的重要性,十分强调情志调节在疾病治疗中的重要性,"善医者,必先医其心,而后医其身。"中医积几千年的医疗实践,形成了一套成熟的心理疗法,如:"静志安神法""怡悦开怀法""以疑释疑法""转移注意法""说理开导法""导引行气法"及"以情胜情法"等,再加以中药养心、安神、疏肝理气治疗,就可以调解患者的精神状态,改善睡眠,减少抑郁症的发生。

第二十五章　肥胖症与骨性关节病

第一节　疾病概述

一、概述

骨关节病作为肥胖或肥胖引起代谢紊乱的一个并发症,已逐渐受到人们的重视。与肥胖有关的骨关节病主要包括:①肥胖伴退行性骨关节病;②肥胖伴糖尿病性骨关节病,③肥胖伴痛风性骨关节病。

痛风也是肥胖的并发症之一,痛风性关节炎患者肥胖者占50%。

二、肥胖症与骨性关节病的关系

骨关节病是肥胖或者肥胖引起的代谢紊乱的一个重要并发症,发生机制尚不十分清楚。导致肥胖者出现骨关节病的原因是多方面的,目前普遍认为与机械因素(超重可增加负重关节软骨静力和动力负荷,使负重的关节软骨压力增加,磨损程度加重,造成关节内部结构变化而致病)和代谢因素(脂代谢紊乱、动脉硬化、糖代谢及嘌呤代谢紊乱造成缺血性骨营养障碍)等有关。

三、肥胖发生骨关节病的发病机制

肥胖发生骨关节病的机制目前尚不清楚,但认为与下列因素有关:①机械因素:超重可增加负重关节软骨静力和动力负荷,使磨损程度加重,造成关节内部结构变化而致病。肥胖患者膝和足等负重关节的骨关节病最常见,其发生率和严重程度与体重和皮脂厚度呈正相关;②代谢因素:脂代谢:动物实验表明,用猪油饲料喂养的小鼠体重增加,骨关节病的发生明显增多,而用植物油或在猪油饲料中加入亚油酸,骨关节病发生率减低。目前认为糖尿病性骨关节病与糖尿病神经病变和创伤有密切关系。神经病变引起深、浅感觉消失和关节运动反射障碍,本体感觉和痛觉减弱或消失,使关节负荷过度并缺乏对创伤的保护性作用,发生骨关节的损害。有人发现,糖尿病患者有明显的钙磷代谢异常,可能是破骨细胞活性增强,成骨细胞活性被抑制所致,这样发生骨质疏松或骨质溶解;嘌呤代谢:痛风是一种嘌呤代谢失调疾病,好发于贪食肥胖患者。高蛋白富含嘌呤成分食物,长期摄入过多,使体内外源性尿酸增加超过了肾脏排泄的量而发生高尿酸血症。尿酸在骨关节和软骨处以尿酸盐结晶的形式沉着,使病变部位产生炎症和异物反应,造成骨关节损害。

第二节　肥胖并发骨性关节病的诊断

一、肥胖伴退行性骨关节病

可发生在任何骨关节,但以脊柱和下肢关节好发且严重。表现为疼痛、轻度僵硬、活动不灵、骨关节畸形、活动时有骨摩擦音,但甚少发生局部红肿和渗液,无关节强直。髋内翻、膝外翻和股骨骨骺滑脱常见于肥胖儿童,50岁以上重度肥胖者可发生骨折。增生性脊椎炎和椎间盘脱出可出现神经或动脉压迫症状。X线检查早期可见骨质增生,关节边缘唇状改变或骨刺形成,晚期有关节腔变窄、不规则甚至消失,软骨下骨硬化、囊性变和游离体影像。

二、肥胖伴糖尿病性骨关节病

1. 神经源性关节病　多侵犯下肢远端关节,累计单侧肘、趾关节者约84%,脊椎很少受累。病变关节以无痛为特点,甚至关节内骨折也无感觉。肿胀、无力有松弛和摇动等特点也与其他关节病不同。局部可能有溃疡或坏疽。X线可见关节有明显的结构紊乱和破坏,骨皮质缺损,骨质溶解,皮质骨边缘模糊,骨端呈锯齿状,关节软骨碎裂,多并发脱位和病理性骨折,形成夏科关节。

2. 强直性椎体肥厚症　50岁以上男性多见,只累及脊椎而无周围关节病变。一般无症状,有时僵硬或活动轻度受限。X线检查椎体前外侧有大量骨刺,向上形成烛焰状,向下形成蜡滴状,椎体前多连接成骨薄板。

3. 骨质疏松和骨质溶解　多无明显症状,有时出现骨痛,多在X线检查时发现,全身或局部有骨密度减低、骨皮质变薄、骨小梁减少等骨质疏松表现,有时可见单处或多处病理性骨折。可同时伴有干骺端皮质骨的骨溶解性缺损和骨质增生。

三、肥胖伴痛风性骨关节病

急性期多于夜间突然发作性剧烈疼痛,常累计拇趾、跖趾关节,其次为踝、指间、腕、膝、肘等关节。多为单个关节发炎,可伴发热、血沉快和白细胞增高。局部呈红、肿、热及运动障碍。数日至数周可缓解,关节运动功能恢复,炎症消失,但皮肤脱皮和发痒。此后发作逐渐频繁,受爪关节逐渐增多演变为慢性期。慢性期:此期为病情发展,约半数以上病例在关节附近组织中出现痛风石,当痛风石增大时,可穿破皮肤排出白色尿酸盐结晶。关节损害严重,出现畸形、僵硬。X线表现为关节软组织肿胀,骨和关节广泛破坏,出现边缘锐利的图形或卵圆形穿凿状或蜂窝状骨质缺损区。血尿酸增高(>356.9mmol/L),关节腔液镜检可见尿酸盐结晶,以及秋水仙碱对缓解急性发作有特效等均有助于诊断。

第三节　肥胖并发骨性关节病的西医诊疗

减轻体重是肥胖患者各种骨关节病治疗的根本,而外科手术常无效。

止痛剂和局部理疗可用于退行性骨关节病。肥胖伴糖尿病性骨关节病在积极控制糖尿病的同时,给予预防和治疗糖尿病的神经和血管并发症的药物可能有效。肥胖伴痛风性骨关节病可根据病情选用秋水仙碱、丙磺舒和别嘌呤等药物,纠正高尿酸血症。

第四节　肥胖并发骨性关节病的中医诊疗

膝骨关节炎是一种常见慢性进行性骨性关节病,属于中医学"痹证"范畴,以肝肾亏虚、气血不足为本,气滞、血瘀、风寒湿痹为标,其发病特点为长期负荷过重,膝软骨层被破坏,使韧带和其他支持结构受损。经观察发现肥胖人群患 OA 的风险是非肥胖人群的 12.25 倍,目前发现 OA 发生、发展最重要的危险因素是肥胖,故控制体重是预防膝关节 OA 发病、减轻症状的主要治疗方法之一。

中医认为肥胖症的发病与胃脾关系密切。正如《灵枢·经脉》曰:"胃,足阳明也,是主血所生病者膝髌肿痛",指出膝痛与足阳明胃经相关。《儒门事亲》中云:"此疫之作,多在四时阴雨之时,劳力之人,辛苦失度,触风冒雨,侵处浸湿,痹从外入",指出本病的发生多因慢性劳损,复感外部湿浊邪气而发病。膝关节长期负重,致使关节局部经络气血运行受阻,加之正气不足、筋脉失养发为骨痹。总之,痰湿积滞、肝肾亏虚应为肥胖和膝骨性关节炎的共同发病机制。

脾、胃同居中焦,与肝、大小肠等脏腑都寄于腹部,任脉、足少阴肾经、足阳明胃经、足太阴脾经、足厥阴肝经,都在腹部循行,腹部为全身经脉之枢纽,本病治疗应从腹部入手,通过调节腹部十二经脉及奇经八脉,疏通经脉气血,从而改善肥胖患者之经络气血不畅的病理状态,又能生化气血以濡养筋骨。在治疗中,选取既能健脾化湿,养血柔筋,又可祛脂排毒的腧穴,配合在膝关节局部施术,手法直达病所,舒筋缓急、宣痹止痛,取腹部的关元穴、气海穴,益气温阳、固本培元。

大横、腹结,健脾利湿、化痰通络消脂而达到治疗单纯性肥胖病,同时又可助元气、益肝肾而强筋骨来促进膝关节的修复。而股四头肌为足阳明经所循行,阳明为多气多血之经,主润宗筋,宗筋主束骨而利关节。脾主肌肉四肢,通过刺激脾胃经穴,既可健脾和胃、化痰利湿、减肥消脂;又能通过矫正"伤筋"来"正骨",恢复筋骨平衡,达到舒痉、解挛、止痛、滑利关节。取膝下胃经足三里,益气养血、培补后天,同时具有解痉、缓急、止痛之功。

血海养血祛风,使血行风灭,筋脉得养,则宗筋得复。梁丘补气养血、活络通经。阴陵泉、三阴交为脾之要穴,具有健脾祛湿、培补肝肾、散寒止痛之功。丰隆化痰祛湿,与公孙和阴陵泉,共达祛瘀消脂、健脾祛湿、强健筋骨之功。

推腹揉膝法治疗单纯性肥胖并发膝骨性关节炎临床上以减肥祛脂、消肿止痛为主,并能改善和恢复膝关节的功能活动,使患者的生活质量得到明显改善。

第二十六章　肥胖症与睡眠呼吸暂停综合征

第一节　疾病概述

一、概述

睡眠呼吸暂停综合征(OSAS)是一种睡眠呼吸障碍性疾病,主要表现为睡眠时打鼾并伴有呼吸暂停和呼吸表浅,夜间反复发生低氧血症、高碳酸血症和睡眠结构紊乱,导致白天嗜睡、心脑肺血管并发症乃至多脏器损害,严重影响患者的生存质量和寿命。目前研究认为 OSAS 与肥胖密切相关,减肥可以有效地减轻 OSAS 患者的呼吸暂停次数,而 BMI 每升高一个标准差,OSAS 的危险率会升高 4 倍。肥胖是与 OSAS 关系最密切的危险因素之一。

OSAS 是现代社会中的一种常见病症,可以发生生于任何年龄,包括新生儿和老年人,尤其以中年人群的发生率为高,其中以 40 ~ 65 岁的中年男性的发病率最高。中年男性的发病率为 4% ~ 9%,中年女性的发病率为 1% ~ 2%。超过 65 岁,阻塞性睡眠呼吸暂停(OSA)的发病率可能有降低的趋势肥胖患者人群的 OSAS 的发病率是普通人群的 12 ~ 30 倍。研究显示,男性肥胖患者的 OSA 发病率为 42% ~ 48%,女性为 8% ~ 38%。在 OSAS 患者中至少 60% ~ 70% 为肥胖者。OSAS 有明显的家族易患倾向,可能与家族的肥胖倾向或家族性的颅面结构异常以及通气控制中枢的结构异常有关。OSAS 在某些特殊职业的人群中出现率高,如长途货车司机、饮酒过度等。吸烟也会使患 OSAS 的危险性增大。在一些内分泌与代谢疾病以及一些合并肥胖的综合征中 OSAS 的发病率高,如甲状腺功能减退、库欣综合征以及肢端肥大症等。

二、肥胖症与睡眠呼吸暂停综合征的关系

肥胖引起 OSAS 的机制目前还不十分清楚。可能是脂肪在呼吸道的堆积使呼吸道变窄和舒张功能下降,脂肪在膈肌的堆积也会使呼吸动度变小,特别是在快动眼时相中。这样推测脂肪在颈部和身体上部的堆积对 OSAS 的影响更大,随着肥胖程度的增加,脂肪在以上部位堆积程度会逐步增加。肥胖是 OSAS 的独立危险因素,而且随着肥胖程度的增加,对 OSAS 的影响也更加明显。

OSAS 相关指标与肥胖程度的关系主要表现在超重者和肥胖者,在正常体重者则没有明显的关系。肥胖程度对于 OSAS 产生和加重起到了重要的作用,特别对于体重已经超标的人群。肥胖和 OSAS 之间还存在了相互影响的恶性循环,控制体重是治疗 OSAS 的基本措施。临床研究表明,只是揭示了现象,并且推测了可能的机制,但是还需要进一步的研究来明确两者的病理生理关系。

第二节 肥胖并发睡眠呼吸暂停综合征的药物诊疗

该症的治疗主要分为手术治疗和非手术治疗两种方法。不管采用怎样的治疗或干预方法,主要还是通过纠正或消除各种引起气道闭塞的因素,达到治疗目的。呼吸睡眠阻塞可以采用药物治疗。

1. 普罗替林 该症应用最广泛的处方药物为普罗替林,这是一种抗抑郁药,主要作用是减少 REM 期睡眠时间,因为 REM 期咽肌张力在最低点,气道最容易发生阻塞。

普罗替林可能还通过抑制神经末梢对多巴胺、非肾上腺素等胺类物质的再摄取,增加这类物质的作用,从而增加呼吸的驱动和对呼吸肌的刺激。普罗替林主要适用于轻度的呼吸睡眠阻塞,可减轻打鼾,但是治疗效果因人而异,存在着差异。应用普罗替林还可以降低持续性正压通气治疗的压力。普罗替林的用量一般为 10~20mg/d,但是在此剂量,该药会出现非常明显抗副交感神经的不良反应使得大多数患者不能坚持使用。

2. 其他可用于呼吸睡眠暂停治疗的药物还有黄体酮、乙酰唑胺、茶碱等,这些药物的作用是增加呼吸运动驱动,主要对中枢型有一些效果,对 OSA 效果非常有限。

3. 对于合并甲状腺功能减退 OSA 患者,可以采用甲状腺素替代治疗者,安宫黄体酮对此类患者也有一定帮助。

4. 对于合并肢端肥大症 OSA 患者,如果不适合行垂体手术或垂体手术后不能成功地纠正肢端肥大症的病理改变,可以试用生长激素抑制药或溴隐亭治疗,可以改善上气道的解剖异常,达到治疗 OSA 的目的。

第三节 肥胖并发睡眠呼吸暂停综合征的手术治疗

如果 OSA 患者对于手术治疗无效,尤其是不能耐受 nC-PAP 治疗者,将不得不考虑手术治疗。治疗 OSA 的手术有多种,至于选择何种手术或术式应该根据患者的具体情况而定。

手术前除了要考虑到患者的呼吸暂停类型、程度、是否有心肺疾病合并症以及是否合并肥胖之外,首先要确定气道阻塞的部位。通过放射线头部测量以及纤维鼻咽镜检查可以帮助确定的咽部阻塞部位,最后根据患者的具体情况,制定出适合于具体患者的术式,对于有明显鼻前腔或咽部病变的患者,如鼻中隔偏曲、鼻甲肥大、鼻息肉、鼻窦炎或腭扁桃体肥大、增生体肥大等,可考虑相应的手术治疗。但是许多合并有上述病变的 OSA 患者,往往还有其他的导致 OSA 的因素存在,因此,单独实施上述手术不一定能解决呼吸暂停问题,可能还要考虑其他的手术治疗,或术后还需要 CPAP 治疗。

针对不同的情况,治疗 OSA 的手术分类为两个级别:一级手术包括鼻腔手术、悬雍垂腭咽成形术(UPPP)以及下颌骨下部正中切开与舌骨悬吊术(ISO – HS)。ISO – HS 主要适合于下咽水平的阻塞,如果阻塞平面包括口咽,就要与 UPPP 联合使用。二级手术包括上骨和下颌骨的前徙手术或舌根手术。二级手术只有在一级手术治疗 OSA 效果不佳时才宜采用。ISO – HS 与上、下颌骨的前徙手术均是用于解决下咽的阻塞,但是前者的损伤小,因此应首选。

第四节　肥胖并发睡眠呼吸暂停综合征的中医诊疗

一、辨证论治

该方法是中医治疗疾病的优势,由于 SAS 有较多的临床表现与并发症,因此,其中医分型亦显得较为复杂。

如骆仙芳将 SAS 分为 5 型:痰湿内阻,肺气壅滞;痰浊壅塞,气滞血瘀;肺脾肾亏,痰瘀交阻;心肺两虚,分别采用二陈汤、涤痰汤合血府逐瘀汤、金水六君煎、麻黄附子细辛汤合生脉散、金匮肾气丸加减治疗。姚亮等把 SAS 分为 7 型,虚证分气虚型、血虚型、肾阴虚型、肾阳虚型;实证分痰湿型、痰热型、血瘀型。虚证采用金匮肾气丸为主方加减,实证则采用二陈汤加减。王明航等将该病分为痰气互结、肺脾气虚、气阴两虚、痰热壅肺、肺肾气虚、腑实、血瘀、风热袭肺证等 8 型。赵莹根据病情轻、中、重进行了分型,轻者常为肺气郁滞,痰热内阻,或心肺两虚,肺肾亏虚;中度者常为痰浊内阻,心血瘀滞;重度者常为痰瘀内阻,肝火旺盛,或痰瘀内阻,肺肾亏虚;危重者常为痰蒙清窍,心血闭阻。

二、中药复方、验方治疗

对于应用中药复方与验方治疗 SAS 亦多有报道,此类方药多为祛湿化痰、活血通络或养心安神类的药物。

如李宁等采用枕中丸治疗 SAS,方由石菖蒲、远志、龙骨、鳖甲等组成,能够明显改善卒中后 SAS 患者睡眠时症状,且能明显改善患者白天嗜睡情况等指标。李然针对"痰湿"这一主要病机,故采用二陈汤及其加减方治疗,对于轻中度及早期 SAS 患者的治疗效果较好。丰亚云等应用涤痰汤合通窍活血汤化裁治疗本病,可奏豁痰开窍、活血化瘀之功。

三、中医外治法

1.针刺疗法　针刺治疗 SAS 的临床疗效已经有一定的循证医学证据,我们对质量较好的针刺临床研究进行了 Meta 分析,结果表明,针刺治疗 SAS 是有效的,但目前大多临床研究尚存在设计不够严谨等问题,影响了试验结果的客观性及可重复性。陈美蛾采用随机、对照方法,选取证候积分量表及多导睡眠监测(PSG)相关指标作为疗效评价指标,验证了针刺阴跷脉治疗 OSHAS 的疗效,结果表明,针刺总有效率低于持续气道正压通气治疗,但其疗效维持时间长,并能较好改善睡眠质量。

2. 啄治法　是指医者持扁桃体手术弯刀或针刺针,在扁桃体上做雀啄样动作的一种外治法。于兴娟利用啄治法治疗因腺样体肥大或慢性扁桃体炎引起的儿童鼾眠症,其临床疗效肯定,扁桃体与部分腺样体缩小,改善了气道阻塞的症状;治疗后患儿血清 CRP 及 TNF 值均比治疗前下降,表明啄治法对鼾眠儿童的全身炎症有一定作用;啄治法还能调节机体免疫功能。因此,啄治法是值得推广的一种中医外治法,能使部分患者避免扁桃体或腺样体切除手术。

3. 其他中医外治法

1)推拿疗法:陈健应用推拿疗法治疗 OSAS,方法如下:先拿揉两侧胸锁乳突肌,一指禅推两侧髂棘肌及斜方肌;再揉、一指禅推两侧背腰部足太阳膀胱经,督脉,点揉肺俞、心俞、天柱、督俞、膈俞等穴;最后两手拇指沿着两侧肋缘分推数次,两手拇指交替分推上、中、卜脘连线,按揉擅中、上脘、中脘等穴。推拿能激发经气,促进咽喉部的气血运行,又加强颈部肌肉的被动活动,达到治疗 OSAS 的目的。

2)耳穴疗法:王晓红等利用耳穴治疗 OSAS 患者,治疗组耳穴取穴:神门、交感、皮质下、心、肺、脾、肾、垂前。每日按压 3~5 次,每次每穴按压 10~20 下,10 日为 1 个疗程。与安慰剂组比较,治疗组症状明显改善,PSG 监测各项指标较治疗前差异有非常显著性意义($P < 0.001$)。

3)贴敷疗法:张丽秀等在一般治疗的基础上加用止鼾膏贴(由黄芪、法半夏、茯苓、陈皮、生姜、苏子、白芥子、莱菔子、炙甘草、石菖蒲、川芎、僵蚕、地龙组成),贴敷膻中穴位,疗程 4 周,治疗后较治疗前,其中医证候积分、AHI、夜间最低 SaO_2 明显改善。李战炜应用中药三九贴治疗 OSAS,亦能有效改善 OSAS 患者的症状。

4)埋线疗法:郑仕中应用穴位埋线法治疗痰湿内阻型 OSAS 患者,能明显改善临床症状、减少 AHI、增加夜间 SaO_2。穴位埋线治疗操作简单易行,作用持久,提高了患者依从性,为一种简便、经济的外治方法。

第五节　肥胖并发睡眠呼吸暂停综合征其他疗法

一、减重治疗

对于体重超重或肥胖的患者,应该鼓励患者减轻体重。许多的研究已经证实,减去超重的体重,可以改善气道阻塞。短期的随访结果,效果很好,但是远期的效果差别较大,这是因为大多数患者仅通过饮食控制很难保持体重的减轻。对于重度 OSA 的患者,减重方法只能作为辅助治疗方法,要想只通过减轻体重来长期改善症状可能性不大。除了饮食控制之外,患者还应避免饮酒戒烟,避免服用镇静药物以及其他会加重症状的药物,可能会对症状有一定缓解作用。

二、吸氧治疗

只有少部分呼吸阻塞患者可以采用吸氧治疗,但是应用时应非常小心,部分患者有可能加重呼吸暂停。应该通过睡眠呼吸监测来确定患者是否适合吸氧治疗以及确定适当的氧流量。对原发的小肺泡性通气不足以及低碳酸血症者,吸氧治疗会有危险。

三、正牙矫正器及其他矫正器治疗

正牙矫正器的作用是拍举下颌骨前移,在舌的基底水平扩大咽部气道。近年来,这方面的研究较多,已有多种正牙矫正器被试用,对于解除呼吸阻塞发作有一定的疗效。存在主要问题是舒适性差,许多患者往往不能耐受。其他能扩大通气道或防止气道阻塞的矫正器还有能使舌体保持前位、防止舌根后坠的舌位固定夹,以及能在睡眠时保持鼻、咽通气道通畅的人工鼻咽通气管等。这些装置都有一定疗效,共同的缺点是患者不舒适,许多患者不能耐受,从而限制了在临床上的广泛使用。

四、持续正压通气治疗

治疗 OSA 效果最好,使用最广泛的治疗方法就是经鼻持续性正压通气(NCPAI)治疗。NCPAP 的工作原理是通过一个小的空气压缩泵将压缩空气经空气导管连接于鼻面,患者经鼻面罩吸入加压的压缩空气,这样在患者的气道内产生持续性正压,解除了呼吸时咽腔内的负压状态,相当于在咽腔内形成了个持续性正压气柱维持气道管腔的通畅。治疗压力要根据个体需要,以能解除阻塞发作为准。一般治疗压力需要 $0.69 \sim 1.47kPa$($7 \sim 15cmH_2O$),首先 $0.39kPa$($4cmH_2O$)开始逐渐增加压力,当咽部气道内的正压高于闭合压时,就可防止气道的塌陷,维持气道的开放,从而消除打鼾及呼吸暂停。一般以 RDI >10 以上或夜间血氧饱和度低于90%为需要 CAPP 治疗的标准。NCPAP 的有效率几乎可以达到到100%。

第二十七章　肥胖症与肺栓塞

第一节　疾病概述

一、概述

肺栓塞是由内源或外源性栓子阻塞肺动脉引起肺循环和右心功能障碍的临床综合征,包括肺血栓栓塞、脂肪栓塞、羊水栓塞、空气栓塞、肿瘤栓塞等。

肺血栓栓塞症(pulmonary thromboembolism, PTE)是最常见的急性肺栓塞类型,由来自静脉系统或右心的血栓阻塞肺动脉或其分支所致,以肺循环和呼吸功能障碍为主要病理生理特征和临床表现,占急性肺栓塞的绝大多数,通常所称的急性肺栓塞即PTE。

深静脉血栓(deep venous thrombosis, DVT)是引起PTE的主要血栓来源,DVT多发于下肢或骨盆深静脉,脱落后随血流循环进入肺动脉及其分支,PTE常为DVT的并发症。

静脉血栓栓塞症(venous thromboembolism, VTE)由于PTE与DVT在发病机制上存在相互关联,是同一疾病病程中两个不同阶段的临床表现,因此统称为VTE。

研究证实,无论是男性还是女性,肥胖都可增加其静脉血栓栓塞危险,尤其是40岁以下者。肥胖是包括肺栓塞在内的静脉血栓栓塞的一个独立危险因素,那么医师更应提高对肥胖人群肺栓塞危险的警惕性。

二、肥胖症与肺栓塞的关系

研究表明,全球每年确诊的PE和深静脉血栓形成患者约数百万人。PE发病和诸多因素有关,肥胖一直被视为致命性PE的危险因素,肥胖患者VTE发病率为正常人群的2~3倍。但是,既往的研究未能明确肥胖是否是PE或DVT的独立危险因素。临床医师要重视肥胖人群发生PE的风险。

第二节 肥胖并发肺栓塞的西医诊疗

一、血流动力学和呼吸支持

急性右心衰竭导致的心输出量不足是急性肺栓塞患者死亡的首要原因。急性肺栓塞合并右心衰竭患者的支持治疗极其重要。

在药物、外科或介入再灌注治疗的同时,通常需使用升压药。去甲肾上腺素通过直接正性变力性作用可改善右心室功能,同时通过刺激外周血管。受体升高体循环血压,也能改善右心室冠状动脉灌注,但应限于低血压患者。多巴酚丁胺和(或)多巴胺对心脏指数低、血压正常的急性肺栓塞患者有益,但心脏指数超过生理范围可导致血流由阻塞血管向未阻塞血管的进一步重新分配,从而加重通气/血流比失调。肾上腺素兼具去甲肾上腺素和多巴酚丁胺的优点,而无体循环扩血管效应,可能对急性肺栓塞伴休克的患者有益。

二、抗凝治疗

给予急性肺栓塞患者抗凝治疗的目的在于预防早期死亡和 VTE 复发。肠道外抗凝剂对于高或中度临床可能性的患者,等待诊断结果的同时应给予肠道外抗凝剂。普通肝素、低分子量肝素或磺达肝癸钠均有即刻抗凝作用。

1. 普通肝素 首先给予负荷剂量 2000 ~ 5000U 或 80U/kg 静脉注射,继之以 18U/(kg·h)持续静脉滴注。抗凝必须充分,否则将严重影响疗效,增加血栓复发率。在初始 24 小时内需每 4 ~ 6 小时测定活化的部分凝血活酶时间(APTT)1 次,并根据 APTT 调整普通肝素的剂量,每次调整剂量后 3 小时再测定 APTT,使其尽快达到并维持于正常值的 1.5 ~ 2.5 倍。治疗达到稳定水平后,改为每日测定 APTT 1 次。应用普通肝素可能会引起 HIT,在使用的第 3 ~ 5 日必须复查血小板计数。若需较长时间使用普通肝素,应在第 7 ~ 10 日和 14 日复查血小板计数,普通肝素使用 2 周后则较少出现 HIT。若患者出现血小板计数迅速或持续降低 >50%,或血小板计数 <100×10^9/L,应立即停用,一般停用 10 日内血小板数量开始恢复。

2. 低分子量肝素 所有低分子量肝素均应按体重给药。一般不需常规监测,但在妊娠期间需定期监测抗 Xa 因子活性,其峰值应在最近一次注射后 4 小时测定,谷值应在下次注射前测定,每日给药 2 次的抗 Xa 因子活性目标范围为 0.6 ~ 1.0U/mL,每日给药 1 次的目标范围为 1.0 ~ 2.0U/ml。

3. 磺达肝癸钠 是选择性 Xa 因子抑制药,2.5mg 皮下注射,每日 1 次,无须监测。其清除随体重减轻而降低,对体重 <50kg 的患者慎用。严重肾功能不全(肌酐清除率 < 30ml/min)的患者,可造成磺达肝癸钠体内蓄积而增加出血风险,应禁用。中度肾功能不全(肌酐清除率 30 ~ 50ml/min)的患者应减量 50%。口服抗凝药:应尽早给予口服抗凝药,最好与肠道外抗凝剂同日。

三、溶栓治疗

溶栓治疗可迅速溶解血栓，恢复肺组织灌注，逆转右心衰竭，增加肺毛细血管血容量及降低病死率和复发率。欧美多项随机临床试验证实，溶栓治疗能够快速改善肺血流动力学指标，提高患者早期生存率。国内一项大样本回顾性研究证实，尿激酶或重组组织型纤溶酶原激活剂(rt-PA)溶栓联合抗凝治疗急性肺栓塞，总有效率达 96.6%，显效率为 42.7%，病死率为 3.4%，疗效明显优于对症治疗组和单纯抗凝治疗组。

1. 临床常用溶栓药物及用法　我国临床上常用的溶栓药物有尿激酶和 rt-PA 阿替普酶以及 r-PA。我国"急性肺栓塞尿激酶溶栓、栓复欣抗凝治疗多中心临床试验"采用 20 000U/(kg·2h)尿激酶静脉滴注，总有效率为 86.1%，无大出血发生，安全、有效、简便易行。本共识建议急性肺栓塞尿激酶的用法为 20 000U/(kg·2h)静脉滴注。目前我国大多数医院采用的方案是 rt-PA 50~100mg 持续静脉滴注，无须负荷量。

2. 溶栓禁忌证　①绝对禁忌证：出血性卒中；6 个月内缺血性卒中；中枢神经系统损伤或肿瘤；近 3 周内重大外伤、手术或头部损伤；1 个月内消化道出血；已知的出血高风险患者；②相对禁忌证：6 个月内短暂性脑缺血发作(TIA)发作；应用口服抗凝药；妊娠或分娩后 1 周；不能压迫止血部位的血管穿刺；近期曾行心肺复苏；难以控制的高血压(收缩压 >180mmHg)；严重肝功能不全；感染性心内膜炎；活动性溃疡。对于危及生命的高危急性肺栓塞患者大多数禁忌证应视为相对禁忌证。

3. 溶栓时间窗　肺组织氧供丰富，有肺动静脉、支气管动静脉、肺泡内换气三重氧供，肺梗死的发生率低，即使发生也相对较轻。急性肺栓塞溶栓治疗的主要目的是尽早溶解血栓疏通血管，减轻血管内皮损伤，减少慢性血栓栓塞性肺高压的发生。急性肺栓塞发病 48 小时内开始行溶栓治疗，疗效最好，对于有症状的急性肺栓塞患者在 6~14 日溶栓治疗仍有一定作用。

4. 溶栓注意事项　①溶栓前应行常规检查，即血常规、血型、APTT、肝肾功能、动脉血气、超声心动图、胸片、心电图等作为基线资料，用以与溶栓后资料对比判断疗效；②备血，并向家属交代病情，签署知情同意书；③使用尿激酶溶栓期间不要同时使用普通肝素，rt-PA 溶栓时是否停用普通肝素无特殊要求，输注过程中可继续应用；④使用 rt-PA 时，可在第 1 小时内泵入 50mg，如有无不良反应，则在第 2 小时内贯泵入另外 50mg。溶栓开始后每 30 分钟作 1 次心电图，复查动脉血气，严密观察生命体征；⑤溶栓治疗结束后，每 2~4 小时测定 APTT，水平低于基线值的 2 倍(或 <80s)时，开始规范的肝素治疗，常规使用普通肝素或低分子量肝素。

四、外科血栓清除术

1924 年，成功实施了第 1 例外科肺动脉血栓清除术。近来，包括心脏外科医生在内的多学科综合团队再次将血栓清除术引入高危急性肺栓塞和选择性的中高危急性肺栓塞的治疗，尤其对于溶栓禁忌或失败的患者，在血流动力学失稳前，多学科迅速干预并实施个体化血栓清除术，可使围术期的死亡率降低至 6% 或更低。术前溶栓增加出血风险，但不是外科血栓清除术的绝对禁忌证。研究表明，术后患者存活率、世界卫生组织(WHO)心功能分级和生活质量均有所提高。

五、经皮导管介入治疗

可去除肺动脉及主要分支内的血栓，促进右心室功能恢复，改善症状和存活率，适用于溶栓绝对禁忌证的患者。介入方法包括猪尾导管或球囊导管行血栓碎裂，液压导管装置行血栓流变溶解，抽吸导管行血栓抽吸以及血栓旋切。对无溶栓禁忌证的患者，可同时经导管溶栓或在机械捣栓基础上行药物溶栓。

介入相关并发症发生率约为2%，主要包括右心功能恶化导致的死亡、远端栓塞、肺动脉穿孔并肺出血、体循环出血、心脏压塞、心脏传导阻滞或心动过缓、溶血、对比剂肾病以及穿刺并发症。

六、静脉滤器

不推荐急性肺栓塞患者常规置入下腔静脉滤器。在有抗凝药物绝对禁忌证以及接受足够强度抗凝治疗后仍复发的急性肺栓塞患者，可选择静脉滤器置入。观察性研究表明，静脉滤器置入可减少急性肺栓塞患者急性期病死率，但增加 VTE 复发风险。

1. 永久性下腔静脉滤器　并发症很常见，但较少导致死亡，早期并发症包括置入部位血栓，发生率可达10%。上腔静脉滤器置入有导致严重心脏压塞的风险。晚期并发症包括约20%的 DVT 复发和高达40%的血栓后综合征。

1. 非永久性下腔静脉滤器　分为临时性和可回收性，临时性滤器必须在数天内取出，而可回收性滤器可放置较长时间。置入非永久性滤器后，一旦可安全使用抗凝剂，应尽早取出。长期留置滤器的晚期并发症发生率在10%以上，包括滤器移位、倾斜、变形，腔静脉穿孔，滤器断裂，碎片栓塞以及装置本身血栓形成。

第三节　肥胖并发肺栓塞的中医诊疗

目前，肺栓塞的中医治疗大致采用活血祛瘀通络、宽胸化痰祛瘀、行气活血通络、滋阴益气养血、散寒温经通脉等治疗原则。

1. 阳气暴脱（或兼瘀血型）　王生浩等以注射用盐酸川芎嗪或疏血通注射液治疗肺栓塞，每日1次，14日为1个疗程，结果表明此类中药制剂有益于急性肺栓塞住院患者的病情恢复，可显著减少住院时间。刘建博、王晋军等以血府逐瘀汤等活血化瘀类方药为主的同时予以参附汤加味，结果均显示中西医结合治疗肺栓塞的病死率较低。刘玉红用六味回阳饮加减治疗肺栓塞，取得良好疗效。

2. 痰瘀互阻型　张霞等予千金苇茎汤合桃红四物汤加减中医药治疗肺栓塞，总疗程为1个月，随访半年发现中西医结合治疗是一种安全有效的方法。余昆山在常规溶栓、抗凝基础上予以清热利湿、活血通络中药治疗，每日1剂，分2次服用，14日为1个疗程，结果发现其临床疗效明显优于单纯西医治疗。安丽英在常规治疗的基础上联合应用活血化瘀、清热利湿类中药治疗肺栓塞，具体用药如下：补阳还五汤加减，同时加银杏达莫静脉滴注，连用 15 日发现中西医结合治疗下肢深静脉血栓形成并发肺栓塞安全、有效。

3. 心血瘀阻(血瘀胸腑)型　张霞等以血府逐瘀汤加减治疗肺栓塞，总疗程为 1 个月并随访半年，得出中西医结合治疗是一种安全有效的方法。

4. 气虚血瘀型　韩文忠等在抗凝治疗基础上加用益气温阳活血利水方药，每日 1 剂，观察疗程为 15 日，发现此类中药可快速且明显的改善患者的临床症状，其疗效优于单纯抗凝治疗。李云华等研究云南省名中医陈乔林治疗慢性肺栓塞的临床经验，发现陈乔林老中医注重补肺气以运肺，善用黄芪；运用虫类药通肺络；适当宽胸宣痹、养阴润肺；主张中西医结合治疗。张守军等探讨西医常规治疗基础上应用补肺化瘀通络汤治疗肺栓塞，发现患者症状有明显改善。

5. 痰浊闭阻(痰浊阻肺或脾虚痰湿)型　王晋军等在常规治疗上予六君子汤加减，观察治疗 3 个月后，患者临床症状缓解显著。姬玉昆等以瓜蒌薤白半夏汤为基础方，加用活血化瘀药物治疗肺栓塞，可以减轻再灌注损伤。

6. 阳虚水泛型　刘玉红对肺栓塞患者予以真武汤加减，取得良好疗效。

第二十八章　肥胖症与皮肤病

第一节　疾病概述

一、概述

皮肤病是发生在皮肤和皮肤附属器官疾病的总称。皮肤是人体最大的器官，皮肤病的种类不但繁多，多种内脏发生的疾病也可以在皮肤上有表现。引起皮肤病的原因很多，比如感染因素引起的皮肤病，如麻风、疥疮、真菌病、皮肤细菌感染等常常有一定的传染性，不但影响身体健康，而且引起恐慌与社会歧视。

二、肥胖症与皮肤病的关系

肥胖者皮下脂肪丰厚，不利于散热，特别是在炎热的夏天，只有靠多出汗来降低体温。所以，汗腺的分泌亢进，易生痱子，往往遍身都是痱子，灼热瘙痒。

肥胖者的皮脂腺分泌活跃，容易患脂溢性皮炎，脂溢部分可附有黄色的鳞屑、丘疹以及与毛囊一致的点状斑，随后产生黄褐色痂皮。头皮的皮脂溢出也会增多，这样就使毛囊血液供应减少，毛发的营养和正常生长受到限制。皮脂腺内胆固醇分泌增加，也会堵塞汗腺和皮脂腺，降低头皮的代谢，使毛发容易脱落，形成秃顶。

"毛发角化症"是青春期肥胖者的常见皮肤病，好发于上肢的伸侧和耳前部，可见与毛孔一致的角化性丘疹。如发生在面部，还有轻度色素沉着和毛细血管扩张，使面部出现潮红。

黑色棘皮症和皮肤萎缩纹也是肥胖症患者特有的、常见的皮肤综合征。前者表现为皮肤的色素增强呈深暗色，乳头状增生和肉质增生，多发生在腋下、颈部、口腔周围、指关节、脐周、阴部和腹股沟部位。后者的好发部位在下腹部、腰部、大腿内侧、乳房、臀部外侧、膝关节及上臂，皮肤萎缩条纹常常与皮肤的紧张方向对应而垂直，外观呈松软、灰白色瘢痕状，妊娠纹就是属于这类皮肤萎缩纹。

肥胖者还容易发生下肢瘀血性皮肤疾病，如下肢静脉曲张、血栓性静脉炎等，使下肢皮肤发生变化。在小腿的1/3处可见色素沉着或色素脱落、点状出血、瘀血性皮炎、皮肤溃疡以及皮肤萎缩等血液循环障碍性皮肤病变。由于肥胖易引起糖尿病、脂肪肝和高胆固醇血症的影响，皮肤还容易生汗斑、湿疹、疖痈以及皮肤瘙痒。

第二节 肥胖症并发皮肤病的西医治疗

一、抗菌剂

1. 青霉素类 包括青霉素、氨苄西林、阿莫西林、苄星青霉素、苯唑西林等。主要用于 G⁺ 菌感染如疖、痈、丹毒、蜂窝织炎和梅毒等，部分合成青霉素如苯唑西林主要用于耐药性金黄色葡萄球菌感染。用药前应询问过敏史并行皮试，以防过敏性休克。

2. 头孢菌素类 包括头孢唑啉、头孢氨苄、头孢拉定、头孢呋辛、头孢噻肟、头孢曲松等。主要用于耐青霉素的金黄色葡萄球菌和某些 G⁻ 杆菌的感染。对青霉素过敏者应注意交叉过敏。

3. 氨基糖苷类 包括链霉素、庆大霉素、阿米卡星、大观霉素等，多为广谱，链霉素还可用于治疗结核病。该类抗生素有耳、肾毒性，长期应用应予注意。

4. 四环素类 包括四环素、多西环素、米诺环素等，主要用于痤疮及泌尿生殖系衣原体、支原体感染症等。儿童长期应用四环素可使牙齿黄染，应用米诺环素可引起眩晕。

5. 大环内酯类 包括红霉素、麦迪霉素、罗红霉素、克拉霉素、阿奇霉素等，主要用于淋病及泌尿生殖系衣原体、支原体感染症等。

6. 喹诺酮类 包括诺氟沙星、环丙沙星、氧氟沙星、左氧氟沙星、培氟沙星、莫西沙星等，主要用于细菌性皮肤病、支原体或衣原体感染。

7. 磺胺类 包括复方新诺明等，对细菌、衣原体、奴卡菌有效，部分患者可引起过敏反应。

8. 抗结核药 包括异烟肼、利福平、乙胺丁醇等。除对结核杆菌有效外，也用于治疗某些非结核分枝杆菌感染。常需联合用药和较长疗程。

9. 抗麻风药 包括氨苯砜、利福平、氯法齐明、沙利度胺等。氨苯砜可用于大疱性类天疱疮、变应性皮肤血管炎、红斑狼疮、扁平苔藓等，不良反应有贫血、粒细胞减少、高铁血红蛋白血症等。沙利度胺用于麻风反应、红斑狼疮、结节性痒疹、变应性皮肤血管炎等，主要不良反应为致畸和周围神经炎，孕妇禁用。

10. 其他 甲硝唑、替硝唑、奥硝唑用于滴虫、蠕形螨和厌氧菌感染。克林霉素、磷霉素、去甲万古霉素、多黏菌素等均可根据病情选用。

二、抗病毒剂

1. 核苷类 阿昔洛韦、伐昔洛韦和泛昔洛韦主要用于单纯疱疹病毒、水痘－带状疱疹病毒感染等，不良反应有静脉炎、暂时性血清肌酐升高，肾功能不全患者慎用。更昔洛韦抗巨细胞病毒作用较强，可用于巨细胞病毒感染患者。

2. 利巴韦林 又称病毒唑，是一种广谱抗病毒药物，可用于疱疹病毒等的感染，不良反应为口渴、白细胞减少等，妊娠早期禁用。

三、抗真菌剂

1. 灰黄霉素 对皮肤癣菌有抑制作用，主要用于头癣的治疗，不良反应有胃肠道不适、头晕、光敏性药疹、白细胞减少及肝损害等。

2. 多烯类 两性霉素 B 为广谱抗真菌药，对多种深部真菌抑制作用较强，但对皮肤癣菌抑制作用较差，不良反应有寒战、发热、恶心、呕吐、肾损害、低血钾和静脉炎等。

制霉菌素对念珠菌和隐球菌有抑制作用，主要用于消化道念珠菌感染，有轻微胃肠道反应。

3. 氟胞嘧啶(5-FC) 用于隐球菌病、念珠菌病、着色真菌病。有恶心、食欲缺乏、白细胞减少等不良反应，肾功能不良者慎用。

4. 唑类 抗真菌剂对酵母菌、丝状真菌、双相真菌等均有较好的抑制作用。

(1)酮康唑：可用于系统性念珠菌感染、慢性皮肤黏膜念珠菌病、泛发性体癣、花斑癣等。有较严重的肝脏毒性。

(2)伊曲康唑：主要用于甲真菌病、念珠菌病、隐球菌病、孢子丝菌病、着色真菌病和浅部真菌病等。不良反应主要为恶心、头痛、胃肠道不适和转氨酶升高等。

(3)氟康唑：主要用于肾脏及中枢神经系统等深部真菌感染。不良反应有胃肠道反应、皮疹、肝功能异常、低血钾、白细胞减少等。

(4)丙烯胺类：特比萘芬主要用于甲癣和角化过渡型手癣，对念珠菌及酵母菌效果较差。主要不良反应为胃肠道反应。

(5)其他：碘化钾为治疗孢子丝菌病的首选药物。常见不良反应为胃肠道反应，少数可发生药疹。

四、抗组胺剂

1. H_1 受体阻滞药 能与组胺争夺受体，消除组胺，引起毛细血管扩张、血管通透性增高、平滑肌收缩、呼吸道分泌增加、血压下降等作用。根据其镇静作用不同可分为第一代和第二代。

(1)常用的第一代 H_1 受体阻滞药：有氯苯那敏、苯海拉明、多塞平、赛庚啶、异丙嗪、酮替芬。多易透过血-脑屏障，导致乏力、困倦、头晕、注意力不集中等，部分还有抗胆碱作用，引起黏膜干燥、排尿困难、瞳孔散大。高空作业、精细工作者和驾驶员禁用或慎用，青光眼和前列腺肥大者慎用。

(2)常用的第二代 H_1 受体阻滞药：包括阿司咪唑、特非那定、非索非那定、氯雷他定、地洛他定、西替利嗪、左西替利嗪、依巴斯汀、咪唑斯汀、美喹他嗪、阿伐斯汀。不易透过血-脑屏障，不产生或仅有轻微困倦作用，抗胆碱能作用较小，作用时间较长，在临床上应用较广，尤其适用于驾驶员、高空作业及需长期使用者。

2. H_2 受体阻滞药 该类药物与 H_2 受体有较强的亲和力，可对抗组胺的血管扩张，引起血压下降和胃液分泌增多，包括西咪替丁、雷尼替丁和法莫替丁等，主要用于慢性荨麻疹、皮肤划痕症等。不良反应有头痛、眩晕，长期应用可引起血清转氨酶升高、阳痿和精子减少等，孕妇及哺乳期妇女慎用。

五、糖皮质激素

糖皮质激素具有免疫抑制、抗感染、抗细胞毒、抗休克和抗增生等作用。

1. 适应证 常用于药疹、多形红斑、严重的急性荨麻疹、过敏性休克、接触性皮炎、系统性红斑狼疮、皮肌炎、天疱疮、类天疱疮和变应性皮肤血管炎等。

2. 常用种类 可分为三类：低效者有氢化可的松，中效者包括泼尼松、泼尼松龙、甲泼尼龙、曲安西龙，高效者有地塞米松、倍他米松等。

3. 使用方法 可分为小量、中量和大量，也有冲击疗法、局部注射疗法等。一般成人泼尼松30mg/d以下为小量，用于较轻病症；泼尼松30~60mg/d为中量；泼尼松60mg/d以上为大量。冲击疗法为一种超大剂量疗法，主要用于危重患者。皮损内注射适用于瘢痕疙瘩、斑秃等，常用1%曲安奈德或泼尼松龙混悬液。

4. 不良反应 长期、大量应用的不良反应较多，主要有病毒、细菌、结核、真菌感染，消化道溃疡或穿孔，皮质功能亢进或减退，电解质紊乱，骨质疏松或缺血性骨坏死及对神经精神的影响等，可加重原有的糖尿病、高血压等，不适当的停药或减量过快还可引起病情反跳。

六、维 A 酸类

维A酸类可调节上皮细胞和其他细胞的生长和分化，对恶性细胞生长有抑制作用，还可调节免疫和炎症过程等。主要不良反应有致畸、高三酰甘油血症、高血钙、骨骼早期闭合、皮肤黏膜干燥、肝功能异常等。可分为三代。

1. 第一代维A酸 是维A酸的天然代谢产物，主要包括全反式维A酸、异维A酸和维胺脂。对寻常型痤疮、掌跖角化病等有良好疗效。

2. 第二代维A酸 为单芳香族维A酸，主要包括阿维A酯、阿维A酸，主要用于重症银屑病、鱼鳞病、掌跖角化病等。

3. 第三代维A酸 为多芳香族维A酸，其中芳香维A酸乙酯可用于银屑病、鱼鳞病、毛囊角化病等。

七、免疫抑制药

不良反应均较大，包括胃肠道反应、骨髓抑制、肝损害、诱发感染、致畸等。

1. 环磷酰胺（CTX） 可抑制细胞生长、成熟和分化，对B淋巴细胞的抑制作用更强。主要用于红斑狼疮、皮肌炎、天疱疮、变应性皮肤血管炎、原发性皮肤T细胞淋巴瘤等。

2. 硫唑嘌呤（AZP） 对T淋巴细胞有较强抑制作用，可用于天疱疮、大疱性类天疱疮、红斑狼疮、皮肌炎等。

3. 甲氨蝶呤（MTX） 能与二氢叶酸还原酶结合，干扰嘌呤和嘧啶核苷酸的合成，从而抑制淋巴细胞或上皮细胞的增生，主要用于治疗红斑狼疮、天疱疮、重症银屑病等。

4. 环孢素（CSA） 可选择性抑制T淋巴细胞，主要用于抑制器官移植后排异反应，还用于红斑狼疮、天疱疮、重症银屑病等。

5. 霉酚酸酯 可选择性抑制淋巴细胞的增殖，可用于系统性红斑狼疮等自身免疫性疾病。

6. 他克莫司 其免疫抑制作用机制类似环孢素，作用为后者的10~100倍，可用于特应性皮炎、红斑狼疮和重症银屑病等。

八、免疫调节剂

免疫调节剂主要用于病毒性皮肤病、自身免疫病和皮肤肿瘤等。

1. 干扰素（IFN）　具有抑制病毒、抗肿瘤及免疫调节作用。其包括 α - 干扰素、β - 干扰素、γ - 干扰素。不良反应有流感样症状、发热和肾损害等。

2. 左旋咪唑　能增强机体的细胞免疫功能，调节抗体的产生。不良反应有恶心、皮肤瘙痒、粒细胞和血小板减少等。

3. 转移因子　可激活未致敏淋巴细胞，并能增强巨噬细胞的功能。

4. 胸腺素　对机体免疫功能有调节作用，可有注射处局部红肿、硬结或瘙痒等不良反应。

5. 卡介菌（BCG）　多糖核酸可增强机体抗感染和抗肿瘤能力。

九、维生素类

1. 维生素 A　能维持上皮组织功能，调节表皮角化过程，可用于治疗鱼鳞病、毛周角化病、维生素 A 缺乏病等。长期服用时应注意肝损害。

2. β - 胡萝卜素　具有遮光作用，可用于治疗卟啉病、多形性日光疹、日光性荨麻疹、盘状红斑狼疮等。长期服用可发生皮肤黄染。

3. 维生素 B_1　为体内多种代谢过程的辅酶，可用于带状疱疹后遗神经痛，银屑病、扁平苔藓等的辅助治疗。维生素 B_6 为肝脏辅酶的重要成分，可用于脂溢性皮炎、痤疮、脱发等。

4. 烟酸和烟酰胺　参与辅酶Ⅱ组成，有扩张血管作用，主要用于治疗烟酸缺乏症，也可用于光化性皮肤病、冻疮、大疱性类天疱疮等。

5. 维生素 C　可降低毛细血管通透性，是体内氧化还原系统的重要成分，主要用于过敏性、慢性炎症性、色素性皮肤病等。

6. 维生素 E　有抗氧化、维持毛细血管完整性、改善周围循环等作用，大量可抑制胶原酶活性，主要用于血管性、色素性皮肤病、卟啉病等。

7. 维生素 K　为合成凝血酶原所必需，可用于出血性皮肤病、慢性荨麻疹等。

十、外用药的剂型

1. 溶液　指药物的水溶液，具有清洁、收敛作用，主要用于湿敷和庵包，可减轻充血水肿，清除分泌物、痂皮，若含抗菌药时还有抗菌、消炎作用。常用者有 3% 硼酸溶液、0.1% 硫酸铜溶液等。

2. 酊剂　是非挥发性药物的乙醇溶液，外用后乙醇迅速挥发，而药物则均匀地分布于皮肤表面而发挥作用。常用的有 2.5% 碘酊等。

3. 醑剂　系挥发性药物的乙醇溶液，外用后乙醇和药物均迅速挥发而发挥作用。常用的有复方樟脑醑等。

4. 粉剂　为药物的固体粉末，有干燥、保护和散热作用。常用者有滑石粉、氧化锌粉等。

5. 洗剂　也称振荡剂，是药粉（30% ~50%）与水的混合物，两者互不相溶，有止痒、散热、干燥及保护作用。常用的有炉甘石洗剂、复方硫黄洗剂等。

6. 油剂 以植物油溶解药物或与药物的混合物，有清洁、保护和润滑作用。常用者有 25%~40% 氧化锌油、10% 樟脑油等。

7. 乳剂 系药物、油和水经乳化而成。分为两种类型：一种为油包水（W/O）乳剂，油为连续相，有轻度油腻感，如香脂；另一种为水包油（O/W）乳剂，也称为霜剂，水是连续相，容易洗去，常用的有恩肤霜、皮康霜等。水溶性和脂溶性药物均可制成乳剂，具有保护、润泽作用，渗透性较好。

8. 软膏 是用凡士林、单软膏（植物油加蜂蜡）或动物脂肪等作为基质而制成，具有保护创面、防止皲裂等作用，渗透性较乳剂更好，但不利于散热。常用者如蒽林软膏、复方苯甲酸软膏。

9. 糊剂 也称为泥膏，为含 25%~50% 粉末成分的软膏，作用与软膏类似，因含粉末较多，有一定吸水和收敛作用，不宜用于毛发部位。常用者有氧化锌糊剂等。

10. 硬膏 是由脂肪酸盐、橡胶、树脂等组成的半固体基质贴附于被捕材料如布料、纸料或有孔塑料薄膜上而成。可牢固地黏着于皮肤表面，作用持久，可阻止水分散失、软化皮肤和增强药物渗透性。常用的有氧化锌硬膏、肤疾宁硬膏等。

11. 涂膜剂 系将药物和成膜材料如羧甲基纤维素钠、羧丙基纤维素钠等溶于挥发性溶剂如丙酮、乙醚、乙醇中而成。外用后溶剂迅速蒸发，在皮肤上形成一层均匀的薄膜。常用者有聚乙烯醇缩甲乙醛等。

12. 凝胶 是以高分子化合物和有机溶剂如丙二醇、聚乙二醇为基质而制成。外用后可形成一薄层，凉爽润滑，无刺激性。常用的有过氧化苯甲酰凝胶、阿达帕林凝胶等。

13. 气雾剂 也称为喷雾剂，由药物与高分子成膜材料如聚乙烯醇、缩丁醛和液化气体如氟利昂混合制成，喷涂后药物均匀地分布于皮肤表面。常用的有理通、贝复济气雾剂等。

14. 二甲基亚砜制剂（DMSO） 可溶解多种水溶性和脂溶性药物，也称为万能溶媒，药物的 DMSO 剂型常具有良好的透皮吸收性，外用疗效好。

15. 促透皮吸收剂 1%~5% 氮酮溶液也具有良好的透皮吸收性，且无刺激性。

第三节 肥胖症并发皮肤病的中医治疗

外用药物疗法是整体治疗的一部分，在皮肤科治疗中，历来十分重视外用药物的作用和用药剂型。现将临床常用的外用药的分类、剂型及临床药物方剂分述如下：

一、外用药物分类

1. 按药物种类分类

植物类药：黄芩、黄连、大青叶、苍耳子等。

动物类药：斑蝥、牛黄、牡蛎、龙骨、珍珠等。

矿物类药：石膏、炉甘石、滑石、钟乳石等。

2. 按药物的作用分类

清热药：黄芩、黄连、大黄、马齿苋、大青叶等。

祛湿药：炉甘石、滑石、苍术、熟石膏等。

止痒药：地肤子、蛇床子、苍耳子、白鲜皮等。

杀虫药：百部、土槿皮、硫黄、大枫子等。

发泡药：斑蝥、巴豆、红娘子等。

腐蚀药：鸦胆子、乌梅、石灰等。

润肤药：胡麻、生地、当归、羊脂、蜂蜜等。

二、外用药物的剂型

药物经调剂制成适合于医疗和预防应用的形式，称药物的剂型。外用药物为一类制剂和方剂的总称，按其形态、组成、作用和适应证等方面，常分为下列几种。

1. 粉剂（散剂）　单味和多味药物经干燥、碾碎、过筛、研磨成粉末状者称粉剂，具有吸收水分、干燥皮肤、消炎、清凉、收敛、止痒等作用，适用于急性无糜烂渗出的损害。常用药物：滑石粉、炉甘石、氧化锌等。代表方：祛湿散、青黛散、三石散、珍珠散、湿疹粉等。

2. 洗剂　水或乙醇与不溶性粉末混合而成，与粉剂作用相似，但较易黏着，作用与适应证同粉剂，代表方药：炉甘石洗剂、蛇床子洗方、泡洗方、地榆湿敷汤、三黄洗剂等。

3. 水剂　药物煎后滤过或其水溶液，可以做湿敷、涂擦、浸浴、洗涤等用，其作用视溶解于溶液内的药物而定，并兼有散热、消炎、止痒、吸收渗液、清洁等作用，适用于急性有糜烂渗出的情况，多用作开放性冷湿敷。代表方：雄黄解毒散洗剂、马齿苋洗剂、苍肤水剂等。

4. 酊剂　药物用白酒或75%酒精浸泡，浸出其有效成分，滤过去渣而成。其深入性较水剂强，使用方便，但有轻微刺激性，有止痒、杀虫、活血、通络、消肿止痛的效果。代表方：白癜风酊、苦参酒、百部酒、补骨脂酊等。

5. 油剂　是用植物油或药油调和粉剂而成，有清洁、保护及轻度消炎、止痒等作用，适用于浅在性急性炎症或有轻度糜烂渗出性皮肤病。代表方：祛毒油膏、氧化锌油、紫草油、甘草油等。

6. 软膏　粉剂和固体油类混合制成的均匀细腻半固体的外用制剂，具有保护、润泽、软化、穿透皮肤等作用，适用于慢性皮肤增厚的情况。代表方：玉黄膏、润肌膏等。

7. 糊剂　在软膏基质内含有25%～50%的粉末称糊剂。其作用与软膏相似，具有吸收少量渗液的作用。穿透等性能较软膏小，适用于亚急性皮炎渗出不著时。代表方：氧化锌糊等。

8. 乳剂　油脂和水经乳化制成者称乳剂，也属于软膏剂型，分水包油型和油包水型两种。前者多用于夏季，后者多用于冬季，与软膏作用相似，穿透性能较软膏强，可吸收少量渗液，有止痒、消炎作用，适用于慢性少量渗液的亚急性皮疹。

9. 硬膏　是在脂肪、蜡、树脂、橡胶等固体或半固体的黏性基质中加入作用药物，滩涂于裱褙材料或白布上制成。其作用深入持久，有简便清洁、止痒作用，适用于局限性的慢性角化性、肥厚性皮肤病。代表方：伤风止痛膏、追风透骨膏等。

10. 药捻　又称药线，是用棉纸、棉花、丝线等裹药或蘸药制成，或直接用药粉加水搓成细条而成，随药物作用的不同而有化腐提毒、收敛伤口、回阳生肌等作用，适用于窦道、瘘管、疮疡溃后不收口者。代表方：生肌药捻、提毒药捻等。

11. 熏剂　是用中药压碾碎成粗末，可制成药香、药卷，亦可直接撒在炭火上，点燃后用烟熏治，适用于慢性肥厚性皮损，有消炎、止痒、软化浸润、促进炎症吸收之效。代表方：艾卷、癣症熏剂等。

12. 涂膜剂　以药物（或加成膜剂）溶于有机溶媒或胶液中，涂于皮肤上，适用于慢性皮炎或某些职业性皮肤病的防护。

第二十九章　儿童青少年肥胖症

第一节　儿童青少年肥胖

一、概述

儿童肥胖是由于儿童能量摄入超过能量消耗，造成脂肪在体内过度堆积而引起的一种代谢性疾病，近年来发病率呈逐年升高的趋势，且成为成年肥胖的高危因素。因此，儿童肥胖已成为全球一个重要的公共卫生问题。

二、儿童型肥胖的病因

1. 单纯性肥胖的病因

（1）遗传：肥胖有高度的遗传性，父母皆肥胖者其后代发生肥胖的危险性高于双亲体重正常的子女。肥胖又是多种复杂的环境因素与遗传危险因素相互作用的结果。具有肥胖基因素质的个体，在食物缺乏、体力活动量大的环境下会变瘦；而无肥胖遗传素质的个体，在有美味、高热量食物或无体力活动的环境下也可变胖。

（2）饮食：喂养过度是肥胖的物质基础。过食使过剩的能量转化为脂肪储存在体内造成肥胖。人体脂肪含量与食物中脂肪含量呈正相关。

婴儿期肥胖受出生体重、喂奶量和过早添加固体食品等影响。孕母怀孕后期摄食过多、体重增加过速或患糖尿病，会使胎儿体脂过多和出生时超重。婴儿和儿童期摄食过多可以成为成人期肥胖的原因。

（3）环境：社会及家庭的文化、经济和生活习惯都会影响肥胖的发病率。在发达国家，层次高的富裕家庭肥胖发病率低于层次低的低收入家庭，因为前者接受文化教育机会多，知道肥胖的危害，摄食以高蛋白、蔬菜和水果为主，重视体育锻炼；而后者对发生肥胖并无心理压力，选择食物仅考虑口味，忽视体育锻炼。不发达国家则富裕家庭中肥胖发病率高于贫困家庭，因为前者以食物的充沛和口味为满足，而贫困家庭则因吃不好、吃不饱而肥胖发病率低。运动少、休息过多、缺乏适当的活动和体育锻炼亦为肥胖症的重要因素。

（4）其他：国内外一些研究显示，肥胖儿童存在高胰岛素血症和胰岛素抵抗，高血压检出率较高，可能存在瘦素抵抗、潜在的糖代谢和脂代谢异常等代谢综合征改变。

2. 继发性肥胖的病因　肥胖继发于其他疾病，可由中枢神经系统、内分泌系统或遗传性疾病引起。

3. 其他病因　有关儿童营养不良与肥胖的关系一直没有受到应有的注意，作为营养－喂养失衡的一种营养结局，营养不良与肥胖有着内在的联系。现在已有不少流行病学证据表明胎儿期和儿童期早期营养不良增加了青少年期和成年期发生肥胖和心血管相关疾病的机会。

第二节　儿童青少年肥胖的诊断

一、儿童型肥胖的临床表现

儿童时期脂肪组织的增长曲线有两个高峰：其一是在出生后，其二是在进入青春期之前，这时候机体脂肪组织的增长最快。任何年龄小儿均可发生肥胖，但最常见于婴儿期、5~6 岁和青春前期。

肥胖儿多外表高大，皮下脂肪分布均匀，脂肪堆积以面部、乳房、肩部以及腹部为著。大腿、上臂粗壮，手背厚，手指长而尖。男孩因会阴部脂肪堆积将外生殖器遮埋，显得阴茎短小，常被误认为外生殖器发育不良。大约 40% 的中度到重度肥胖儿可出现紫纹，无特殊生理意义。全身各脏器无器质性病变，可并发糖耐量异常、高脂血症、高尿酸血症等。个别可出现黑棘皮病，还可伴发高血压、心肺功能障碍等。

肥胖儿骨发育较早，身高略高于同性别、同年龄儿，但发育成熟后，大部分等于或略低于同性别、同年龄健康儿。肥胖儿发育较早，少数男孩外生殖器小，青春期延迟，女孩外生殖器多无异常，月经不延迟。肥胖儿智力正常，但性格孤僻，有自卑感，不好动。

二、儿童型肥胖的辅助检查

为排除症状性肥胖须做以下检查。

1. 血常规、嗜酸细胞计数　单纯性肥胖症无明显改变，肾上腺皮质功能亢进时嗜酸细胞计数明显减少。

2. 血糖测定、糖耐量试验　单纯性肥胖症正常，少数呈糖耐量低减。

3. 血或尿游离皮质醇测定　单纯性肥胖症正常或略高，皮质醇增多症显著增高，昼夜节律消失。

4. 测定 24 小时尿 17－羟类固醇及 17－酮类固醇　单纯性肥胖症正常或略高，皮质醇增多症显著增高。

5. 血钾、钠、氯测定　单纯性肥胖症正常，皮质醇增多症可出现低钾。

6. 颅骨及腕骨放射线检查　单纯性肥胖者无异常改变。

7. 其他　甲状腺功能检查、B 超、CT、MRI 检查等。

三、诊断与鉴别诊断

1. 肥胖度　从数量上说，脂肪含量超过标准 15% 即为肥胖。这个数值若以体重计算，则约为超过标准体重20%时的全身脂肪含量即超过正常脂肪含量的15%。因此，目前定为超过参照人群体重20%为肥胖。这里所说的参照人群体重是指由世界卫生组织推荐的，美国NCHS/CDC制订的身高比体重，又称身高标准体重。

肥胖分度：①超重：大于参照人群体重10%～19%；②轻度肥胖：大于参照人群体重20%～39%；③中度肥胖：大于参照人群体重40%～49%；④重度肥胖：大于参照人群体重50%。

2. 身高/体重　根据横断面调查儿童生长发育数值，按不同身高列出相应标准体重，使用这个参数所涉及的问题是参照人群值。肥胖检出率在很大程度上取决于所选用的参照人群。

(1)根据身高和体重计算出的各种指数。

相对体重指数：将个体的实际体重与标准的平均体重或理想体重相比，该比值超过120%时可判定为肥胖。

体重/身高：这种方法适于在成人中使用，不适用于儿童。

(2)皮下脂肪厚度(皮褶厚度)测量(skinfold thickness, TSF)：以皮下脂肪的厚度来测量。人体脂肪的50%分布于皮下组织中，故测量躯干、四肢等不同区域的皮下脂肪厚度可以反映肥胖程度。此法虽然简易，但准确性较差。具体方法如下：测量者用左手拇指和示指捏起测量处的皮肤和皮下组织，用卡尺或厘米(cm)尺测量捏起皮褶根部的厚度，连续3次，取读数的均值。经常测量的部位有四处，其中以肱三头肌部位的皮褶厚度最为主要。

(3)外观判断法：这种方法简单易行，无需太多技术。绝大多数人对肥胖、健壮、消瘦的认识是比较一致的。本方法可在现场调查、人群初筛时使用。

另外，还可以采用体比重法、总体液测定法、钾总量测定法、电传导率和振动频率图等方法测量体脂总量，这些方法的精确度较高，但检测难度大，费用昂贵，且不能表达脂肪分布的类型，所以只限于研究工作。超声图、CT、MRI可提供精确的皮下及内脏脂肪分布和含量，检测方法也比较简单，但价格昂贵，仍不能作为评价肥胖症的常规手段加以推广应用。

第三节　儿童青少年肥胖的治疗

小儿单纯性肥胖的治疗，应该在不影响基本热量和营养需要的前提下，改变饮食和生活习惯，使体重逐渐下降到不超过正常身高体重标准的20%以内。治疗前应该对患儿的生长发育、精神状态、营养、饮食习惯、活动爱好、并发症、父母肥胖史、家庭经济和文化等有关影响因素进行全面的了解，综合分析后再制订切实可行的个体治疗方案。同时，必须使孩子和父母对治疗的必要性和长期性充分理解，懂得与医师合作是减肥成功的关键。对有肥胖遗传史的孩子，一旦出现肥胖趋势，应及早干预。

一、饮食调整

饮食疗法是肥胖治疗的最基本方法之一。饮食疗法可分为三种类型，即节食疗法、低能量疗法及极低能量疗法。前两种疗法主要适用于轻、中度肥胖者，使用时最好在营养师的指导下进行；极低能量疗法适用于重度和恶性肥胖患者，实施时患者须住院，在医师的密切观察下进行治疗。不管采用哪种饮食疗法，都要维持肥胖者身心健康，尽量减少肥胖对机体造成的不良影响，同时减少储存于体内的脂肪是饮食治疗的基本原则。

1. 确定合适的总能量摄入量　单纯性肥胖儿童不应过分降低总热能的摄入，一般以标准体重来决定合适的热能摄入量，即每日摄入的总热能(kJ) = 标准体重(kg) × (84 ~ 105)(kJ)为宜，并适当从严控制，但尽量不低于最低安全水平(5040kJ)。

2. 蛋白质的供给应充足　为了满足儿童正常生长发育的物质需要，必须保证饮食中有正常量的优质蛋白质。食物蛋白质占总热量的20% ~ 30%为宜。

3. 适当限制脂肪　为了保证必需脂肪酸和脂溶性维生素的摄入及增强患儿的耐饿性，膳食中不应完全控制脂肪的供给，占总热能的25% ~ 30%为宜。

4. 限制糖类的供给，占总热能的50%为宜。

5. 膳食纤维可不加限制　凡纤维素含量多者可适当多用，以增加饱腹感，如韭菜、芹菜、茼蒿，保证膳食纤维的供给每日不低于6g。

6. 限制食盐及含嘌呤高的食物　可采用低盐或少盐饮食，限制嘌呤含量较高的食物，如动物心、肝、肾等。

7. 合理的餐次分配和良好的饮食习惯　对小儿每日摄入的热量严格进行计算和控制，有选择地进食或避免进食某些食物。在饮食调整的同时还要配合行为矫正，使儿童建立起正确的饮食习惯。进餐以少量多次为宜，可以变每日三餐为五餐，因为五餐中有两餐处于人体消化酶的作用低潮，可以使摄入物的消化吸收减少。热量的分配应加强早、中二餐，减少晚餐量，因为晚餐后活动少，以免使多余的热量以脂肪形式储存。进餐时宜先喝汤或少量水，并减慢进食速度，增加咀嚼次数。使唾液和食物充分拌和，以增加食物体积，加强饱胀感。6个月龄以上的肥胖儿可以用水果、蔬菜代替部分奶量。

8. 制定合理饮食调整方案　内容须根据肥胖度来制订。对年龄小且刚刚发生的轻或中度肥胖者，可按不太严格的饮食治疗方案来进行治疗。这个治疗方案的内容主要包括：多食富含纤维素的食物及非精细加工的粗粮，少吃或不吃含热量高而体积小的食物。给孩子吃的食物要切得大小适宜、不要过大、应以小块为主。教会孩子如何正确选择适宜的食物以及不同食物间如何替代。对于上述干预效果不明显的轻、中度肥胖者，就应进一步限制食物的种类，包括一些高热量食物或加工很精细的糖类如精白面粉、脂肪、油煎食品、糖、巧克力、奶油制品等，应限制任何甜饮料。

9. 对于热量的控制要充分考虑到儿童生长发育的需要。一般建议在控制期，对5岁以下肥胖儿童每日热量摄入应为2510 ~ 3347kJ(600 ~ 800卡)，5岁以上则为3347 ~ 5020kJ(800 ~ 1200卡)。对于蛋白质、维生素、矿物质和微量元素应维持在高于低限的每日摄入量。在体重控制满意后按维持期热量供应。

二、加强体育锻炼

1. 运动处方　①设计原则：安全、有趣、价格便宜，便于长期坚持，能有效减少脂肪；②设计要素：在体重移动的运动中，距离比速度更重要，鼓励柔韧性运动；③运动形式：有氧运动、有氧运动与无氧运动交替、技巧运动；④处方制订：测试个体最大氧消耗，以个体最大有氧能力的50%为平均训练强度，每日训练1～2小时，每周训练时，1个疗程12周，把减脂的任务均匀分配到3个月之内；⑤训练方案：每次训练必须先做准备活动（即热身运动），在每个训练活动间要有小休息。运动结束必须有恢复运动（即冷身运动）。身体不适或受伤时立即停止训练，学会自我保护技术。

2. 选择体育运动形式　要注意兼顾减少脂肪的有效性、儿童长期坚持参加的可行性和儿童乐于参加的趣味性，如走路、跑步、跳舞、滑冰（雪）、游泳。在训练安排上，经无氧运动激发后的有氧运动才能有效动员体脂。在走路或跑步中重要的因素是距离而不是速度。

3. 运动强度　运动可增加能量消耗，促进脂肪分解和肌肉中蛋白质的合成，起到逆转因节食所致的肌肉萎缩和增强心、肺功能的作用。剧烈运动会引起食欲增加，不利于饮食控制，所以一般多主张以低强度、持续时间较长的有氧代谢运动为主。无氧代谢静力运动虽然也增加能量消耗，但以增加糖酵解为主，使游离脂肪酸（FAA）消耗受阻，减肥效果差。一般选择的运动方式有慢跑、中快速度步行、骑自行车、游泳、爬楼梯、跳绳和球类运动等。运动强度应根据不同个体情况制订，一般活动强度宜逐步增加，使达到最大氧耗量的50%或最大心率的65%。

三、药物

目前，对青少年减肥一般不主张借助药物。用药物减肥者，停药后体重和能量摄入的增加往往甚于用药前。药物的不良反应必须考虑，必要时也可考虑用药，但应该慎重。一般此类减肥药物有3种作用机制：①减少能量摄入；②减少能量的体内吸收；③增加能量消耗。常用减肥药物有苯丙胺、芬氟拉明、右芬氟拉明等。另外，某些中药如大黄、郁金、泽泻、丹参、女贞子等对脂肪吸收可能也有抑制作用。

四、行为矫正方案

1. 行为分析　通过与肥胖者访谈，与家长、教师座谈、观察分析线性行为等，找出主要危险因素。

2. 制订行为矫正方案　根据肥胖者行为模式中的主要危险因素，确定行为矫正的靶行为，设立中介行为，制订行为矫正的速度，奖励和（或）惩罚，正和（或）负诱导等具体内容。

3. 肥胖者行为日记　内容包括对刺激和（或）刺激控制的第一反应，在行为矫正过程中的体验、困难和经验。

4. 座谈会　包括父母亲，外（祖）父母、教师等有关人员，深入了解肥胖儿童的生活、学习环境、个人特点。同时，协助创造有助于肥胖儿童持续坚持体重控制训练的环境。

5. 禁忌　不要搞任何表达进步、成绩的活动。如评比、达标、竞赛等；充分认识到行为矫正过程中的反复、退步甚至退出训练。不要讽刺、打击、指责、挖苦；注意保护个人隐私。

五、教育

肥胖症的预防教育工作至关重要，肥胖问题涉及多个临床学科，应重视对临床人员进行肥胖防治专业知识的培训,提高对肥胖及相关疾病的认识。充分利用传媒,大力普及与肥胖相关的科学知识,让孩子及家长充分认识到肥胖的危害性及可预防性,同时,大力倡导科学的生活方式,杜绝速效减肥、盲目减肥和过度减肥等。

第三十章　女性肥胖

第一节　疾病概述

一、脂肪与女性的关系

脂肪是人体必需的一种营养素，它能为身体提供热量，促进脂溶性维生素的吸收，起到维持体温、保护体内脏器等作用。无论是对想保持体形健美、追求苗条的少女们，还是对成年女性，脂肪都是不可缺少的。

对发育期的少女来说，脂肪是促使女性发育成熟的重要物质，要维持正常的月经周期，体内脂肪需要占体重相应比例。女性因为有维持正常月经周期的脂肪最小值，从而具备生殖能力。

对于成年女性，脂肪较多的女性身体中的雌激素较多，能够提升女性对两性生活的兴趣，对夫妻感情有很大的好处。对于成年女性，脂肪的过度减少会不知不觉地造成停止排卵或症状明显的闭经。脂肪影响女性的下丘脑在控制女性的生殖功能中起关键作用。它控制着促性腺释放激素的量，脂肪过低或过瘦的女性，激素分泌的数量和时间是反常的，就像未发育的小姑娘一样。在成年女性体内，促性腺释放激素的脉冲刺激大脑垂腺体，使之释放两种其他激素，当这些激素水平太低时，就不能排卵。同时卵巢分泌的雌性激素和黄体酮对排卵和行经也是必不可少的，另外雌性激素还刺激乳房和子宫壁的生长发育。

此外，雌激素与脂肪的合成、代谢均有关系，孕产妇及长期服用避孕药的妇女更容易发胖，其原因为雌激素水平升高，促使脂肪合成代谢增强的缘故。

二、女性易致肥胖的关键时期

女性一生当中最容易发胖的时期是在青春期、产后和绝经期后。检测女性体内雌激素在不同时期的变化，发现青春期、妊娠及产后和绝经后的这 3 个时期都是女性体内容易堆积脂肪和变胖的时期。

1. 青春期　女性进入青春期，卵巢和肾上腺皮质开始功能性变化，并产生雌多雄少两种激素，接着卵巢排卵又自然会合成孕激素，从而引发女性外在的形体变化，如增高迅速、乳房发育、体内脂肪增多、身体逐渐丰满，呈现明显的第二性征。女孩子若初经来得早，未来比较容易发胖。过胖女孩的身体发育通常会较其他同龄人早熟。

2. 妊娠及产后　妇女产后体重不易下降可能是年轻女性肥胖的因素之一。多数妇女在产后容易增加部分体重,但肥胖妇女产后体重增加的风险更高。生过小孩的女性平均会增加9kg的体重,未曾生产妇女平均只增加5kg体重。与肥胖关系最大的是妊娠,几乎绝大多数妇女都会因妊娠而肥胖。多次人工流产而生产的女性,其肥胖的机会就会更多。妊娠本身就有脂肪蓄积和肥胖的倾向。

3. 绝经期　几乎所有绝经期的妇女都有不同程度的肥胖。年龄的增长对肥胖影响很大,随着卵巢功能的衰退,发生骨质增生和肥胖的概率增加,常易产生运动器官的障碍,关节病变及腰腿痛在肥胖妇女似乎更常见。运动的受限,热量消耗的减少,又易使一些人成为高度肥胖者。

第二节　青春期肥胖

13~18岁是女性的青春发育期。处于此阶段的一些女性,由于受雌性激素的影响,会肥胖起来。女孩进入青春期后,由于卵巢的发育,其内卵泡不断生长、成熟、排出。在这个过程中,机体会分泌大量的雌激素、孕激素,由于雌激素、孕激素的作用,促使女性皮下脂肪堆积,乳房内乳腺发育增大,乳房隆起,臀部变得宽大,体形丰满起来,形成少女特有的青春型体形。

青春期女性肥胖,并不是由于吃得多引起的,而是由于性激素增多引起的。皮下脂肪的堆积,是为女性生育时储备一定的能量。女性青春期肥胖是生理上的要求必须顺其自然,但有的女青年却觉得"肥胖"难看,硬是以节食来减肥,与生理机制相对抗。

青春期是女性生殖系统发育趋于成熟的阶段,从作为卵巢功能指标的月经来看,成年肥胖易伴有月经异常,而青春期高度肥胖者其初潮多早。体脂量与初潮密切相关,初潮期必须有一定的体脂肪量。对青春期的肥胖症,在没有卵巢功能异常时,应指导其控制在不再增加肥胖程度为好,盲目地减肥弊大于利。

适度摄入脂肪,对于少女健美有重要的意义。少女进入青春发育期,内分泌系统发生一系列的变化,皮下脂肪含量逐渐增多,使胸臀部位含脂量增加,从而构成女性特有的曲线。在此阶段需较多脂肪,以调节内分泌系统,促进乳房的发育,形成流畅的曲线。少女的重要标志,皮肤柔软红润,脂肪也充当了重要角色,皮下脂肪可使皮肤光滑而不皱缩,富于弹性而不松软,脂肪促进脂溶性维生素的吸收,而脂溶性维生素对皮肤的健美起重要作用。每日进食适量的脂肪对少女健美与少女生理各方面都是有必要的。

青春发育期间,人体新陈代谢旺盛,生长所需要的营养量也增多,以满足身体发育的需要。处于青春期的青少年食欲往往旺盛,但是如果进食过多,尤其是高热量的饮食摄入过多,活动又少,就可能造成入大于出,过剩的能量就会转化为脂肪,造成肥胖。预防青春期发胖的最重要之处在于加强体育锻炼,促进身体的迅速生长、发育。

在饮食上注意营养素的平衡搭配,多吃含优质蛋白质、维生素、矿物质丰富的食物,如鱼、禽、蛋类,蔬菜、水果类,少吃含脂肪多的食物。还应当积极学习生理卫生知识,了解身体发生的变化及应当注意的问题,积极主动地预防肥胖的发生。

第三节　妊娠期及产后肥胖

在女性肥胖中,妊娠期肥胖占 1/3 ~ 1/2。孕期体重增加过多是导致产后肥胖的主要原因,避免孕期体重增加过多及加快产后恢复已成为预防妇女肥胖的一个关键问题。

一、妊娠期体重的变化与产后肥胖的关系

妊娠使体重增加 10 ~ 12kg,这种增加的程度受脂肪蓄积以外的因素影响,如仅以身高体重计算肥胖程度诊断肥胖,往往是不妥的,应以非妊娠或妊娠早期的体重来考虑是否成为肥胖症的问题。

怀孕期体重增加是正常的,而且随怀孕期不同而不同,例如怀孕第 16 周之前,体重平均增加只有 2kg 左右,但第 16 周至临产时,体重增加 10kg。当妊娠体重增加超过 12.5kg 时,超过胎儿及自身的需要,脂肪沉积比例相对增多,导致产后脂肪沉积。调查发现,14% ~ 25% 孕母在产后至少增加 5kg,他们在孕期体重增加超过 18kg。

二、妊娠期与产后肥胖的原因

1. 妊娠期肥胖　妇女在妊娠期最容易发胖,因为妊娠本身就有脂肪蓄积和肥胖的倾向;怀孕期因过量饮食导致营养过剩,特别过度进食高糖及高脂肪食物,加之体内雌激素增加,促进脂肪储存,可造成迅速发胖。

2. 产后肥胖　产后肥胖在临床上较常见,至于妊娠妇女在产后引起的肥胖,在医学上称为生育性肥胖。其原因是活动量较少,内分泌亢进,例如肾上腺及脑垂体功能亢进所致,还有分娩后腹壁松弛,腹肌失去弹性,使脂肪沉积;同时哺乳期为增多乳汁,滋补过剩,导致产后肥胖。

三、妊娠期及产后肥胖的危害

1. 妊娠期肥胖对妊娠及分娩的影响　怀孕期间肥胖可带来各种危害,因肥胖造成的直接并发症有高血压、子痫前症、手术困难、胎儿位置异常、巨大胎儿及产褥期出血,间接造成的并发症有延长分娩时间及止血时间,增加新生儿死亡及剖宫产率等。

(1)肥胖对妊娠的影响:对于未妊娠的人来说肥胖、高血压、高血糖、高脂血症被统称为"死亡四重奏"。对于妊娠肥胖者也存在此类的合并症,即伴随妊娠高血压症、妊娠高血糖症、高脂血症、动脉粥样硬化等被众人所认可,同时,肥胖者因自身腹壁的伸展不足,子宫内腔容积增大障碍,从而容易引起胎盘功能不全,分娩时宫缩不佳最易出现难产。妊娠高血压综合征若治疗不及时可发生抽搐、意识障碍等先兆子痫危症,从而危及生命,不仅对母亲危害大,对胎儿亦有影响。

(2)肥胖对分娩的影响:据统计,妊娠期肥胖者分娩时伴发各种合并症者约占 75% ,

包括胎位异常、早期破水、延迟分娩、难产、剖宫产的比率增高、产褥期出血量多、贫血等。妊娠肥胖妇女因腹部脂肪的堆积伴随腹直肌的肌力下降、软产道脂肪堆积使产道狭窄,会延长分娩时Ⅰ期Ⅱ期,相应增加器械分娩及侧切等机会。孕期体重不应增加过度,以20kg以下为宜,既能满足孕期母儿需要,又不至于造成肥胖,危害母儿。

2. 孕期肥胖对孕妇胎儿的影响　怀孕前或怀孕期间发胖不仅对孕妇自身的健康不利,而且还会影响到婴儿的健康状况。以前的一些研究已经证实,孕期发胖会显著增加孕妇患糖尿病和惊厥症的危险。妊娠肥胖者巨大胎儿的出生率高于非肥胖孕妇,为胎儿今后的肥胖留下后患。

3. 产后肥胖对妇女健康的影响　生育性肥胖不仅给许多爱美的女性带来烦恼,而且对产妇健康也有很大的影响。产后肥胖的妇女往往出现食欲缺乏、四肢无力、生殖器恢复缓慢,严重的甚至会出现尿失禁、子宫后倾或脱垂等问题。因此,积极预防生育性肥胖应引起孕、产妇及家人的重视。

第四节　绝经期肥胖

几乎所有绝经期的妇女都有不同程度的肥胖。有由绝经期前持续发展而来的肥胖,也有以绝经期为契机的肥胖,后者约占女性肥胖的8%。

一、绝经期肥胖的原因

女性绝经后肥胖,原因是多方面的,并且有着特殊的原因。雌激素的功能是非常广泛的,除了维持正常的女性第二性征等作用外,还参与糖、脂肪的代谢。当雌激素分泌减少后,糖和脂肪的代谢、分布也发生了相当明显的变化。研究发现,绝经后基础血糖较绝经前为高,血浆胰岛素绝经后也高于绝经前,糖耐量降低;在脂肪分布方面,绝经前妇女腹部皮下脂肪组织的面积增高明显,绝经后妇女腹部内脏脂肪组织的面积增高明显。

二、绝经期及绝经期肥胖对健康的影响

绝经期肥胖不但是健美的大敌,而且也是健康长寿的大敌。年龄的增长对肥胖影响很大,随着卵巢功能的衰退,发生骨质增生和肥胖增加了负荷,常易产生运动器官的障碍,关节病变及腰腿痛在肥胖妇女似乎更常见。运动的受限,热量消耗的减少,又易使一些人成为高度肥胖者,并且常常因肥胖高血脂而出现脂肪肝、高血压病等。蓄积过剩的脂肪使雌激素代谢障碍,而且在脂肪组织内,男性激素转变成雌激素,即所谓雌激素的性腺外生成,往往使肥胖女性更易患乳腺癌及子宫体癌。尽管许多女性时常因社交环境而想减肥,但此期妇女的减肥效果往往不如年轻人,循序渐进地减肥对绝经期妇女的减肥是有益的。

第五节　妇女肥胖的并发症

肥胖是非传染病发病的重要危险因素。肥胖特别是内脏肥胖与多种疾病的发病率增高有关,肥胖的妇女因脂肪代谢紊乱、高脂血症,容易患高血压、动脉粥样硬化、冠心病、胆囊炎等疾病,也容易患糖尿病。

一、妇科疾病

由于肥胖对人体的内分泌系统及代谢有一定影响,对生长发育不利,且使人体免疫系统功能降低,因此,肥胖妇女常易合并一些妇科疾病。其中有卵巢功能不全、子宫发育不全、子宫体癌、不孕症、外阴、阴道湿疹,其中以卵巢功能不全(子宫发育不全、子宫功能性出血)发病率最高(约占20%),子宫体癌次之(约占14%)。不仅如此,肥胖妇女还易发生子宫内膜癌等疾患。此外,肥胖妇女过期妊娠发病率较高,分娩时产程延长,会阴侧切率及剖宫产也较正常妇女明显增加,且术后刀口愈合不良。

二、其他疾病

肥胖妇女妊娠时发生合并症的较正常妇女高3倍,最常见的妊娠合并症为妊娠高血压综合征、糖尿病、尿路感染等。像临床上常说的"三F症"("三F":女性、肥胖、中年),指胆囊炎及胆石症,与女性肥胖有很大关系,糖尿病的易患性亦较高。研究发现肥胖妇女的癌前病变比理想体重的妇女高2倍,随着肥胖指数上升,腺瘤样息肉发病率也增加。

第六节　妇女肥胖的防治

身材苗条是当代女性追求的时尚,也是女性的骄傲。身材苗条不仅体形美,而且符合健康要求。遗憾的是,随着生活水平的普遍提高,胖子越来越多。我们应该重视防止肥胖。除去遗传和偶然因素造成肥胖外,其他可引起肥胖的因素都可以避免。

一、青春期肥胖的防治

要想青春期得到健康正常的发育,必须依赖于合理适时的饮食,但贪食、爱吃零食和甜食应该避免。多注意体育锻炼和体力劳动,青春期的肥胖是可以顺利渡过的。避免青春期的发胖应做到:

1.应限制含脂肪过高的食物的摄取　如肥肉、奶油、油炸食物及甜食等,多食含纤维素较高的粗粮、蔬菜、豆类和含微量元素较多的果类。

2.控制每日获取的能量　青春期女性每日摄入 10 460kJ 左右能量就可以了。以此为基础，再根据劳动的强弱酌情增减。此外，要做到一日三餐定时、定量、饥饱适中。三餐的分配量应该按 2:5:3 或 3:4:3 的比例，酌情而定。

3.应具备健康心理　青春期的女性很容易出现心理不平衡如抑郁、不安等，为了消除紧张而采取过量饮食。这种现象从青春期开始到了青年期会更显著，故调节心理平衡也很重要。

二、产后肥胖的预防

产后肥胖是每位孕妇的梦魇，许多产妇都会出现产后肥胖的现象，这不仅使产妇有生理上的负担及病理上的危害，也给产妇带来心理上的压力。医学上把产后妇女体重超出正常范围20% ~50%的称为生育性肥胖。其原因一方面是妊娠过程引起下丘脑性腺功能暂时紊乱，特别是脂肪代谢失去平衡；另一方面是因为我国有传统的"坐月子"的理论，在产后的头 1 个月内，为了哺乳让妈妈吃下大量的高脂肪高蛋白质食品，使摄入的营养量大大超过需要量，而极少的体力活动又使能量消耗大为降低，最终使机体脂肪细胞充盈。这两方面都成为生育性肥胖的基础。预防产后肥胖的措施包括：

1.合理膳食　无论是孕期还是产后，科学合理的膳食是至关重要的，并且产后是恢复体形的关键时期，必须严格限制饮食。饮食原则是膳食平衡。在保证摄取足够营养、满足母婴需求的前提下，避免营养过剩。合理的饮食是应荤素食搭配，多吃蔬菜、水果和粗粮，可适当多食些鱼、肉、蛋、豆制品、奶制品。尽量少吃甜食、油炸食品、肥肉、动物内脏等含饱和脂肪酸多的食物。我国营养学会建议乳母每日摄入热能3347kJ（800kcal），蛋白质摄入量要比正常妇女多25g，脂肪摄入量占总能量的20% ~25%为宜。

2.增加产后运动　孕期及产后科学运动是预防生育性肥胖的重要措施。适当地运动可促进新陈代谢，避免体内热量蓄积。一般无会阴裂伤及身体其他不适者，产后运动应产后立即开始，产后 3 天即可下床活动，在医师的指导下进行适度的锻炼。1 周后可做点轻微的家务活，1 个月后可正常活动，每日餐后坚持散步，可以促进新陈代谢的调节，促进脂肪分解，消耗体内多余的能量，使自己不致发胖。运动包括三方面：①骨盆腔肌肉运动收缩子宫、防止子宫后倾；②会阴部肌肉运动，防止小便失禁；③腹部运动像仰卧腹肌运动，加快腹部肌肉恢复，而且可以增加产妇的体力而减少产后感染。

3.坚持母乳喂养　妊娠、哺乳后如何恢复产前健美的身材，是育龄妇女普遍关心的问题。许多年轻的母亲为了避免产后发胖，保持体形，采用节食的方法减肥，甚至拒绝给孩子进行母乳喂养。其实，这种做法是错误的。母乳是婴儿天然的、营养比例全面的佳品，母乳含有婴儿出生后 4 ~6 个月所需要的全部营养物质，哺乳可以加速乳汁分泌，对婴幼儿大有好处。母乳喂养促进了母体新陈代谢和营养循环，还可将体内多余营养成分运送出来，不断消耗孕期积存在体内的脂肪，预防生育性肥胖的发生，还促使子宫尽快缩复，有利于母亲自身的健美。母乳喂养能预防乳腺癌、子宫内膜癌及卵巢癌的发生，因此应大力提倡母乳喂养。

4.做产后保健操　目的仍是增加运动量。产后 2 ~7 天后，可以开始在床上锻炼腹肌和腰肌，对减少腹部、臀部的脂肪有明显效果。

5.产后避孕　产后性生活应及早采取避孕措施，否则避孕失败导致怀孕或人工流产都会导致身体肥胖。究其原因,产后受孕,体内新陈代谢及性激素分泌出奇的旺盛,进而导致机体糖类合成脂肪的功能增强。

6.选择纯天然减肥食品 产褥期后可有意识的选择一些有减肥作用的纯天然的食品,可通过补充燃烧脂肪营养素对肥胖产生抑制作用,而且还可以向产妇补充婴儿所必需的脑营养物质 DHA,帮助产妇在抑制肥胖的同时,培育一名聪明的孩子。

三、绝经期肥胖的预防

绝经期是人生旅途中的特殊时期。这个时期妇女在生理和心理上会发生很大的变化,成为多种疾病的高发时期。一般来说,女性绝经期多在 45～55 岁。绝经期前后,这是中年向老年过渡的时期,也是人最容易发胖的时期。人到绝经期,卵巢功能逐渐减退,而指挥它们正常工作的大脑垂体却大量分泌促性腺激素,从而打乱体内激素的平衡,影响营养物质的代谢而容易发生肥胖,加上活动减少、饮食不当,使肥胖的发病率越来越高。绝经期肥胖的预防措施如下。

1.调节好心理平衡 很多人在绝经期情绪波动很大,容易消极、抑郁,也容易急躁、易怒,有些人就以吃喝来对付这种情绪上的变化而导致肥胖,这就需要充分认识到绝经期是人生的必然阶段,应多学习绝经期保健知识,消除思想顾虑,稳定情绪,保持心情舒畅、愉快,注意劳逸结合,合理安排生活规律,可顺利地度过绝经期,利于健康使人长寿,减少肥胖发生的机会。

2.适当进行体育锻炼 适当运动对调整和维持生理功能的平衡有良好的作用,也是避免肥胖的最有效办法。锻炼方式因人而异,如饭后活动散步,工作时间坚持做操,以增加活动量,特别是脑力劳动者,更应当参加锻炼,有条件的可以打球、游泳,不方便的可选择打拳、散步、做操,老年健康操等也是很好的运动。应根据自己的爱好和原有的运动基础来选择适合自己的运动项目,根据自己健康状况选择适宜的运动强度和运动量。只要能够使身体发热出汗,活动全身肌肉,稍感疲劳都是可以的。

3.注意合理饮食 应科学地安排饮食起居,做到饭菜不单调,吃饭不偏食,食物要合理搭配,多吃含丰富维生素、矿物质及膳食纤维的蔬菜、粗粮,少吃肉类特别是肥肉,保证营养均衡,合理安排每日三餐,定时定量进餐,"早餐吃饱,午餐吃好,晚餐吃少"。合理少食,只吃七分饱,决不暴饮暴食。

4.其他 好食、贪食、零食、吸烟、酗酒等都是减肥的大忌,及时纠正坏习惯,加上运动能够得到事半功倍的效果。

第三十一章　老年肥胖

第一节　疾病概述

一、概述

肥胖症是指人体脂肪积聚过多、造成体重明显超重的疾病，是慢性代谢性疾病。人到老年由于生理发展规律，体内脂肪量增多，如营养丰富，体力活动又减少，很易发生脂质代谢障碍，脂肪在体内堆积过多而形成肥胖。患肥胖症者常体态臃肿、行动过缓，并发高血压、冠心病、糖尿病、高脂血症等疾病严重损害患者的身心健康。

二、病因

根据发病基础情况的不同，肥胖症可分为两类：①单纯性肥胖症：此类患者多无明显内分泌代谢障碍疾病，多由遗传因素和营养过剩所致。老年人肥胖症大多属此类型；②继发性肥胖症：多由原发的内分泌代谢疾病造成。如下丘脑炎症后、肿瘤、创伤性疾病、垂体瘤所致腺垂体功能减退症、成年型糖尿病胰岛素分泌过多致脂肪合成旺盛、肾上腺皮质功能亢进症、甲状腺功能亢进及减退症和性腺功能减退症等。

在遗传因素基础上，当饮食过量或在神经内分泌调节紊乱时，可发生各种类型的肥胖症。人进入老年后，由于体力活动的减少，或因慢性疾病卧床，更易发生肥胖。一般人体内脂肪的沉积随增龄而增长。老年人无论男性或女性发生肥胖者多，与其性腺及甲状腺功能的减退，导致脂肪代谢紊乱直接有关。

三、老年肥胖对健康的影响

严重的老年肥胖患者自觉乏力、气短、水肿、关节疼痛、活动困难，甚至失去自理能力并因此而出现抑郁、焦虑等心理障碍，使其日常生活和社会生活受到限制。肥胖还有一系列的并发症，使患者的生活质量明显下降。即使是轻、中度的肥胖患者，尽管他（她）们可以无任何自觉症状，其患糖尿病、高血压、冠心病、高脂血症、静脉曲张、痛风、关节炎及某些癌症的危险性也较正常者增高，应予以足够的重视。肥胖所致病死率的增加中，以心血管疾病最显著。

1. 内分泌疾病和代谢紊乱　肥胖是糖尿病最大的危险因素。肥胖开始时患者空腹血糖正常，有时进食后 3~4 小时有低血糖反应，这是迟发胰岛素分泌的结果。随着肥胖病史的延长，糖耐量下降，开始时餐后血糖高，随后空腹血糖增高，如果其 B 细胞功能偏低或缺陷则最终导致糖尿病。老年人肥胖其胰岛素抵抗尤为明显,胰岛素抵抗与局部肥胖程度密切相关。肥胖的老年人甲状腺功能一般正常,但基础代谢率偏低。

2. 心血管疾病　心血管疾病的危险因素包括高血压、高血脂、吸烟、高胰岛素血症、高密度脂蛋白降低、纤维蛋白原增高、体力活动减少及遗传因素。肥胖症患者与这些危险因素中的绝大部分均相关。另外,肥胖症患者血中纤维蛋白原活化因子的抑制因子活性增高使血栓容易形成,导致冠心病的发生。肥胖使患者的体积增大,体循环和肺循环的血流量均增加,每搏输出量和心搏出量增加。左室舒张末容量及充盈压增高使心脏前负荷加重,导致左室肥厚和扩张,心肌需氧量增加。肥胖症患者易患充血性心力衰竭,合并冠心病时易发生心肌梗死和猝死。

3. 肺功能障碍　严重的肥胖症患者由于腹腔和胸壁脂肪组织增加,肌肉相对乏力使其呼吸运动受限,肺通气不良,换气受限并有通气/血流比例失调,肺残气量、朝气量、最大呼气流量均降低而导致低氧血症,严重时合并高碳酸血症、呼吸性酸中毒。此外,肥胖症患者循环血容增加,心输出量和心搏量均增加,左心负荷加重,终至高搏出量心力衰竭,构成通气不良综合征。主要表现为呼吸困难、不能平卧、间歇或潮式呼吸、心悸、发绀、水肿、神志不清、嗜睡及昏睡等。老年肥胖症患者睡眠–呼吸暂停的发病率高,在严重的肥胖症患者中很常见。

4. 癌症　肥胖与某些癌症的发生密切相关。男性主要是结肠癌、直肠癌和前列腺癌的发病率增高,而女性肥胖症患者子宫内膜癌、卵巢癌、宫颈癌、乳腺癌和胆囊癌的发病率显著增高。

5. 消化系统疾病　肥胖的老年患者常有胃纳亢进、多食好饿、便秘、腹胀等,而脂肪肝、胆石症、胆囊炎等疾病发病率也较高。

6. 关节疾患　肥胖是骨关节系统的负荷长期过重,特别是下肢和脊柱易发生增生性关节炎,常有腰腿疼痛,这反过来又影响了肥胖人的活动,对减肥不利。但其腰腿疼痛的症状,一般随体重的下降而减轻或消失。

7. 其他　肥胖症患者的皮肤易发生感染、糜烂,特别是皮肤皱褶多和易摩擦的部位,如腋下、腹股沟、外阴等。夏季患者出汗较多,长期潮湿易合并真菌感染,易发生脆皮症、汗斑、疖、痈等皮肤病变。严重肥胖患者易出现下肢静脉曲张,静脉回流受阻,又因其血黏度增高易形成血栓。肥胖症患者痛风的发病率增高。肥胖症患者并发感染或外伤,病情往往较重,病程长,伤口愈合慢,病死率高。

第二节　老年肥胖诊断

一、临床表现

由于肥胖程度的不同,临床表现也各异。肥胖症者可有心血管系、呼吸系、内分泌系、消化系等多种症状群,可从隐性逐步发展为显性。单纯性肥胖者轻症可无症状,中

重度肥胖者可有以下症状群:

1. 心血管系症状群 重度肥胖者由于机体脂肪过多,氧耗量增加,为适应较高代谢的需求,脂肪组织中血管增多,致循环血容量增加,前负荷加重,左室舒张末压、心搏出量和每分输出量均相应增加,导致左室肥大和心室壁代偿性增厚。同时由于心肌内外脂肪沉着过多,导致心肌顺应性降低,心肌劳损,心室舒张功能异常,以致左心扩大,心力衰竭,有时可猝死。当肥胖减轻消除后,上述症状可减轻而恢复。

此外,肥胖还间接通过其他并存的危险因素如糖和脂肪代谢紊乱、体力活动受限等对心血管产生不利影响。据心血管患者群流行病学研究证实,肥胖是冠心病、充血性心力衰竭、脑卒中和心血管性死亡的可靠预测因素。人群平均动脉压与体重、体脂含量及腰围显著呈正相关。肥胖者发生动脉粥样硬化的较正常体质者明显提前出现。70岁以上女性体重超过标准30%以上的肥胖者的卒中率为消瘦组的4倍。

2. 呼吸系统症状群 肥胖者由于腹腔和胸壁脂肪堆积,横膈胎高,影响呼吸运动,肺通气不良,换气受限,故有二氧化碳潴留,并缺氧,以致患者倦怠嗜睡,不愿活动,稍动则疲乏无力、气促,甚至并发代偿性红细胞增多症、肺动脉高压和发展成慢性肺心病、心力衰竭。此组症候群又称为"通气不良综合征"(Pickwickian综合征)。间断吸氧及应用中枢兴奋药如尼可刹米(可拉明)或山梗菜碱可使症状暂时缓解。如能积极减肥,当体重减轻后可恢复。

3. 代谢及内分泌紊乱 肥胖是存在一系列激素及代谢紊乱,其因果关系尚有待阐明。肥胖成人2型糖尿病的发病率是非肥胖成人的4倍。肥胖者既有高胰岛素血症,又存在胰岛素抵抗,最终造成糖耐量降低或糖尿病。脂肪代谢紊乱,包括血胆固醇和三酰甘油增高、高密度脂蛋白降低,是动脉粥样硬化、冠心病、糖尿病、胆石症等病的促发基础。肥胖者甲状腺功能一般正常,但 T_3 可偏高。肾上腺皮质功能正常,但血浆皮质醇和24h尿17-酮、17-羟类固醇排出量增高。肥胖者痛风症的发病率明显高于正常体重者。女性肥胖者月经稀少甚至闭经不育,男性多阳痿。

4. 消化系统症状群 肥胖者常食欲亢进,易饥多食,便秘腹胀。肝脏脂肪变性而肿大,伴胆石症者有慢性消化不良,可并发胆绞痛。

5. 其他 患肥胖症者平时怕热多汗,皮肤可由淡紫纹或白纹分布于臀外侧,大腿内侧、下腹部等处。皮肤皱褶处易磨损,引起皮炎、皮癣、易感染。肥胖者由于长期负重,可有腰背痛及增生性骨关节炎致关节痛。

二、诊断

人进入老年后,突出的变化是脂肪明显增多。正常青年人体脂肪含量,男性占总体重的15%,女性占22%。进入老年后脂肪总量增至占总体重的30%。诊断肥胖的方法如下。

1. 标准体重测量 目前国人所用按成人年龄和身高查人体标准体重表,其标准对老年人是属偏低。因此,老年人的标准体重可按以下公式计算:老年人标准体重(kg) = 身高(cm) - 100。体重超出5%以下仍属标准体重,超出5% ~10%为超重,超出20%以上为肥胖。举例:老年人身高170cm者的标准体重为170 - 100 =70kg±5%,超过77kg(10%)为超重,超过84kg(29%)为肥胖。

2. 检测体重指数（BMI）　体重指数 = 体重（kg）/身高^2（m^2），代表总体脂是衡量机体脂肪储备总量的标准。一般体重指数 > 24 为肥胖症。世界卫生组织以男性≥27，女性≥25 为肥胖症。有资料表明，随老年人年龄增长而下降，因此，世界卫生组织以男性≥27，女性≥25 为肥胖标准。老年人适宜的 BMI 为 22～24。BMI 在老年人群肥胖评估中不是一个理想的指标。

3. 腰围（WC）及腰臀比（WHR）　以皮尺水平围住腰部最细处，屏住呼吸测量（WC），以皮尺水平围住两大转子凸隆处测其臀围（HC），计算 WHR = WC/HC。WC 代表腹部体脂，HC 代表体脂分布，WHR 可视为表示腹部脂肪积聚的良好指标。在老年人腹型肥胖是较好的指标，其次是体脂分布。WC：男≥103cm，女≥85cm 为腹型肥胖；WHR≥0.93 为体脂不均匀分布，男≥1，女≥0.85 为中心性肥胖；当 WHR≥0.93 时提示 65 岁以上老年人脂肪分布以腹型肥胖为主。

4. 皮肤皱褶厚度测定

（1）皮肤皱褶卡钳测量皮下脂肪厚度：正常青年人肩胛下皮肤厚度平均为 13.4mm，超过 14mm 可诊断为肥胖。此法因老年人的皮肤弹性差，不适合。

（2）手测法：以手指将皮肤提起，测定皮肤的厚度，测定部位常用肱二头肌、肱三头肌中部。肱三头肌皮肤皱褶厚度正常值高限在男性 51mm，女性 70mm，也有人报道若肱三头肌处皮肤皱褶厚度超过 25mm 即为肥胖。

5. 脂肪百分率测定　判断是否肥胖，单测体重不够准确，主要看脂肪在全身的比例，即 F%。男性最佳 F% 为 15%，超过 25% 即为肥胖。女性最佳 F% 为 22%，超过 30% 即为肥胖。

6. CT、MRI 测量脂肪组织面积　根据脐水平的断层像求得皮下脂肪面积（S）和内脏脂肪面积（V），进行脂肪分布的判定。CT 测量脂肪面积是迄今为止最准确的表示脂肪区域性分布的指标。MRI 类似于 CT，两者因费用较高并非常规方法。

7. 超声反射现象法测定　让被检查者取仰卧位，沿剑突到脐的腹白线进行纵行超声波扫描，测得腹膜前脂肪的最大厚度（Pmax）和腹壁皮下脂肪的最小厚度（Smin）利用其比值 Pmax/Smin 作为腹壁脂肪指数（abdominal wall fat index，AFI）来判定脂肪分布。

三、鉴别诊断

单纯性肥胖症非内分泌紊乱造成的疾病，但重度肥胖可有多种内分泌激素的变化。因此应与某些内分泌疾病引起的继发性肥胖相鉴别。

1. 皮质醇增多症　此类肥胖症患者表现为向心性肥胖，伴高血压、紫纹、多毛等症状。血浆皮质醇升高，昼夜变化规律消失，24 小时尿 17 - 羟类固醇增高，不被小剂量地塞米松（2mg）所抑制。

2. 甲状腺功能减退症　表现为黏液性水肿，表情淡漠，皮肤干燥无汗、毛发脱落。血 T$_3$、T$_4$ 减低，TSH 增高。

3. 腺垂体功能低下　多有垂体瘤或空泡蝶鞍综合征造成。此类肥胖症患者可有视野和视力障碍，以及相应的甲状腺、性腺和肾上腺等内分泌靶腺功能改变。头颅 CT、MRI 检查可辅助诊断。

4. 下丘脑综合征　下丘脑病变所致肥胖者可伴有尿崩症、嗜睡，以及体温和血压异常。

5. 高胰岛素血症　胰岛细胞瘤,应用外源性胰岛素及某些药物引起的高胰岛素血症均可引起肥胖。表现为反复发作的低血糖反应或低血糖昏迷。

第三节　老年肥胖治疗

治疗肥胖症应以控制饮食和增加体力活动为主。应用所谓"减肥药物"不免会发生不良反应,且未必能持久见效。常见的有短期饥饿疗法、间歇饥饿疗法以及各种各样的减肥食谱。目前多数倾向于低热能、低糖类、高蛋白、高纤维素饮食。控制糖果、糕点、花生、啤酒等食物,宜多吃黄瓜、冬瓜、黄豆、山楂、洋葱、白萝卜和海带。具体治疗方案视病情轻重而异。一般对轻度肥胖者,仅须限制食物中的糖类、脂肪和总热量。使摄入总热量低于消耗量,维持每月体重下降0.5~1.0kg,逐渐降至标准体重范围。对中度以上肥胖者,应严格控制饮食,鼓励增加运动量,必要时辅以药物治疗。

一、行为治疗

心理的紊乱往往是肥胖的一个重要原因,因此必须逐渐改变进食行为。多数肥胖的老年人都有一些不良的生活、饮食习惯,但他(她)们自己却意识不到。除计划吃什么、吃多少外,还应注意进食方式和环境。蒸、煮、炖后食物的热量不会增加。因此,要让肥胖症人少吃煎、炒、炸的食物。进餐的数量和速度在一定程度上呈正相关,进食速度快,达到同样饱腹感所需的食物就越多。减慢进食速度、增加咀嚼次数能有效地减少摄食量。避免进食时看电视和听广播,并在疲乏、厌烦、忧郁期间进食应克服冲动。戒烟对降低体重及保护心血管功能均有作用。正确分配好三餐也使肥胖症患者应注意的问题。一些患者不吃早饭或很少吃早饭,午饭特别是晚餐进食较多,还有的睡觉前加餐。要让患者改变这种三餐分配方式,在低热量的前提下适当增加早、午餐的比例,尽量减少晚餐量。

让患者每日做饮食记录,每日起床后、早饭后、晚饭后及睡眠前测体重,加强自我监测。如果能使肥胖症患者的家庭成员一起参加,而不是仅对肥胖症患者单独进行行为矫正,则可取得更好的效果。

二、饮食治疗

严格控制总热量每日5020.8~6276kJ(1200~1500cal),每周可望减重0.5kg。限制脂肪摄入量,尤应严格控制动物脂肪和其他含饱和脂肪酸高的油类(控制在总热量的10%左右)。一般不主张老年人使用极低能量的膳食或蛋白质极少的膳食,因为这需要彻底改变原有的膳食结构,并且可能引起老年患者无法忍受的体液、电解质和体重的变化。老年人的膳食应侧重是肥胖老年人接受健康的膳食。应注意补充足够的矿物质和多种维生素。同时应注意三餐规律,晚餐早吃、少吃,延长咀嚼时间,不吃零食,杜绝暴饮暴食,同时增加体力活动。保证蛋白质摄入量每日每千克标准体重不少于1g。为减少患者的饥饿感,增加蔬菜和粗纤维食物,同时限制钠摄入量,每日少于 6g 以防水钠潴留,也应限制甜食和啤酒,争取每月体重下降 1~2kg。如在以上严格控制饮食后数周体重未见降低者,可将每日总热量减至 3.35kJ(800cal)以下。

三、运动治疗

运动已成为成功体重管理计划的一个主要成分,即使对已经建立低脂肪饮食习惯者,运动仍是他们体重管理计划的最重要部分,长期规则、低至中等强度的有氧运动和力量性运动促进体脂肪减少。在不增加进食量的条件下,经过坚持长期的体力活动,一般 1 个月体重下降 0.5kg,1 年可平稳下降 6kg。

老年人肥胖多因饮食过量和体力活动减少引起。老年人的运动计划要因人而异,要考虑年龄、疾病和残障,并且要在医师的指导下开展活动。因此,对患肥胖症的老人在严格控制饮食的基础上,尚须鼓励增加体力活动,进行适当的体育锻炼,特别是有氧活动。这样可以增加心血管健康和耐力,增加胰岛素作用和免疫状态,这些比单纯降低体重还重要,因此每一个减轻体重的计划都必须包括适当的体力活动。提倡低强度、长时间的运动。高强度运动主要利用糖原增进食欲,不利于饮食控制,且肥胖老年人多活动受限,心血管功能差,极易导致关节损伤和心血管急性事件的发生;低强度长时间运动主要消耗脂肪。另外肥胖老年人每日开展 30 分钟中等强度的体力活动,可将这些体力活动一日分为几次,共计 30 分钟鼓励开展散步、跳舞、与孙儿玩耍、养花、种草等活动。另外,循序渐进的耐力训练可增加肌肉的力量,增强肥胖者减肥能力,改善机体功能。可采用耐力器进行耐力活动,1 周开展 2~3 次,即使高龄或有残障的患者也可参加这些活动。

运动应与限制膳食相结合,配合限制脂肪教育等对减体重治疗的效果也很关键的。但同时要避免过量运动。

老年肥胖者的运动锻炼方法:根据肥胖者的肥胖程度和心血管系统情况,可分为强、弱两组分别进行锻炼。

运动方式以耐力运动为主,包括步行、轻度柔和的运动、太极、慢跑、游泳、室内舞蹈及自行车运动等。对老年肥胖者,步行最简便易行且安全。步行使保持一定的运动量,每 110~120 步/分,1 次/日,每次 20~30 分钟。对心功能好的患者可慢跑,初步 120~130 步/分,以后渐增至 150 步/分。每日开始跑 1000m,可分次完成。也可进行适当的医疗体操,如直腿抬高运动、仰卧起坐锻炼、上肢哑铃运动等。强组还可进行一些球类运动,包括乒乓球、羽毛球、篮排球等。每次做 20~30 分钟的一般练习,宜参加比赛活动。

四、药物治疗

当饮食及运动疗法效果不明显时可试用药物辅助治疗。在医疗实践中确实发现一些肥胖症患者食欲旺盛,单纯依靠患者的毅力很难控制食欲,故难以坚持低热量饮食,退出率高。药物治疗前及治疗中要对患者进行饮食指导及行为矫正,辅以体育锻炼,并制订适当的减肥目标,以获得长期的效果。

老年人肥胖一般不用药物治疗,但有严重肥胖和心血管疾病并发症的老人,在用饮食和运动治疗效果不理想时,可适当选择性地用某些减肥药。

1. 苯丙胺类　苯丙胺(amphetamine, benzedrine)作用于兴奋下丘脑腹内侧核的饱觉中枢,从而抑制腹外侧核的食饱中枢,达到拒食。此组药物不良反应较明显:①兴奋中枢神经引起失眠,尤以苯丙胺及右苯丙胺(右旋苯丙胺)作用最强,氟苯丙胺(fenflura-mine)及氟苯丙胺(S992)不良反应较小;②刺激交感神经引起心悸、心率增快、血压升高、呼吸加速、体温升高、头晕目眩等;③刺激胃肠,出现口干、恶心、呕吐、便秘等。

此外,本组药物尚有以下禁忌证:①青光眼;②交感胺类过敏者;③用单胺氧化酶抑制者,合用可诱发高血压危象。

2. 双胍类降糖药 二甲双胍有抑制食欲的作用。应用于无糖尿病的肥胖者不起降糖作用。临床观察约30%患者有一定疗效,平均6周内体重下降3~3.5kg,但长期使用中,疗效渐减弱。此外,对老年人有心肝肾疾病和有肺气肿缺氧者不宜使用,以免诱发乳酸性酸中毒。

3. 胰酶抑制药 奥利司他(商品名为赛尼可)是一种非中枢神经系统的减肥药物,它主要通过抑制胃肠道脂肪酶而使肠道的脂肪吸收减少30%。研究显示,赛尼可能够显著降低肥胖者的体重,同时可降低患者的空腹血糖水平,降低血压和胆固醇。赛尼可不进入血液,无全身吸收,而只作用于胃肠道,对大脑无影响。它的唯一不良反应是油样便或油性斑点。目前赛尼可可能是治疗老年人肥胖的一个较理想的药物。

4. 代谢刺激药:通过提高机体代谢率,增加热能消耗,降低肥胖者体重。最常见的是甲状腺激素类,包括甲状腺素片和三碘甲状腺原氨酸(T_3)。甲状腺激素通过刺激脂肪细胞中线粒体内甘油磷酸氧化酶活性,达到消耗脂肪能量和蛋白质。因此,在老年人有心血管疾病和甲状腺功能亢进症者禁用。

附录1:中国成人超重和肥胖症预防控制指南

一、引言

肥胖症是一种由多因素引起的慢性代谢性疾病,早在1948年世界卫生组织已将它列入疾病分类名单。超重和肥胖症在一些发达国家和地区人群中的患病情况已达到流行的程度。据估计,1999年有61%的美国成年人达到超重和肥胖症程度;我国的肥胖症患病率近年来也呈上升趋势。超重和肥胖症会引发一系列健康、社会和心理问题。已有证据表明超重和肥胖症是心血管病、糖尿病、某些癌症和其他一些慢性疾病的重要危险因素;同时,有一些国家的肥胖症患者,因在工作中受到歧视和对自身体型不满意而产生自卑感,导致自杀率高、结婚率低等社会问题。超重和肥胖症的防治需要得到有关政策的支持,是公共卫生的重要内容,同时需要多个组织机构和个人共同合作,加强建立基层防治网并采取行动。要提倡健康体重的理念,保持合理体重。将积极预防和控制与超重和肥胖有关的疾病、改善健康状况、延长积极的生命期限和提高人群生活质量作为公共卫生的根本任务之一。

超重和肥胖症的防治不单纯是个人问题,应引起全社会的关注与支持。从宣传、教育和健康促进入手,做好社区人群的监测和管理,及时发现高危个体及可能伴发的并发症,并进行具体指导,也应成为社区卫生服务的重要内容。本指南的目的是帮助第一线卫生保健人员提高对超重和肥胖的认识、了解开展防治措施的原则和具体方法,也可供具有一定知识水平的个人作为参考。

二、肥胖程度的评价和分类

肥胖症患者的一般特点为体内脂肪细胞的体积和细胞数量增加,体脂占体重的百分比(体脂%)异常高,并在某些局部过多沉积脂肪。如果脂肪主要在腹壁和腹腔内蓄积过多,被称为"中心型"或"向心性"肥胖,则对代谢影响很大。中心性肥胖是多种慢性病的最重要危险因素之一。

无内分泌疾病或找不出可能引起肥胖的特殊病因的肥胖症为单纯性肥胖。单纯性肥胖者占肥胖症总人数的95%以上。对人体外表的观察通常可以大致估计肥胖及消瘦的程度,适用于初筛,但无法定量。在临床上和流行病学调查中,估计肥胖程度的最实用的人体测量学指标是体重指数和腰围。尽管有些其他方法(如计算机体层摄影术和核磁共振成像术等)可以较精确地测定体脂的百分含量,但这些仪器设备比较昂贵,无法普遍采用。

从整体上看,我国人群超重和肥胖症流行的发展阶段略晚于欧美发达国家。根据世界卫生组织(WHO)超重和肥胖症分类标准来衡量,我国成人体重超重与肥胖症之比为8∶1,而欧美国家的比例已达2∶1甚至接近1∶1。这意味着我国肥胖症发病率的潜在上升危险性很大。

1. **体重指数** 目前常用的体重指数简称 BMI,又译为体质指数。它是一种计算身高/体重(weight for height)的指数。具体计算方法是以体重(公斤, kg)除以身高(米, m)的平方,即 BMI = 体重/身高^2(kg/m^2)。在判断肥胖程度时,使用这个指标的目的在于消除不同身高对体重指数的影响,以便于人群或个体间比较。研究表明,大多数个体的体重指数与身体脂肪的百分含量有明显的相关性,能较好地反映机体的肥胖程度。但在具体应用时还应考虑到其局限性,如对肌肉很发达的运动员或有水肿的患者,体重指数值可能过高估计其肥胖程度。老年人的肌肉组织与其脂肪组织相比,肌肉组织减少较多,计算的体重指数值可能过低估计其肥胖程度。相等 BMI 值的女性的体脂百分含量一般大于男性。如有适当仪器条件时,同时测定体脂百分含量(体脂%)会有助于判断肥胖程度。

2. **腰围(WC)** 是指腰部周径的长度。目前公认腰围是衡量脂肪在腹部蓄积(即中心性肥胖)程度的最简单、实用的指标。脂肪在身体内的分布,尤其是腹部脂肪堆积的程度,与肥胖相关性疾病有更强的关联。在 BMI 并不太高者,腹部脂肪增加(腰围大于界值)似乎是独立的危险性预测因素。同时使用腰围和体重指数可以更好地估计与多种相关慢性疾病的关系。

3. **肥胖程度的分类** 以体重指数对肥胖程度的分类,国际上通常用世界卫生组织(WHO)制定的体重指数界限值,即体重指数在 25.0~29.9 为超重,≥30 为肥胖。最近国际生命科学学会中国办事处中国肥胖问题工作组根据对我国人群大规模测量数据,汇总分析了体重指数与相关疾病患病率的关系,提出对中国成人判断超重和肥胖程度的界限值,及结合腰围来判断相关疾病的危险度,其建议如下(附录 1 表 1):

附录 1 表 1 中国成人超重和肥胖的体重指数和腰围界限值与相关疾病* 危险的关系

分类	体重指数 （kg/m^2）	腰围(cm)		
		男：<85 女：<80	男：85~95 女：80~90	男：≥95 女：≥90
体重过低**	<18.5	…	…	…
体重正常	18.5~23.9	…	增加	高
超重	124.0~27.9	增加	高	极高
肥胖	≥28	高	极高	极高

注:*:相关疾病指高血压、糖尿病、血脂异常和危险因素聚集; **:体重过低可能预示有其他健康问题。
为了与国际数据可比,在进行 BMI 数据统计时,应计算并将体重指数≥25 及≥30 的数据纳入

这项建议是根据 1990 年以来我国 13 项大规模流行病学调查,总计约 24 万成人的数据汇总分析得出的。结果表明:体重指数达到或 >24(BMI≥24kg/m^2)者患高血压的危险是体重正常(BMI = 18.5~23.9kg/m^2)者的 3~4 倍,患糖尿病的危险是体重正常者的

2～3 倍,具有 2 项及 2 项以上危险因素(即危险因素聚集,主要的 5 个危险因素包括血压高、血糖高、血清总胆固醇高、血清三酰甘油高和血清高密度脂蛋白胆固醇降低)的危险是体重正常者的 3～4 倍。BMI≥28 的肥胖者中 90% 以上患有上述疾病或有危险因素聚集。男性腰围达到或超过 85cm,女性腰围达到或超过 80cm 者患高血压的危险约为腰围低于此界限者的 3.5 倍,其患糖尿病的危险约为 2.5 倍;其中有 2 项及 2 项以上危险因素聚集者的危险约为正常体重者的 4 倍以上。在 10 个地区对 24 900 名 35～59 岁人群的前瞻性调查中,冠心病事件、脑卒中和缺血性脑卒中事件对超重和肥胖的归因危险度分别为 32.0%、30.6% 和 53.5%,即这些疾病的发病由超重和肥胖引起的可能性很大。这些证据表明,上述对体重指数划分界值的建议,对中国成年人群的肥胖防治一般是适用的。

世界卫生组织肥胖专家顾问组,针对亚太地区人群的体质及其与肥胖有关疾病的特点,在 2002 年也曾提出亚洲成年人在不同体重指数和腰围水平时,相关疾病发病危险度的界值,即体重指数在 23.0～24.9 为肥胖前期,>25 为肥胖,并建议各国应收集本国居民肥胖的流行病学以及疾病危险数据,以确定本国人群的体重指数的分类标准。

值得注意的是,在青年期体重指数即超标者,以后患相关疾病的危险度可能比中老年后才肥胖者更高。

三、肥胖症的流行病学特点

早在 1948 年 WHO 就提出肥胖症是一种可影响人类身体健康的慢性疾病。近几十年来,随着研究的不断深入,发现肥胖具有以下流行病学特点:

1. 在世界各国流行广泛　肥胖症(BMI≥30)患病率在欧美等国家一般在 20% 左右。按照美国第三次全国营养与健康调查(NHANES Ⅲ,1988～1994),估计成人(20～74 岁)超重和肥胖人数达到 9700 万。经过年龄调整的资料,BMI 值在 25～29.9 的男、女人群中分别占 39.4%、24.7%。BMI≥30 者分别占 19.8%、24.9%。1999 年的调查,其超重率为 34%、肥胖率为 27%。美国、英国和澳大利亚等国均已针对其本国的肥胖问题制定出预防和治疗肥胖症的指南。

根据 1992 年我国全国营养调查材料,20～60 岁成年人 BMI≥25 者占该人群的 14.4%(城市 24.6%,农村 10.4%);BMI≥30 者占 1.5%(城市 2.9%,农村 1.0%)。国际生命科学学会中国办事处中国肥胖问题工作组数据汇总分析协作组对 20 世纪 90 年代的 20～70 岁 24 万人的调查材料分析,BMI 在 25～29.9 者为 22.4%,BMI≥30 者占 3.01%。1995～1997 年 11 省(市)调查资料发现超重(BMI 在 25～29.9)检出率为 21.51%,但肥胖(BMI≥30)的检出率为 2.92%。尽管我国肥胖症患病率远低于西方人群,但增长速度较快,如能不失时机地进行预防,减缓超重和肥胖症患病率的上升速度是完全可能的,这对控制慢性病有重要意义。

2. 全球增长迅速　生活方式现代化、膳食结构改变和体力活动减少,使超重和肥胖症的患病率,无论在发达国家或发展中国家的成年人或儿童中,都在以惊人的速度在增长,经济发达国家和经济迅速增长的国家中的增长更为突出。在过去 10 年间,大多数欧洲国家肥胖症患病率增长 10%～40%,英国增长达 2 倍;在 1976～1993 的近 20 年中,日本男性和女性的肥胖症患病率分别增加了 2.4 倍和 1.8 倍。

经济转型引起的膳食结构改变和体力活动减少是发展中国家肥胖症发病率迅速升高的主要原因。随着我国改革开放后经济的迅速发展，超重和肥胖发生率也同时迅速增长。与八十年代相比，九十年代我国 15 个 35～59 岁人群的超重和肥胖症患病率大大增加，而在九十年代末增长更快，其中 4 个人群 BMI≥25 的男性超过 50%，3 个人群 BMI≥25 的女性超过 50%。我国人群超重和肥胖症患病率的总体规律是北方高于南方，大城市高于中小城市，中小城市高于农村，经济发达地区高于不发达地区，很显然，肥胖与经济发展密切相关。

四、肥胖症发生的主要因素

超重和肥胖症是能量的摄入超过能量消耗以致体内脂肪过多蓄积的结果。因此，减少由膳食摄入的能量、加强体力活动以增加能量消耗，控制能量平衡是保持健康的基本条件。

科学研究发现，不同个体对能量摄入、食物的生热作用和体重调节反应不同，受遗传特点（如生理、代谢）和生活方式（如社会、行为、文化、膳食、活动量和心理因素）影响。即使存在遗传因素影响，肥胖的发生发展也是环境因素及生活方式等多种因素间相互作用的结果。也就是说，肥胖症是一种多因子引起的复杂疾病，不能简单地用单一因素来解释肥胖的病因。

1. 遗传因素　多项研究表明，单纯性肥胖具有遗传倾向，肥胖者的基因可能存在多种变化或缺陷。一些对双胞胎、领养子女家庭和家系的调查发现，肥胖有一定的家族聚集性。双亲均为肥胖者，子女中有 70%～80% 的人表现为肥胖，双亲之一（特别是母亲）为肥胖者，子女中有 40% 的人较胖。人群的种族、性别不同和年龄差别对致肥胖因子的易感性不同。研究表明，遗传因素对肥胖形成的作用占 20%～40%。众所周知，遗传变异是非常缓慢的过程，但是在 20 世纪后期，肥胖却已成为全球最受关注的疾病之一，从另一个角度说明肥胖症发生率的快速增长主要不是遗传基因发生显著变化的结果，而主要是生活环境转变所致。因此，改变环境和生活方式应该是预防肥胖的关键，它不仅是可能的，也证明是有效的。

2. 环境和社会因素

(1) 进食过量：工业发达国家的肥胖症患病率远远高于不发达国家，其原因之一是发达国家人群的能量和脂肪摄入（尤其是饱和脂肪的摄入量）大大高于不发达国家。随着我国的经济发展和食物供应丰富，人们对食物能量的基本需求满足以后，膳食模式发生了很大变化，高蛋白质、高脂肪食物的消费量大增，能量的总摄入往往超过能量消耗。与我国传统的膳食模式相比，很多城市尤其在大城市的人们摄入富含高能量的动物性脂肪和蛋白质增多，而谷类食物减少，富含膳食纤维和微量营养素的新鲜蔬菜和水果的摄入量也偏低。已有研究证明含脂肪多而其他营养素密度低的膳食，引起肥胖的可能性最大。因此，限制总能量和脂肪摄入量是控制体重的基本措施。

进食行为也是影响肥胖症发生的重要因素。不吃早餐常常导致其午餐和晚餐时摄入的食物较多，而且一日的食物总量增加。我国的膳食指南提出，三餐的食物能量分配及间隔时间要合理，一般早、晚餐各占 30%，午餐占 40%。晚上吃得过多而运动相对较少，会使多余的能量在体内转化为脂肪而储存起来。现在很多快餐食品因其方便、快捷而受人们青睐，但快餐食品往往富含高脂肪和高能量，而其构成却比较单调，经常食用会导致肥胖，并有引起某些营养素缺乏的可能。胖人的进食速度一般较快，而慢慢进食时，传入大脑摄食中枢的信号可使大脑做出相应调节，较早出现饱足感而减少进食。此外，进食行为不良，如经常性的暴饮暴食、夜间加餐、喜欢零食，尤其是感到生活乏味或在看电视时进食过多零食，是许多人发生肥胖的重要原因。由于食物来源比较丰富，在家庭中的备餐量往往超出实际需要量较多，为了避免浪费而将多余的食物吃下，也可能是造成进食过量的原因之一。

（2）体力活动过少：随着现代交通工具的日渐完善，职业性体力劳动和家务劳动量减轻，人们处于静态生活的时间增加。大多数肥胖者相对不爱活动；坐着看电视是许多人在业余时间的主要休闲消遣方式，成为发生肥胖的主要原因之一；另外，某些人因肢体伤残或患某些疾病而使体力活动减少；某些运动员在停止经常性锻炼后未能及时相应地减少其能量摄入，都可能导致多余的能量以脂肪的形式储存起来。

经常性体力活动或运动不仅可增加能量消耗，而且可使身体的代谢率增加，有利于维持机体的能量平衡，还可以增强心血管系统和呼吸系统功能。因高强度剧烈运动不易坚持长时间，而且在此高强度运动的短期内，主要以消耗体内糖水（肌糖原、肝糖原等）提供的能量为主，而不是首先消耗脂肪。在进行中、低强度体力活动时，更多动员体内脂肪分解以提供能量。由于中、低强度的体力活动可坚持的时间长，被氧化的脂肪总量比高强度剧烈运动多。因此，应强调多进行有氧的中、低强度体力活动，如走路、慢跑、扫雪、打羽毛球等；另外，经常参加锻炼者比不经常锻炼者的静息代谢率高；在进行同等能量消耗的运动时，经常锻炼能更多地动员和利用体内储存的脂肪，更有利于预防超重和肥胖。

（3）社会因素：全球肥胖症患病率的普遍上升与社会环境因素的改变有关。经济发展和现代化生活方式对进食模式有很大影响。在中国，随着家庭成员减少、经济收入增加和购买力提高，食品生产、加工、运输及贮藏技术有改善，可选择的食物品种更为丰富。随着妇女更广泛地进入各行各业，在家为家人备餐的机会日益减少；加上家庭收入增加，在外就餐和购买现成的加工食品及快餐食品的情况增多，其中不少食品的脂肪含量过多，特别是经常上饭店参加"宴会"和"聚餐"者，常常进食过量。在遇到烦恼、愤怒等不顺心事时，有人往往以进食消愁。此外，经常性的吃肉过多（尤其是猪肉含较多脂肪和蛋白质）容易导致消化器官（肠道、肝脏）和肾脏负担过重和脂肪在体内蓄积，也不利于健康。

政策、新闻媒体、文化传统以及科教宣传等，对膳食选择和体力活动都会产生很大影响。新闻媒体（包括电视、广播和印刷的宣传材料）在现代消费群体中有举足轻重的作用，电视广告对儿童饮食模式的影响甚至起着第一位作用。然而，广告中所宣传的食品，许多是高脂肪、高能量和高盐的方便食品和快餐食品。目前有些广告对消费者，尤其是对儿童饮食行为的误导不容忽视。

五、超重和肥胖症的危害

1. 超重、肥胖与其相关疾病　肥胖症患者往往有高血压、高血脂和葡萄糖耐量异常；肥胖是影响冠心病发病和死亡的一个独立危险因素。值得警惕的是，中心性肥胖症患者要比全身性肥胖者具有更高的疾病危险，当体重指数只有轻度升高而腰围较大者，冠心病的患病率和死亡率就增加。肥胖症患者多在餐后较长时间内血脂持续在较高水平，富含三酰甘油的低密度脂蛋白(LDL)中的较小而致密的颗粒有直接致动脉粥样硬化的作用。

防治超重和肥胖症的目的不仅在于控制体重本身，更重要的是肥胖与许多慢性病有关，控制肥胖症是减少慢性病发病率和病死率的一个关键因素。根据世界卫生组织的报道，与肥胖相关疾病的相对危险度见附录1表2。

附录1表2　肥胖者发生肥胖相关疾病或症状的相对危险度*

危险性显著增高 （相对危险度 >3）	危险性中等增高 （相对危险度2~3）	危险性稍增高 （相对危险度1~2）
2型糖尿病 胆囊疾病 血脂异常 胰岛素抵抗 气喘 睡眠中阻塞性呼吸暂停	冠心病 高血压 骨关节病 高尿酸血症和通风 脂肪肝	女性绝经后乳腺癌，子宫内膜癌 男性前列腺癌，结肠直肠癌 生殖激素异常 多囊卵巢综合征 生育功能受损 背下部疼痛 麻醉并发症

注：*：相对危险度是指肥胖者发生上述肥胖相关疾病的患病率是正常体重者对该病患病率的倍数

（1）高血压：随着体重指数(BMI)的增加，收缩压和舒张压水平也较高。高血压病患者是指收缩压≥140mmHg和（或）舒张压≥90mmHg(1mmHg = 0.133kP)，或需要用降压药才能将血压控制在接近正常水平（低于120/90mmHg）者。肥胖者的高血压患病率高，肥胖持续时间越长，尤其是女性，发生高血压的危险性越大。而控制饮食和增加运动使体重降低时，使血容量、心排血量和交感神经活动下降，血压也随之降低。

对我国24万人群的汇总分析显示，BM≥24者的高血压患病率是BMI在24以下者的2.5倍，BMI≥28者的高血压患病率是BMI在24以下者的3.3倍。男性腰围达到或超过85cm，女性腰围达到或超过80cm，其高血压患病率是腰围正常者的2.3倍。一些减轻体重的试验表明，经减重治疗后，收缩压和舒张压也随平均体重的下降而降低。超重和肥胖引发高血压的机制可能与胰岛素抵抗代谢综合征有关。

（2）2型糖尿病：体重超重、肥胖和腹部脂肪蓄积是2型糖尿病发病的重要危险因素。我国24万人群数据的汇总分析显示，如以空腹血糖≥126mg/100mL或餐后2小时血糖仍≥200mg/100mL者诊断为2型糖尿病患者，BMI≥24者的2型糖尿病的患病率为BMI在24以下者的2.0倍，BMI≥28者的2型糖尿病患病率为BMI在24以下者的3.0倍。男性和女性腰围分别为≥85cm和≥80cm时，糖尿病的患病率分别为腰围正常者的2~2.5倍。

肥胖症患者的胰岛素受体数减少和受体缺陷，发生胰岛素抵抗（对胰岛素不敏感）现象和空腹胰岛素水平较高，影响到对葡萄糖的转运、利用和蛋白质合成。中心型脂肪分布比全身型脂肪分布的人患糖尿病的危险性更大；肥胖持续的时间越长，发生2型糖尿病的危险性越大。儿童青少年时期开始肥胖、18 岁后体重持续增加和腹部脂肪堆积者患 2 型糖尿病的危险性更大。

腰围超标、血清三酰甘油和低密度脂蛋白胆固醇升高、高密度脂蛋白胆固醇降低、血压升高和空腹血糖异常高等危险因素中，如出现多个因素聚集，即临床上定义的代谢综合征，有很强的致动脉粥样硬化作用。代谢综合征与胰岛素抵抗密切相关，肥胖、腰围超标和缺少体力活动是促进胰岛素抵抗进展的重要因素。

（3）血脂异常：我国 24 万人群数据的汇总分析显示，BMI≥24 者的血脂异常（三酰甘油 200mg/100mL）检出率为 BMI 在 24 以下者的 2.5 倍，BMI≥28 者的血脂异常检出率为 BMI 在 24 以下者的 3.0 倍，腰围超标者高三酰甘油血症的检出率为腰围正常者的 2.5 倍。BMI≥24 和≥28 者的高密度脂蛋白胆固醇降低（<35mg/100ml）的检出率分别为 BMI 在 24 以下者的 1.8 倍和 2.1 倍。腰围超标者高密度脂脂蛋白胆固醇降低的检出率为腰围正常者的 1.8 倍。

（4）冠心病和其他动脉粥样硬化性疾病：我国 10 个人群的前瞻性研究显示，体重指数增高是冠心病发病的独立危险因素，冠心病事件（指急性心肌梗死、冠心病猝死和其他冠心病死亡）的发病率随体重指数的上升而增高。前述的高血压、糖尿病和血脂异常都是冠心病和其他动脉粥样硬化性疾病的重要危险因素，而超重和肥胖导致这些危险因素聚集，大大促进了动脉粥样硬化的形成。BM≥24 和 BM≥28 的个体，有 2 个及以上危险因素聚集者动脉粥样硬化的患病率分别为 BIU 在 24 以下者的 2.2 倍和 2.8 倍。腰围超标危险因素聚集者的患病率为腰围正常者的 2.1 倍，表明超重肥胖是促进动脉粥样硬化的重要因素之一。

（5）脑卒中：我国脑卒中的发病率较高，对 10 个人群的前瞻性分析表明，肥胖者缺血型卒中发病的相对危险度为 2.2。脑动脉粥样硬化是缺血型卒中的病理基础。其发病危险因素与冠心病很相似，超重肥胖导致的危险因素聚集是导致缺血型卒中增高的原因之一。

（6）某些癌症：与内分泌有关的癌症（例如：妇女绝经后的乳腺癌、子宫内膜癌、卵巢癌、宫颈癌，男性的前列腺癌）及某些消化系统癌症（例如结肠直肠癌、胆囊癌、胰腺癌和肝癌）的发病率与超重和肥胖存在正相关，但究竟是促进体重增长的膳食成分（如脂肪）还是肥胖本身与癌症的关系更为重要，值得进一步研究。

（7）其他疾病：①睡眠呼吸暂停症：肥胖引起睡眠中呼吸暂停，是由于在脖颈、胸部、腹部和横膈部位的脂肪堆积过多，使胸壁的运动受阻，在躺下时上呼吸道变窄和气流不通畅引起呼吸困难。因血液二氧化碳浓度过高和血氧低可抑制呼吸中枢，出现暂时窒息现象。如伴有严重呼吸道疾病，则容易产生肺动脉高压、心脏扩大和心力衰竭等；②内分泌及代谢紊乱：脂肪细胞不仅仅储存脂肪，还具有内分泌功能，同时也是许多激素作用的靶器官。肥胖者血浆中胰岛素明显高于正常水平，并经常存在胰岛素抵抗，中心性肥胖患者的激素水平改变更大。肥胖者血循环中的性激素平衡被破坏，尤其是腹部脂肪过多的女性常有排卵异常、雄激素过多，往往伴有生殖功能障碍。有的中度肥胖妇女发生多囊性卵巢综合征。体力活动常常能通过减轻体重而提高机体对胰岛素的敏感性；③胆囊疾病和脂肪肝：肥胖者胆结石的患病率是非肥胖者的 4 倍，腹部脂肪堆积者的危险性更大。肥胖患者的胆汁中胆固醇过饱和及其胆囊活动减少，可能是形成胆结石的原因。胆结石患者的胆囊感染率增加，容易引起胆绞痛和急性胰腺炎。腹部脂肪比较容易分解，并由门静脉进入肝脏。肥胖常常是非酒精性脂肪肝的危险因素。有报道经 B 超检查 200 名体重超重（BMI≥24）者中伴脂肪肝者达 41.5%；而 574 名非超重者的脂肪肝检出率为 11.3%。另有一些报道重度肥胖者检出脂肪肝、肝纤维化、炎症和肝硬化者较多；肥胖合并有血糖耐量异常或糖尿病患者的脂肪肝更严重；④骨关节病和痛风：临床上常观察到肥胖者中膝关节疼痛和负重关节的骨关节病较多。肥胖者痛风的发生率较高与高尿酸血症直接相关。痛风性关节炎是在关节内由于尿酸盐形成的痛风石引起反复发作的急性炎症，但体重增加与尿酸水平上升的关系还不太清楚，可能与肥胖引起的代谢变化（内源性核酸分解代谢产生嘌呤并合成尿酸较多）和饮食因素（含嘌呤较多的动物性食品）有关。

2. 超重和肥胖导致的社会和心理问题　由于文化背景、种族等的差异，人们对肥胖的态度不同，例如在经济不发达时期，我国曾把肥胖称为"发福"并作为富裕的象征。在发达国家和迅速发展的国家中，肥胖者必须与来自社会和环境的偏见和歧视作斗争。肥胖者也往往受社会观点、新闻媒介宣传的影响，对自身的体形不满，总认为在社交中会受到排斥，尤其在受到中、高等教育的年轻女性中易受这种心理驱使，把"减肥"作为时尚；往往出现体重处于正常范围的人还在奋力减重的现象，有人甚至因此导致厌食症。从小就发胖的儿童容易产生自卑感，对各种社交活动产生畏惧而不愿积极参与，造成心理问题。

暴饮暴食是肥胖患者中常见的一种心理病态行为，其主要特点是常常出现无法控制的食欲亢进，大多发生于傍晚或夜间，在夜里醒来后想吃东西。越来越多的观察发现，饮食习惯不良有时与肥胖患者的节食行为有关，如在上顿少吃或不吃后下顿大量进食的现象，严重影响治疗效果，还有人为了怕发胖，在大量进食美餐后自行引吐，这些与肥胖相伴的心理变化都有害于身心健康。

六、肥胖症的干预

首先应当树立正确观念，即肥胖是可以预防和控制的，某些遗传因素也可以通过改变生活方式来抗衡。肥胖症必须防治，它不仅损害身心健康，降低生活质量，而且与发生慢性病息息相关。对超重和肥胖症的普遍性干预是比较经济而有效的措施。

1. 干预原则

·必须坚持预防为主，从儿童、青少年开始，从预防超重入手，并须终生坚持。

·采取综合措施预防和控制肥胖症，积极改变人们的生活方式。其包括改变膳食、增加体力活动、矫正引起过度进食或活动不足的行为和习惯。

·鼓励摄入的低能量、低脂肪、适量蛋白质和糖水，富含微量元素和维生素的膳食。

·控制膳食与增加运动相结合以克服因单纯减少膳食能量所产生的不利作用。两者相结合可使基础代谢率不致因摄入能量过低而下降，达到更好的减重效果。积极运动可防止体重反弹，还可改善心肺功能，产生更多、更全面的健康效益。

·应长期坚持减体重计划，速度不宜过快，不可急于求成。

·必须同时防治与肥胖相关的疾病，将防治肥胖作为防治相关慢性病的重要环节。

·树立健康体重的概念，防止为美容而减肥的误区。

2. 干预策略与措施　肥胖是危害人类健康的一个重要公共卫生问题。要从公共卫生的角度考虑，针对不同的目标人群采取不同的预防和控制措施。

预防和控制肥胖的策略应该是做好宣传教育和健康促进，预防肥胖要从儿童抓起，尤其是加强对学生的健康教育。社区综合预防控制措施应包括：鼓励人们改变生活方式，早期发现有肥胖趋势的个体，以及对个别高危个体具体指导。干预措施可分为三个层次：

（1）一般人群的普遍性干预：首先是群体预防，把监测和控制超重与预防肥胖发展以降低肥胖症患病率作为预防慢性病的重要措施之一，进行定期监测抽样人群的体重变化，了解其变化趋势，做到心中有数。

积极做好宣传教育，使人们更加注意膳食平衡，防止能量摄入超过能量消耗。膳食中蛋白质、脂肪和糖水摄入的比例合理，特别要减少脂肪摄入量，增加蔬菜和水果在食物中的比例。在工作和休闲时间，有意识地多进行中、低强度的体力活动。广为传播健康的生活方式，戒烟、限酒和限盐。经常注意自己的体重，预防体重增长过多、过快。成年后的体重增长最好控制在 5kg 以内，超过 10kg 则相关疾病的危险将增加。要提醒有肥胖倾向的个体（特别是腰围超标者），定期检查与肥胖有关疾病危险的指标，尽早发现高血压、血脂异常、冠心病和糖尿病等隐患并及时治疗。

（2）高危人群的选择性干预：有肥胖症高危险因素的个体和人群，应重点预防其肥胖程度进一步加重和预防出现与肥胖相关的并发症。高危险因素指：存在肥胖家族史、有肥胖相关性疾病、膳食不平衡、体力活动少等。对高危个体和人群的预防控制超重肥胖的目标，是增加该群体的知识和技能，以减少或消除发生并发症的危险因素。其措施包括：改变高危人群的知识、观念、态度和行为；应让他/她们了解，在大多数情况下，不良环境或生活方式因素对肥胖症的发生可起促进作用并激活这一趋势，而改变膳食、加强体力活动对预防肥胖是有效的，可以通过对学校、社团、工作场所人群的筛查发现高危个体。要强调对高危个体监测体重和对肥胖症患者进行管理的重要性和必要性。

（3）对肥胖症和伴有并发症患者的针对性干预：对已有超重和肥胖并有肥胖相关疾病的高危个体，主要预防其体重进一步增长，最好使其体重有所降低，并对已出现并发症的患者进行疾病管理，如自我监测体重、制定减轻体重目标以及指导相应的药物治疗方法。通过健康教育提高患者对肥胖可能进一步加重疾病危险性的认识，并努力提高患者的信心。

要使已超重或肥胖者意识到，期望短期恢复到所谓的"理想体重"往往不太现实，但是即使在一年之内比原有体重减少 5% ~10% 也会对健康有极大好处。要使患者了解到，在短期内过度限食可能见到一些暂时效果，但如果不长期坚持减少膳食中的热量，也不积极参加体力活动，则很难保证体重保持在已降低的水平。个别患者的体重甚至会进一步增长，甚至超过减重前的原始水平。减肥反复失败会使患者失去信心，可组织胖友座谈会交流减肥或控制体重的经验，举办讲座，讲解肥胖可能带来的危害及预防的方法；争取家属配合，创造减肥氛围；在医疗单位的配合下，监测有关的危险因素；引导重点对象做好膳食、体力活动及体重变化等自我监测记录和减重计划的综合干预方法，并定期随访。

(4)干预措施需要政策支持：肥胖症的防治只有个人的积极性往往是不够的，只有得到政府的政策支持，个人的努力才能收到事半功倍的效果。有关当局应为控制人群体重超重创造良好的支持环境，如：①制订防治肥胖症的规划和对策；②将预防和控制肥胖的措施纳入宏观的公共卫生项目；③鼓励生产能量密度低而富含营养的食品，宣传合理营养知识；④引导群众进行体育锻炼，在学校、机关、社区和团体创造进行体力活动的环境、机会和氛围，尽可能增加活动场地和器械，有计划地或不定期地组织活动；要求在建筑、居住小区、学校、公园、购物中心的设计中考虑让公众有体力活动的机会和条件；⑤规定在住宅设计中应优化楼道照明和环境，以利居民能适当放弃乘电梯而步行上下；⑥普及有关肥胖会损害健康的知识等。这些都需要得到有关机构和政策的支持。

3. 肥胖症防治流程　根据体重指数、腰围及中国成人超重和肥胖的分类及其相关疾病的危险度，对肥胖个体进行防治措施的流程图如附录1图1：

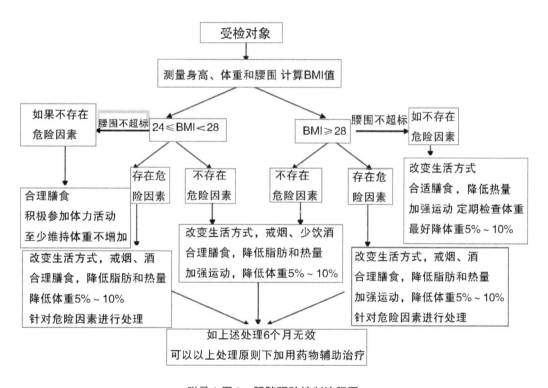

附录1图1　肥胖预防控制流程图

4. 高危个体的处理

(1)合理安排饮食：大多数超重和肥胖的个体，或需要预防体重进一步增加的个体，都需要调整其膳食以达到减少热量摄入的目的。合理膳食包括改变膳食的结构和食量，应避免吃油腻食物和吃过多零食，少食油炸食品，少吃盐；尽量减少吃点心和加餐，控制食欲，七分饱即可，尽量采用煮、喂、炖、烤和微波加热的烹调方法，用少量油炒菜。适当减少饮用含糖饮料，养成饮用白水和茶水的习惯。进食应有规律，不暴饮暴食，不要一餐过饱，也不要漏餐。

减重膳食构成的基本原则为低能量、低脂肪、适量优质蛋白质、含复杂糖水（如谷类）；增加新鲜蔬菜和水果在膳食中的比重。合理的减重膳食应在膳食营养素平衡的基础上减少每日摄入的总热量；既要满足人体对营养素的需要，又要使热量的摄入低于机体的能量消耗，让身体中的一部分脂肪氧化以供机体能量消耗所需。注意饮食的能量密度（能量密度系指一定体积的食物或膳食所产生的能量），即选择体积较大而所含的能量相对低一些的食物，因 1g 脂肪提供 9kcal 能量，而 1g 蛋白质或 1g 糖水只提供 4kcal 能量。1 两煮鸡块要比 1 两炸鸡块的能量低得多。蔬菜和水果的体积大而能量密度较低，又富含人体必需的维生素和矿物质，以蔬菜和水果替代部分其他食物能给人以饱腹感而不致摄入过多能量。在平衡膳食中，蛋白质、糖水和脂肪提供的能量比，应分别占总能量的 15%～20%、60%～65% 和 25% 左右。

不要认为限食就是单纯限制谷类主食量，不吃或少食谷类主食的观点和做法是不可取的。谷类中的淀粉是复杂的糖水，有维持血糖水平的作用，不致使进食后血糖升高太快，也不致很快出现低血糖。低血糖会导致饥饿感而使进食的食物量加大。富含淀粉的谷类食物也富含膳食纤维，对降低血脂和预防癌症也有一定好处。减少总的食物摄取量时，也要相应减少谷类主食量，但不要减少谷类食物占食物总量的比例。限制和减少能量摄入应以减少脂肪为主。血脂异常者应限制摄入富含饱和脂肪和胆固醇的食物（如肥肉、内脏、蛋黄），适当注意选择一些富含优质蛋白质（如瘦肉、鱼、蛋白和豆类）的食物。优质蛋白质含必需氨基酸较多，适量优质蛋白质可以与谷类等植物蛋白质的氨基酸起互补作用，提高植物蛋白质的营养价值。在能量负平衡时，摄入足够蛋白质可以减少人体肌肉等组织中的蛋白质被动员作为能量而被消耗。

超重和肥胖症的"治疗"应以限制和调配饮食为基础，但只限制饮食而不合并增加体力活动或不采取其他措施时，减重的程度和持续效果均不易达到满意的程度。建议采用中等降低能量的摄入并积极参加体力活动的做法，使体重逐渐缓慢地降低到目标水平。因此，最好使其每日膳食中的热量比原来日常水平减少约 1/3，这是达到每周能降低体重 0.5kg 的目标的一个重要步骤。低能量减重膳食一般设计为女性 1000～1200kcal/d，男性 1200～1600kcal/d，或比原来习惯摄入的能量低 300～500kcal。避免用极低能量膳食（即能量总摄入低于每日 800kcal 的膳食），如有需要，应在医护人员的严密观察下进行。在用低能量饮食时，为了避免因食物减少引起维生素和矿物质不足，应适量摄入含维生素 A、维生素 B_2、维生素 B_6、维生素 C 和锌、铁、钙等微量营养素补充剂。可以按照推荐的每日营养素摄入量设计添加混合营养素补充剂。一些临床观察结果发现，用上述中等低能量膳食一年后降低体重的效果，与用极低能量膳食的效果一样好，甚至更好。

为了便于选择合适的食物比例及用量，在计划不同能量水平的膳食时，附录 1 表 3 可以提供在选择各类食物时的参考用量。

附录1 表3　设计低能量膳食时选择各类食物的参考量及其可提供的主要营养素含量

千卡	食物(g)								主要营养素含量(g)		
	谷类	肉、鱼、禽	蛋类	豆腐干(1)	蔬菜	水果	牛乳	植物油	蛋白质	脂肪	碳水化合物
1100	150	70	40	40	400	100	250	10	54.0	40	149
1300	200	80	50	50	400	100	250	14	64.4	48	187
1500	240	90	50	60	400	100	250	16	72.4	53	217
1700	280	90	50	60	500	100	250	18	77.8	55	250
1900	320	90	50	60	500	100	250	20	82.2	58	280
2000	350	90	50	60	500	100	250	20	85.5	59	302

注：(1)其他豆制品按水分含量折算。如豆腐干50g＝素什锦50g＝北豆腐65g＝南豆腐120g

（2）加强体力活动和锻炼：增加体力活动与适当控制膳食总能量和减少饱和脂肪酸摄入量相结合，促进能量负平衡，是世界公认的减重良方，即使在用药物减肥情况下，两者仍是不可缺少的主要措施。提倡采用有氧活动或运动，有氧运动多为动力型的，并有大肌肉群（如股四头肌、肱二头肌等）参与的运动，例如：走路、骑车、爬山、打球、慢跑、跳舞、游泳、划船、滑冰、滑雪及舞蹈等。因为中等或低强度运动可持续的时间长，运动中主要靠燃烧体内脂肪提供能量，没有必要进行剧烈运动以减肥。在上述中、低强度活动/运动时，机体的氧消耗量增加，运动后数小时内氧消耗量仍比安静水平时的氧消耗量大，表明运动可以增加能量代谢。不同运动水平增加的能量消耗占总能量消耗的比例有差别，极轻体力劳动可能提高总能量消耗仅3%，而重体力劳动或剧烈运动可达40%。采用增加体力活动与限制饮食相结合的减体重措施，其总体效益优于单独限制饮食（附录1表4）。

附录1 表4　不同减体重措施对健康指标的影响比较

指标	单独控制饮食 （极低热量饮食）	适量控制饮食结合运动 （适当限制总能量）
最大氧吸取量（VO$_2$max）	降低	改善
瘦体重（FFM）	损失	增加或保持
体脂肪%	丢失少	丢失多
营养缺乏	容易发生	一般不会发生
胰岛素敏感度	？	改善
肌肉和韧带力量	降低	肌肉张力和韧带力量改善
体力	下降	改善,耐久力提高
静息代谢率（RMR）	下降	保持或增加
精神状态	压力大	改善,对减体重有信心
血清 HDL－C 水平	下降	提高
减体重计划	不易坚持	容易执行和坚持
减体重后反弹	容易发生	一般不会发生

单独控制饮食时虽可降低总体重，但除脂肪组织减少外，肌肉等去脂体质（FFM）也会丢失，静息代谢率（RMR）也可能降低，使机体的基础能量需要减少，即可在低水平上建立新的能量平衡，使机体储存脂肪的消耗也较少。因此，单纯限制饮食使体重下降达到一定水平后，体重下降的速度减慢或不再下降。如果要使体重维持在已降低的较低水平或使体重进一步降低，需要摄入能量更低的膳食，而极低能量膳食中的营养素往往不能满足需要，对健康有损害。体重的频繁波动有害于健康。在维持能量负平衡的条件下，体力活动或运动能维持 RMR 不降低或降低较少，能消耗更多体脂，并多保留 FFM，适当控制饮食加体力活动有利于长期保持减重后体重不反弹。

要使肥胖者提高体力活动量，就需要提高他们对体力活动或运动与健康关系的认识，需要使他们对进行的体力活动产生兴趣。只有体力活动或运动的内容和方式可行，才能够持之以恒。以下几点比较关键：

1）创造尽量多活动的机会：人类在上千万年的进化过程中是伴随狩猎和耕作而获得生存条件的，所以人体的遗传素质适合于有体力活动的生活，但当代科技的发展使人们每日生活所需的体力活动在不知不觉中逐渐减少。社会的进步和各种省力的技术使生活节奏加快，"没有时间"往往成为人们不参加体力锻炼的理由，并且把增加体力活动看成是一种"负担"。应该改变人们的观念，把体力活动看成是提高身体素质和保证健康的必要条件。尽量创造更多的活动机会，并把增加活动的意识融于对生活的安排之中；一定程度地改变每日的生活习惯，尽量选择较多体力活动以替代较为省力的条件。例如，在城市，鼓励人们在 1km（2 华里）距离内用步行替代坐车；短途出行骑自行车；提前一站下车而后步行到目的地；步行上下 5 层以内的楼梯以替代乘电梯等。

2）根据设计的减体重目标，每日安排一定时间进行中等强度的体力活动：中等强度体力活动消耗的能量，男、女分别为 4.8 ~ 7.0kcal/min 和 3.3 ~ 5.1kcal/min，而低强度活动则分别是 1.9 ~ 4.6kcal/min 和 1.4 ~ 3.2kcal/min。如用心率进行大致区分，进行中等强度体力活动量时的心率为 100 ~ 120 次/分，低强度活动时则为 80 ~ 100 次/分。

每日安排进行体力活动的量和时间应按减体重目标计算，对于需要亏空的能量，一般多考虑采用增加体力活动量和控制饮食相结合的方法，其中 50%（40% ~ 60%）应该由增加体力活动的能量消耗来解决，其他 50% 可由减少饮食总能量和减少脂肪的摄入量以达到需要亏空的总能量。增加体力活动的时间，可以有意识地结合日常活动来安排。

· 如希望在 1 个月内减体重 4kg，即每周计划减体重 1kg，则需要每日亏空能量约 100kcal，其中通过增加运动量以消耗 550kcal，即每日需要增加中等强度体力活动 2 小时，或低强度体力活动 3 ~ 4 小时。

· 如计划在 1 个月内减体重 3kg，则每周需减体重 0.75kg，即每日需要亏空能量约 800kcal，其中通过运动增加消耗 400kcal，每日需要增加中等强度体力活动 1.5 ~ 2 小时，或低强度体力活动 2.5 ~ 3.5 小时。

· 计划在 1 个月内减体重 2kg，即每周减体重 0.5kg，则每日需要亏空能量约 550kcal，其中由体力活动增加消耗 300kcal。最好每日增加中等强度体力活动 1 ~ 1.5 小时，或低强度体力活动 2 ~ 3 小时。

· 计划在 1 个月内减体重 1kg，即每周减体重 0.25kg，则每日需要亏空能量约为

270kcal，其中由增加体力活动量每日消耗 150kcal。每日至少增加中等强度体力活动 1 小时或低强度体力活动约 2 小时。

肥胖者对体力活动量的安排应根据其体能、年龄和兴趣等因素进行，可以以某一项活动为主，再配合其他一些活动以达到需要亏空的能量。例如，一个肥胖患者，女性，35 岁，身高 1.56m，体重 64kg，BMI 为 26.3，计划将体重减轻至 58kg，即需要减体重 6kg，并拟在两个半月内达到减体重目标，每月减体重 2.5kg，每周需减体重 0.625kg，则每日需要亏空能量 670kcal，由增加运动量以消耗能量 350kcal。为其设定的活动处方是：在原有活动量的基础上每日增加散步 30 分钟(消耗能量 100kcal)，骑车上下班 30 分钟(消耗能量 180kcal)，下班回家后带孩子玩 15 分钟(消耗能量 75kcal)，1 天通过增加活动消耗能量 355kcal，其余的能量要通过减少能量摄入(315kcal/d)来解决。另一名男性肥胖患者计划 1 个月内减轻体重 4kg，每日需要亏空能量 1100kcal，1 天需要从增加活动量来亏空 550kcal。为其增加活动量的处方：在原有的活动基础上每日增加游泳 30 分钟(消耗能量 250kcal)，快走 30 分钟(消耗能量 150kcal)，打羽毛球 30 分钟(消耗能量 150kcal)。可以用能量消耗相等的或相似的体力活动或运动来取代或交换，例如游泳可与慢跑、跳绳或骑车交换；打羽毛球可以排球、网球或跳舞来代替；快走可以打乒乓球、慢速度游泳或骑车来取代。如减体重的速度慢、任务轻，则增加体力活动的难度较小；例如 1 天仅需要亏空能量 150kcal，则 1 天增加 30~40 分钟中等强度的有氧运动(打羽毛球或排球 30 分钟或快走 30 分钟)即可满足要求。其他可按此方法类推，患者还可根据自己的兴趣和条件选择不同的运动或体力活动项目和时间。

3)增加体力活动量应循序渐进：先从一些日常活动开始，然后可以每日进行快步走、慢跑、打羽毛球、打乒乓球等活动，因为体力活动总量与坚持活动的时间、强度和频率有关，能坚持较长时间的中等量活动(如快步走)或短时间的剧烈活动(如跑步)都可达到消耗能量的效果，对于超重和肥胖者应选择有氧运动，1 天增加快步走路 30~45 分钟可以消耗能量 100~200kcal，是一种可行而安全的运动处方，应尽量减少静坐(如看电视、看书、写字、玩电脑游戏等)的时间，也可在静态生活间穿插一些做操或家务劳动等体力活。

4)对运动量和持续时间安排要恰当：进行体力活动时应有准备活动和放松活动，需要注意在哪些情况下应停止活动。在制定运动量、运动强度和类型时，应满足个体化的特点和需要，可以调换运动的方式和内容以引起兴趣，便于长期坚持。与一般健身运动相比，以减肥为目的的运动时间应延长些；但是运动量可循序渐进，由小运动量开始，每日安排 30 分钟，待适应后再逐步增加至所应达到的目标。每日 30~60 分钟甚至更多时间的活动不要求一定是连续的，每次活动的总时间可以累加，但每次活动时间最好不少于 10 分钟。

实施运动计划过程中，应注意逐渐增加运动量和强度，避免过量，以预防急性和慢性肌肉关节损伤，过量的运动负荷会使免疫功能下降。对有心、肺疾病或近亲中有严重心血管病史者，在决定进行剧烈活动前，最好按照医生的建议逐步增加活动量。在剧烈活动前应有充分的热身和伸展运动，逐渐增加肌肉收缩和放松的速度，可改善心肌氧供应，增加心脏的适应性；运动后要有放松活动，让体温慢慢下降，使肌张力逐渐降低，以减少肌肉损伤和酸痛的概率。如出现以下症状时，应立即停止运动：心跳不正常，如出现心率比日常运动时明显加快、心律不齐、心悸、心慌、心率快而后突然变慢等。运动中或运动后即刻出现胸部、上臂或咽喉部疼痛或沉重感。特别眩晕或轻度头痛、意识紊乱、出冷汗或晕厥，严重气短，身体任何一部分突然疼痛或麻木，一时性失明或失语。

（3）行为疗法：建立节食意识，每餐不过饱；尽量减少暴饮暴食的频度和程度，注意挑选脂肪含量低的食物。细嚼慢咽以延长进食时间，使在进餐尚未完毕以前即对大脑发出饱足信号，有助于减少进食量；另一种方法就是进食时使用较小的餐具，使得中等量的食物看起来也不显得单薄；也可按计划用餐，即在进餐前将一餐的食物按计划分装，自我限制进食量，使每餐达到七分饱；也可使漏餐者不至于在下一餐过量进食。餐后加点水果可以满足进食欲望。改变进食行为常常有助于减少进食量而没有未吃饱的感觉。

医疗保健人员应协助肥胖患者制订规划并支持和指导减肥措施的执行。医务人员需要了解肥胖者的肥胖史，曾做过哪些处理，减肥措施受到过哪些挫折、存在的问题，以及肥胖症对其生活有何影响，以示对患者的关心；应向肥胖症患者说明肥胖对健康带来的可能危险，建立共同战胜肥胖症的伙伴关系。应让病人采取主动、积极参与制订改变行为的计划和目标，不能由医疗保健人员单方面决定。

制订的减重目标要具体并且是可以达到的。例如在制订体力活动目标时，以"每日走路 30 分钟或每日走 5000 步"代替"每日多活动点"。建立一系列短期目标，例如开始时每日走路增加 30 分钟，逐步到增加 45 分钟，然后到 60 分钟。膳食脂肪占总能量的百分比由原来的 35% 下降到 30%，再逐步下降到 28%~25%。对患者的监测有助于评价患者的进步，在前一阶段结果的基础上，为患者提供如何实施进一步目标的信息。与患者保持经常联系，关心和帮助患者改变行为是非常必要的。

教会需要减肥的对象进行自我监测：观察并记录某些行为，如每日记录摄入食物的种类、量和摄入时间，进行了哪些运动，使用哪些药物，改变行为后所得到的结果等，经常量体重对长期保持适当体重是非常重要的。对行为的自我监测通常可以使患者向所希望的目标方向改变。对自我监测记录，某些病人可能会感到烦琐，但非常有用。

（4）药物治疗：大多数肥胖症患者在认识到肥胖对健康的危害后，在医疗保健人员的指导下控制饮食量、减少脂肪摄入，并增加体力活动，常可使体重显著减轻。但由于种种原因体重仍然不能减低者，或行为疗法效果欠佳者，可考虑用药物辅助减重。如果有的肥胖患者因担心增加体力活动可能加重原有的疾病或使病情出现新的变化，也有必要采用药物辅助减重。

1）用药物减重的适应证

·食欲旺盛，餐前饥饿难忍，每餐进食量较多。

·合并高血糖、高血压、血脂异常和脂肪肝。

·合并负重关节疼痛。

·肥胖引起呼吸困难或有阻塞性睡眠呼吸暂停综合征。

·BMI≥24 有上述并发症情况，或 BMI≥28 不论是否有并发症，经过 3~6 个月单纯控制饮食和增加活动量处理仍不能减重 5%，甚至体重仍有上升趋势者，可考虑用药物辅助治疗。

2）设定药物减重目标

· 比原体重减轻5%～10%，最好能逐步接近理想体重。

· 减重后维持低体重不再反弹和增加。

· 使与肥胖相关症状有所缓解，使降压、降糖、降脂药物能更好地发挥作用。

3）减重药物的选择：肥胖的病因可能因人而异，不同人对药物的反应也可能不同。过去曾有人用中枢性作用药物芬氟拉明和芬特明等降低食欲，由于芬氟拉明对心脏瓣膜损害的不良反应得到证实，有些国家如美国已禁用。目前我国国家药品监督部门尚未对此做出决定，但卫生部已规定在保健食品中禁止加芬氟拉明。目前在我国使用较多的减重药有：①中枢性作用减重药：西布曲明：其主要作用为抑制中枢对5－羟色胺和去甲肾上腺素的再摄取，抑制5－羟色胺的再摄取可增加饱腹感。常用剂量为5～10mg，3～6个月可减重10kg左右，减重效果与剂量相关。应用过程中要特别注意避免其不良反应。在一些患者中，西布曲明可引起不同程度的口干、失眠、乏力、便秘、月经紊乱、心率增快和血压升高。老人尤其对老年高血压病或糖尿病患者应慎用，因为便秘可诱发眼底出血、心肌梗死。患有高血压病、冠心病、充血性心力衰竭、心律不齐或中风患者不能用。血压偏高者应先采取有效降压措施后方可使用；然而有效减重后有助于降低血压；②非中枢性作用减重药：奥利司他：是一种对肠道胰脂肪酶的选择性抑制药，它不抑制食欲而是阻断进食的脂肪在肠内吸收，摄入的脂肪中约有1/3因不能被吸收而从肠道排出，从而达到减重目的。常用剂量为进餐前一次口服120mg，3～6个月可减重7～10kg。其最常见的反应是使大便量和油脂排出量增加，不良反应是有时会因肛门排气带出脂便而污染内裤或排便较急。如在治疗中注意减少膳食脂肪，则这些症状可以缓解。而这些症状往往成为给患者需要减少脂肪摄入的"信号"。排便次数增加对某些职业（如司机）可能造成不方便。使用较长时间后，上述这些症状可能减轻。因奥利司他本身仅有3%从肠道吸收，几乎无全身性不良反应，也无心血管方面的不良反应。老年人使用很安全，老年便秘者服用后尚可缓解便秘。如能在3～6个月服药期间养成良好的饮食习惯，则在减重后的体重反弹较少。由于脂肪吸收减少，是否影响脂溶性维生素吸收的问题值得关注。奥利司他4年临床观察数据显示，血液中脂溶性维生素水平仅有轻微改变，均能维持在正常范围内。但在用此药时适当补充些脂溶性维生素，如维生素A、维生素D、维生素E等更好。

药物治疗仅适用于因肥胖而致疾病危险性增加的患者，而不应该用于美容的目的，对于低危的肥胖者应首选膳食和运动疗法。如果在用药物减重治疗的最初6个月内有效，可以考虑继续使用。但必须记住，药物只是全面治疗计划中的一个部分，只起辅助作用。只有在前述改善饮食结构和增加体力活动的基础上用药物辅助减重才能收到较好效果。药物能辅助肥胖症患者更好地依从其膳食治疗和运动疗法的方案。

个别患者在用药的最初试验期内减重效果不明显，有时即使增加剂量也不见效。目前对减重药物治疗的风险/益处的相对关系尚未做出最后评价，为了避免发生不良后果，最好不要自己在药店随意买减重药，服用中枢性减重药者尤应谨慎。中枢性药物治疗一定要在医生的指导下进行，医生可根据患者的肥胖程度和已存在的并发症及各种危险因素程度制定合理的治疗方案，并应对患者加强随访，检查和监测血压、心率和各项相关因素指标的变化。对使用中枢性减肥药者的随访，起初至少每 2~4 周 1 次，3 个月以后可以改为每月 1 次。

（5）外科手术治疗：手术治疗仅适合于那些极度肥胖或有严重肥胖并发症的患者。对 BMI >40 的极度肥胖病患者，或者因肥胖症引起心肺功能不全等而使用其他减肥治疗方法长期无效的患者，经过慎重选择的病例才可以考虑以外科手术作为辅助治疗的方法：包括胃肠道手术和局部去脂术。胃肠道手术包括小肠旁路术、胃成形术、胃旁路术、胃内气囊放置术等。通过切除部分小肠以减少内源性物质的分泌以减少对摄入食物中的营养物质的吸收；或者通过缝合和充填胃空腔以减少胃容量、增加饱腹感，以预防一次性食物摄入量过多。这些手术后容易出现各种并发症，包括进食后呕吐、手术后伤口感染、吻合口开裂、吻合口瘘、压疮、肠梗阻、肺栓塞、血栓形成等。由于营养物质主要在小肠吸收，切除小肠必然会引起各种吸收障碍和代谢紊乱。术后的长期并发症包括消化不良、脂肪泻、肝脏疾病、胆石症、水与电解质紊乱、低血钾、低血钙、维生素（维生素 A、维生素 B、维生素 D 和叶酸等）缺乏、微量元素（铁、锌）缺乏和泌尿系结石症等。

有些肥胖病患者常常为自己局部脂肪过多而发愁，如在腹部、髂腰部、臀部、下颌和颈部堆积的脂肪，不仅外观不美，而且影响健康和行动。局部去脂术包括脂肪抽吸术和皮下脂肪切除术；目前比较流行的超声吸脂术是用超声波作用于局部脂肪组织使脂肪乳化，再通过负压吸除乳化液。这种方法失血少、比较安全和痛苦少，易被病人接受。但是这种方法的缺点是去脂效率低，只能去除皮下脂肪，因而只适合于肥胖症患者局部的周围脂肪组织；对腹腔内和脏器周围的脂肪组织无能为力，因而往往只是暂时满足患者对外表的美容要求，对肥胖所造成的健康危害却作用较小。吸脂后过一段时间，局部脂肪还容易复原；操作不当时还有引起脂肪栓塞并发症的危险。

无论是胃肠道手术还是局部去脂术，都需在有专业水平的医院中进行，不是任何医院和任何医生都能作这种手术的。对大多数肥胖患者应当反对他们去进行手术治疗，尤其反对没有适应证而盲目进行手术治疗，合理饮食和运动加上规范的药物治疗仍然是最佳的选择和基本原则。

七、特殊人群的处理

1. 女性　爱美是人类的天性，尤其是女孩和年轻女性特别注意自身的体型和形象，把纤细身材作为美的象征。这个人群对减肥信息比较敏感，个别人即便体重处于正常范围还要进一步"减肥"，往往因限食不当而引起进食行为紊乱，如神经性厌食症或在暴饮暴食后自行引吐等心理、行为障碍。

许多妇女在孕期和哺乳期为了加强营养而摄食过多，在这一阶段由于内分泌的生理性变化而使机体对能量和脂肪储存能力加强，有些妇女在孕期和产后体重增加较多，并且在产后仍保持在较高水平。坚持母乳喂养和合理营养不仅对儿童的生长发育有益，而且可能是预防妇女产后肥胖的有益措施。

妇女在进入中年以后，往往由于生活比较安定、家庭负担减轻、内分泌发生变化（如更年期以后雌激素分泌减少），体脂蓄积增加而发胖。一些调查发现我国一些大城市中老年女性的超重率高达 40%。肥胖妇女中骨关节病和胆囊病的患病率较高，在反复减重和减重后体重反弹者中更为常见，值得引起注意。

2. 老年人　超重和肥胖开始的年龄有愈来愈年轻化的趋势，老年人中超重和肥胖症的比例也在增加。对体重超重尚未达到肥胖程度的老年人，适当控制饮食和增加体力活动对他们的健康是有益的。对老年人不必过分强调减重，而防止体重继续增长是非常重要的。如果老年人没有刻意限食而体重在继续下降，则应警惕有无潜在的其他慢性疾病。老年人（主要指 65 岁以上者）如果要进行减重，对其健康情况（包括体检和实验室检查）应有较全面的了解，其减重措施应当个体化，着重针对其产生肥胖的可能原因和存在的并发症进行设计。在设计老年人的减重方案时，应考虑超重和肥胖可能使老年人的心血管疾病和糖尿病的危险性增加，肥胖引起的骨关节痛使其关节活动功能受限等问题；应全面评估其相关慢性疾病的危险因素，衡量减重措施的利和弊，并评价减肥是否能改善其机体的功能或减少其疾病的危险因素。针对个体设计营养和运动方案可以预防因减重可能造成的机体损害。

3. 吸烟者　许多长期吸烟者往往在戒烟后出现体重迅速上升的现象。可能由于戒烟后避免了香烟的尼古丁和其他有毒物质对人体的危害；也可能由于戒烟者常以吃零食来抑制烟瘾，因而摄入的能量相应增加，可以通过减少摄入热量和增加体力活动来预防在戒烟后体重增长过多。吸烟对人体健康的危害往往大于因戒烟后体重的可能变化所产生的影响，而戒烟后的体重上升往往是可以预防的。

[引自：中华人民共和国卫生部疾病控制司.中国成人超重和肥胖症预防控制指南(试行),2014]

附录2：中国成人肥胖症防治专家共识

（2011）

一、概述

肥胖症是指体内脂肪堆积过多和（或）分布异常，通常伴有体重增加。世界卫生组织（WHO）则将肥胖定义为可能导致健康损害的异常或过多的脂肪堆积。作为一种由多因素引起的慢性代谢性疾病，肥胖早在1948年就被WHO列入疾病分类名单（ICD编码E66），目前在一些发达国家和地区人群中的患病情况已达到流行的程度。

在2005年WHO工作报告中估计全球大约有16亿成人（15岁以上）超重，肥胖的成人至少有4亿。同时WHO预计到2015年，全球成年人口中将有23亿人超重，7亿人口达到肥胖水平。资料还显示2005年，全球5岁以下儿童中，至少有2000万人肥胖。肥胖不仅发生在高收入国家，在低收入到中等收入国家（尤其是在城市）超重和肥胖人口的增加更加引人瞩目。超重和肥胖的主要危害在于可以导致严重的健康后果，而且随着体重指数（BNH）的上升这些危险呈上升趋势。与BMI增加有关的主要慢性疾病包括：①心血管疾病：包括心脏病和脑卒中，目前已经成为全球范围头号致死原因，每年有1700万人因上述疾病死亡；②糖尿病：已经成为全球性的流行性疾病。WHO估计在未来10年中，由于糖尿病导致的死亡将增加50%；③肌肉骨骼疾病：尤其是骨关节炎；④某些癌症：如子宫内膜癌、乳腺癌、结肠癌的发病与肥胖有关。

值得注意的是，在许多低收入到中等收入国家面临着疾病的"双重负担"：即在面临感染性疾病和营养不良挑战的同时，也正在经历诸如肥胖和超重等慢性疾病危险因素迅速增加的窘境，这种现象在城市尤为突出。营养不良和肥胖同时存在于一个国家、一个社区甚至于同一个家庭的现象并不少见。这种疾病双重负担常常表现为出生前或者婴幼儿期间处于营养不良状态，继而暴露于富含高脂高热量而微量营养素缺乏的食物以及缺乏体力活动的环境中，现有的证据表明上述过程是促使青春期或成年期肥胖和发生多种疾病的原因。

导致超重和肥胖的基本原因是摄入和消耗的能量不平衡，肥胖症按其病因可分为原发性和继发性。继发性肥胖症是由于下丘脑－垂体感染、肿瘤、创伤、皮质醇增多症、甲状腺或性腺功能减退、胰岛素瘤等疾病所致，本建议所涉及者仅针对原发性肥胖症。

目前认为，导致全球超重和肥胖的因素包括：食物转变为富含脂肪和糖类而缺乏维生素、矿物质和其他微量营养素的高热量食物；由于城市化、交通方式的改变以及更多地采用坐姿的工作等导致体力活动不断减少等。超重和肥胖及其导致的慢性疾病绝大部分是可以预防的。对于个人而言，可以采取的预防措施包括：力求摄入和消耗能量平衡并维持正常体重；限制脂肪摄入并用不饱和脂肪代替饱和脂肪；增加蔬菜、水果、豆类以及谷物和坚果的摄入，同时减少简单糖类的摄入。在采取健康饮食的同时增加体力运动，每日保持至少 30 分钟规律的、中等强度的运动；必要时为了控制体重需要增加运动强度。同时，还应该认识到超重和肥胖的防治不单纯是个人的问题，只有引起全社会的关注与支持，以及获得政府的政策支持才有可能在全社会成功地防治肥胖。

二、超重和肥胖的界定与分类

作为一种由于机体脂肪蓄积过多和分布异常导致的慢性疾病，肥胖的诊断标准并非一成不变，在临床上主要通过对身体外部特征测量，间接反映体内的脂肪含量和分布，其中又以 BNH 最为常用。

BMI 的定义：体重除以身高的平方(kg/m^2)。在不同性别和不同年龄段的成年人中，BMI 提供了在人群水平最有用的超重和肥胖的衡量标准。但是，同时也应该认识到 BMI 是一种较为粗略的指标，在不同个体某一 BMI 水平并不总是意味着相同的肥胖水平，尤其是对肌肉特别发达的个体，以下提及的切点不适宜作为判定肥胖的标准。

目前，WHO 将 $BMI \geq 25 kg/m^2$ 定义为超重，而 $BMI \geq 30 kg/m^2$ 定义为肥胖。上述切点提供了评估个体的基准，但是有证据显示在人群中 BMI 从 $21 kg/m^2$ 开始发生相应慢性疾病的风险就逐渐上升。WHO 肥胖专家顾问组针对亚太地区人群的体质及其与肥胖有关疾病的特点，在 2002 年提出亚洲成人在不同 BMI 和腰围水平时，相关疾病发病危险度的界值 BMI $23.0 \sim 24.9 kg/m^2$ 为肥胖前期，$> 25 kg/m^2$ 为肥胖，并建议各国应收集本国居民肥胖的流行病学以及疾病危险数据，以确定本国人群 BMI 的分类标准。

由卫生部疾控司发布的中国肥胖问题工作组编写的《中国成人超重和肥胖症预防控制指南(试行)》2003 版中提出的中国人肥胖诊断 BAH 界值见附录 2 表 1。

附录 2 表 1　中国成人超重和肥胖的体重指数和腰围界限值与相关疾病危险的关系

分类	体重指数（kg/m^2）	腰 围(cm)		
		男：<85 女：<80	男:85~95 女:80~90	男：≥95 女：≥90
体重过低	<18.5	—	—	—
体重正常	18.5~23.9	—	增加	高
超重	24.0~27.9	增加	高	极高
肥胖	≥28	高	极高	极高

注：相关疾病指高血压、糖尿病、血脂异常和危险因家聚集；体重过低可能预示有其他健康问题

腰围是另一个被用来反映肥胖程度的指标，该指标和腹部内脏脂肪堆积的相关性优于腰臀比值。WHO 建议男性腰围 >94cm，女性 >80cm 作为肥胖的标准，但这一标准适宜于欧洲人群。对于亚太地区，建议男性 >90cm，女性 >80cm 作为肥胖的标准。但是国内有研究显示，对于中国女性腰围 >85cm 可能是一个更为合适的标准。迄今为止，全球

仍未对腰围测量部位达成共识，WHO 推荐采用最低肋骨下缘与髂嵴最高点连线的中点作为测量点，被测者取直立位，在平静呼气状态下，用软尺水平环绕于测量部位，松紧应适度，测量过程中避免吸气，并应保持软尺各部分处于水平位置。

此外还有使用腰身高比值(腰身比)反映内脏脂肪堆积，最近有研究显示腰身比可能在预测中国人发生 2 型糖尿病和心血管疾病方面更具价值，但是尚需要进一步研究证实。

中国的肥胖症流行病学

根据 1992 年我国全国营养调查资料，20 ~ 60 岁成年人 BMI ≥25kg/m² 者占该人群的 14.4%（城市 24.6%，农村 10.4%）；BMI ≥30kg/m² 者占 1.5%（城市 2.9%，农村 1.0%）。国际生命科学学会中国办事处中国肥胖问题工作组数据汇总分析协作组对 20 世纪 90 年代的 20 ~70 岁 24 万人的调查资料分析，BMI 在 25 ~29.9kg/m² 者为 22.4%，BMI ≥30kg/m² 者占 3.01%。而 2002 年"中国居民营养与健康状况调查"数据，按照《中国成人超重和肥胖症预防控制指南（试行）》标准我国成人超重率为 22.8%，肥胖率为 7.1%，估计人数分别为 2.0 亿和 6 千多万。大城市成人超重率与肥胖现患率分别高达 30.0% 和 12.3%，儿童肥胖率已达 8.1%。与 1992 年全国营养调查资料相比，成人超重率上升 39%，肥胖率上升 97%。近年来，尚缺乏全国范围肥胖的调查数据，但地区性流行病学调查资料显示成人肥胖呈现逐渐上升趋势。如吉林大学第一医院所做的一项调查显示，东北地区的成人肥胖患病率已达到 37.71%。

肥胖症的病因和发病机制

肥胖症是一组异质性疾病，病因未明，被认为是包括遗传和环境因素在内的多种因素相互作用的结果。脂肪积聚是能量摄入超过能量消耗的后果，但这一能量平衡紊乱的原因目前尚未阐明。

一、遗传因素

肥胖症有家族聚集倾向，但至今未能够确定其遗传方式和分子机制，不能完全排除共同饮食、活动习惯的影响。少数遗传性疾病可以导致肥胖，如 Laurence - Moon - Biedl 综合征和 Prader - Willi 综合征等。近来又发现了数种单基因突变引起的人类肥胖症，但上述类型肥胖症极为罕见，对绝大多数人类肥胖症来说，至今未发现其致病原因，推测普通型原发性肥胖症可能属多基因遗传性复杂病，其基因机制尚有待于深入研究。目前认为绝大多数人类肥胖症是复杂的多基因系统与环境因素综合作用的结果。

二、环境因素

主要是饮食和体力活动。坐位生活方式、体育运动少、体力活动不足使能量消耗减少。饮食习惯不良，如进食多、喜甜食或油腻食物使摄入能量增多。文化因素则通过饮食习惯和生活方式而影响肥胖症的发生。此外，胎儿期母体营养不良、蛋白质缺乏，或出生时低体重婴儿，在成年期饮食结构发生变化时，也容易发生肥胖症。

三、节俭基因和节俭表型假说

遗传和环境因素如何引起脂肪积聚尚未明确。节俭基因(thrifty gene)假说认为人类的祖先为适应贫穷和饥饿的环境，逐渐形成储存剩余能量的能力，在长期进化过程中，遗传选择能量储存关联基因使人类在食物短缺的情况下生存下来。当能量储存基因型暴露于食物供给丰富的现代生活方式时，即转化为对机体损害的作用，引起(腹型)肥胖和胰岛素抵抗。近年来基于个体的适应性变化提出了另一种解释：在胎儿期营养缺乏如宫内营养不良环境下，个体产生调节或适应性反应，引起机体的组织结构、生理功能和代谢的持续变化，即"程序化"(programming)过程，这样的个体对生活方式的改变更加敏感，这一理论被称为节俭表型(thrifty phenotype)。

四、脂肪组织和脂肪细胞在肥胖发生中的作用

近年来研究表明，作为一种高度分化的细胞，脂肪细胞不仅具有贮存能量的功能，同时还是一个活跃的内分泌器官，能分泌数十种脂肪细胞因子、激素或其他调节物，在机体代谢及内环境稳定中发挥重要作用。营养状况、激素和各种细胞生长因子均可使前脂肪细胞分化为成熟的脂肪细胞，但是短期内出现体重迅速增加往往是脂肪细胞体积增大的结果，而非脂肪细胞数量的增多；同样，迅速的体重减轻，也主要是由于脂肪细胞体积缩小而非数量改变。男性型脂肪主要分布在内脏和上腹部皮下，称为"腹型"或"中心性"肥胖。女性型脂肪主要分布于下腹部、臀部和股部皮下，称为"外周性"肥胖。中心性肥胖者发生代谢综合征的危险性较大。

肥胖对健康的危害

肥胖可以导致一系列并发症或者相关疾病(附录 2 表 2)，进而影响预期寿命或者导致生活质量下降。在较为严重的肥胖患者，心血管疾病、糖尿病和某些肿瘤的发生率及死亡率明显上升。BMI 在 $25 \sim 30 kg/m^2$ 的人群，上述风险增加的程度较轻，此时脂肪的分布可能起着更为重要的作用，中心性肥胖症患者要比全身性肥胖者具有更高的疾病危险，当 BMI 只有轻度升高而腰围较大者，冠心病的患病率和死亡率就增加。

国际生命科学学会中国办事处中国肥胖问题工作组根据我国人群大规模的测量数据，汇总分析了 BMI 与相关疾病患病率的关系，结果表明：$BMI \geq 24 kg/m^2$ 者患高血压的危险是体重正常($BMI\ 18.5 \sim 23.9 kg/m^2$)者的 $3 \sim 4$ 倍，患糖尿病的危险是体重正常者的 $2 \sim 3$ 倍，具有 2 项及 2 项以上危险因素[即危险因素聚集，主要的 5 个危险因素包括血压高、血糖高、血清总胆固醇高、血清三酰甘油(TG)高和血清高密度脂蛋白胆固醇(HDL - C)降低]的危险是体重正常者的 $3 \sim 4$ 倍。$BMI \geq 28 kg/m^2$ 的肥胖者中 90% 以上患有上述疾病或有危险因素聚集。男性腰围 $\geq 85 cm$，女性腰围 $\geq 80 cm$ 者患高血压的危险约为腰围低于此界限者的 3.5 倍，其患糖尿病的危险约为 2.5 倍；其中有 2 项及 2 项以上危险因素聚集者的危险约为正常体重者的 4 倍以上。

附录 2 表 2　肥胖相关的健康问题

代谢并发症
　　糖尿病、胰岛素抵抗
　　脂肪代谢紊乱
　　代谢综合征
　　痛风、高尿酸血症
心血管疾病
　　高血压
　　冠心病
　　充血性心力衰竭
　　卒中
　　静脉血栓形成
呼吸系统疾病
　　哮喘
　　低氧血症
　　睡眠呼吸暂停综合征
　　肥胖通气不足综合征(OHS)
肿瘤
　　食管癌、肠癌、结肠癌、直肠癌、肝癌、胆囊癌、胰腺癌、肾癌、白血病、多发性骨髓瘤、淋巴瘤
　　女性:子宫内膜癌、宫颈癌、卵巢癌、绝经后乳腺癌
　　男性:前列腺癌
骨关节炎(膝关节等负重关节)
消化系统
　　胆囊疾病
　　非酒精性脂肪性肝病(NAFLD)或非酒精性脂肪性肝炎(NASH)
　　胃食管反流病
　　疝
尿失禁
生殖系统疾病
　　月经失调、不育症、女性多毛症、多囊卵巢综合征
　　流产
　　妊娠糖尿病、子痫和先兆子痫
　　巨大胎儿、新生儿窘迫综合征、畸胎
　　难产
其他疾病
　　特发性颅内压增高
　　蛋白尿
　　皮肤感染
　　淋巴水肿
　　麻醉并发症
　　牙周病
精神、心理障碍和社会适应能力降低
　　自卑
　　焦虑和抑郁
　　污名化
　　就业、入学等受到歧视

肥胖的治疗

对已有超重和肥胖并有肥胖相关疾病的高危个体，体重管理的适宜目标是强调合理的体重减轻，以达到减少健康风险的目的，同时应该兼顾持续促进减轻和维持体重，预防体重增加，并对已出现并发症的患者进行针对性的治疗。通过健康教育使患者充分认识到肥胖是一种慢性疾病，提高患者对肥胖可能进一步发展成其他疾病危险性的认识，并努力提高患者的信心，树立体重管理应该持续终生的观念。

一、肥胖的管理和治疗

肥胖的管理和治疗的总体原则：①对肥胖的管理和治疗不应局限于减轻体重，还需要兼顾减少有关的健康风险并促进健康状况。这些目标可以通过包括适度的减轻体重（减少原有体重的5%~10%）、营养干预和适当的体力活动等措施达到；②除了体重之外，还应兼顾肥胖并发症的管理，包括血脂紊乱、2型患者的短时间治疗，治疗期间可能需要密切的医疗监测糖尿病、高血压、呼吸系统疾病尤其是睡眠呼吸暂停综合征和骨关节炎的治疗以及相关精神－心理障碍的干预；③有效的肥胖管理能够减少对治疗肥胖伴发疾病药物的需要；④对于部分患者尤其是超重的患者，通过饮食和运动治疗防止进一步体重增加而不是减轻体重可能是合适的目标；⑤体重减轻的目标应该具备合理性、可操作性（可以达到的）、个体化，着眼于长期有效；⑥具体的目标包括：在6个月时间达到5%~15%的体重下降，这一目标已被证实为可以 CBT）达到而且有利于健康状态的恢复；严重程度肥胖（如 BMI > 35kg/m² ）可能需要更多的（20%或以上）体重减轻；维持体重减轻和防治伴发疾病是肥胖治疗成功的两个关键；作为一种慢性疾病，为了预防体重再次增加以及防治伴发疾病，随访是必不可少的。

二、肥胖治疗的具体措施

肥胖治疗主要包括减轻与维持体重的措施和对伴发疾病及并发症的治疗。改善体重的具体治疗措施包括医学营养治疗、体力活动、认知行为干预、药物治疗以及手术治疗。医学营养治疗、体力活动和认知行为治疗是肥胖管理的基础，也是贯穿始终的治疗措施，相当一部分患者通过这些措施可以达到治疗目标，但是在必要的时候以及特定患者也应该积极采取药物或者手术治疗手段以达到控制体重增加或减轻体重，减少和控制并发症的目的。

三、医学营养治疗

医学营养治疗的总体原则：减少食品和饮料中能量的摄入；减少总摄食量；避免餐间零食；避免睡前进餐；避免暴饮暴食；能量限制应该考虑到个体化原则，兼顾营养需求、体力活动强度、伴发疾病以及原有饮食习惯。在平衡膳食中，蛋白质、糖水和脂肪提供的能量比，应分别占总能量的15%~20%、60%~65%和25%左右。在制订限制能量饮食时可能需要营养师的合作。采用饮食日记有助于对每日的食物进行定量估计，同时也有助于促进患者对健康饮食的认知和行为管理。饮食建议应该强调健康的饮食习惯，增加谷物和富含纤维素食物以及蔬菜、水果的摄取，使用低脂食品，减少高脂食物的摄取。

饮食治疗措施的分类：每日 1200kcal[1kcal＝4.184 千焦耳(kJ)]以上的饮食计划为低热量平衡饮食(HBD)；每日提供总热量在 800～1200kcal 为低热量饮食(LCD)；每日不足 800kcal 热量为极低热量饮食(VLCD)。VLCD 治疗一般仅限于少数患者的短时间治疗，治疗期间可能需要密切的医疗监护，VLCD 不适用于儿童、青少年、老年以及妊娠或者哺乳妇女。每日摄取 1200kcal 以下饮食可能导致微量营养素的缺乏。一个较为简便的方法是在习惯饮食的基础上减少 15%～30% 的能量摄取，这对于体重稳定的患者是合适的；或者每日减少能量摄入 600kcal，这样有可能达到每周减轻体重 0.5kg。

四、认知和行为干预

认知行为治疗(CBT)的目的在于改变患者对于肥胖和体重控制的观点和知识，建立信念；同时鼓励患者采取有效减轻并维持体重的行为措施。CBT 通常包括若十方面：自我管理(如饮食日记)，控制进餐过程，强化认知的技巧等。

五、体力活动

除了增加能量消耗和减少脂肪之外，体力活动还具有以下优点：减少腹内脂肪，增加瘦组织(包括肌肉和骨组织)的量；降低血压，改善糖耐量和胰岛素敏感性，改善脂代谢；增强体质；增加对饮食治疗的依从性，并对长期体重控制具有正面影响；改善对自我健康的满意度，减少自卑感；减轻焦虑和抑郁状态。

体力活动的目标包括：减少久坐的行为方式(如长时间看电视或者使用计算机)；增加每日的运动量，患者在采取增加体力活动的过程中应该得到相应的指导。制订锻炼方案时要考虑到患者的运动能力和健康状况，本着循序渐进和安全第一的原则。建议患者每日进行 30～60min 中等强度的体力活动。

中等强度体力活动消耗的能量，男、女分别为 4.8～7.0kcal/min 和 3.3～5.1kcal/min，而低强度活动则分别是 1.9～4.6kcal/min 和 1.4～3.2kcal/min。如用心率来大致区分，进行中等强度体力活动量时的心率为 100～120 次/分，低强度活动时则为 80～100 次/分。

每日安排进行体力活动的量和时间应按减体重目标计算，对于需要消耗的能量，一般多考虑采用增加体力活动量和控制饮食相结合的方法，其中 50%(40%～60%)应该由增加体力活动的能量消耗来解决，其他 50% 可由减少饮食总能量和减少脂肪的摄入量来达到。增加体力活动的时间，可以有意识地结合日常活动来安排。肥胖者对体力活动量的安排应根据其体能、年龄和兴趣等因素进行，可以某一项活动为主，再配合其他一些活动以达到需要消耗的能量，可以用能量消耗相等的或相似的体力活动或运动来取代或交换(附录 2 表 3)。

附录2 表3　各种运动和体力活动30分钟的能量消耗

运动项目	活动30分钟的能量消耗(kcal)
静坐、看电视、看书、聊天、写字、玩牌	30~40
轻家务活动：编织、缝纫、清洗餐桌、清扫房间、跟孩子玩(坐位)	40~70
散步(速度1609m/h)、跳舞(慢速)、体操、骑车(速度8.5km/h)、跟孩子玩(站立位)	100
步行上学或上班、乒乓球、游泳(速度20m/min)、骑车(速度10km/h)、快步(速度1000~1200m/10min)	120
羽毛球、排球(中等)、太极拳、跟孩子玩(走、跑)	175
擦地板、快速跳舞、网球(中等强度)、骑车(15km/h)	150
网球、爬山、一般慢跑、羽毛球比赛、滑冰(中等)	180
一般跑步、跳绳(中速)、仰卧起坐、游泳、骑车(速度19~22km/h)	200
山地骑车	200~250
上楼、游泳(速度50m/min)、骑车(速度22~26km/h)、跑步(速度160m/min)	300

六、精神、心理支持

精神-心理支持对于肥胖的成功治疗是十分重要的，这种支持既包括在整体管理措施中对患者进行一般性的心理疏导和支持，也包括对相关的精神疾患如焦虑、抑郁等的针对性治疗，必要时应请专科医师进行治疗。

七、肥胖的药物治疗

1. 药物治疗的指征　多数肥胖症患者在认识到肥胖对健康的危害后，在医疗保健人员的指导下通过控制饮食量、减少脂肪摄入，增加体力活动，可使体重减轻。但仍有相当一部分患者由于种种原因体重仍然不能减低，或不能达到期望的减重目标，可考虑用药物辅助减重。此外，对于那些存在伴发疾病尤其是增加体力活动可能加重原有的疾病或使病情出现新的变化的患者，也需要采用药物辅助减重。

现有的证据表明药物治疗有助于患者增加对行为治疗的顺应性，改善肥胖导致的并发症并提高生活质量，同时也有助于预防相关并发症(如糖尿病)的进展。欧洲成人肥胖治疗指南。建议对于 BMI>30kg/m^2 或者 BMI>27kg/m^2 同时伴有肥胖相关疾病(如高血压、2型糖尿病)者进行药物治疗。英国 NICE 指南则推荐对于 BMI>30kg/m^2 或者 BMI>28kg/m^2 同时伴有肥胖相关疾病(如高血压、2型糖尿病)者进行药物治疗。国内建议有以下情况可以采取药物治疗：食欲旺盛，餐前饥饿难忍，每餐进食量较多；合并高血糖、高血压、血脂异常相脂肪肝；合并负重关节疼痛；肥胖引起呼吸困难或有阻塞性睡眠呼吸暂停综合征；BMI≥24kg/m^2 有上述并发症情况，或 BMI≥28kg/m^2 不论是否有并发症，经过3~6个月的单纯控制饮食和增加活动量处理仍不能减重5%，甚至体重仍有上升趋势者，可考虑用药物辅助治疗。值得指出的是，只有在采取了充分的饮食、运动和行为治疗的前提下才考虑药物治疗。

2. 药物减重的目标　使原体重减轻5%~10%；减重后维持体重不反弹；使降血压、降血糖、调脂药物能更好地发挥作用。

3. 不适宜用药物减重的情况　儿童、孕妇和乳母、原有对该类药物有不良反应者、正在服用其他选择性血清素再摄取制剂者、用于美容的目的。

4. 药物治疗的选择　目前在全球范围内正式获准临床应用的抗肥胖药物仅余下两个去甲肾上腺素能药物盐酸芬特明和盐酸安非拉酮及一个脂酶抑制药奥利司他共三个药物(附录 2 表 4)。

附录 2 表 4　目前使用的主要减肥药物的比较

药品名称	作用机制	用法	疗效(减轻体重%)	不良反应	注意事项
安非拉酮	拟交感神经药	25mg×3 次/日	3	口干、失眠、头昏、轻度血压升高和(或)心率增快	用药中需检测血压;妊娠 B 类
奥利司他	肠道胰脂肪酶抑制药	120mg×3 次/日	3	大便稀软;脂性腹泻	对含脂肪较高的膳食效果较好但可能增加不良反应;不良反应随时间可减轻;妊娠 B 类药物
芬特明	拟交感神经药	15mg/d、30mg/d 或 37.5mg/d	4	口干、失眠、头昏、轻度血压	需检测血压;可能导致肺动脉高压;妊娠 C 类

(1)非中枢性减重药:主要是肠道胰脂肪酶抑制剂奥利司他。奥利司他于 1998 年首次上市,是至今在美国被批准可以长期(>6 个月)治疗肥胖症的唯一药物。奥利司他通过与脂肪形成无活性中间体脂基 - 酶络合物,对胃肠道的脂肪酶如胃脂肪酶、胰脂肪酶、羧酸脂酶的活性产生可逆性抑制,但对胃肠道其他酶如淀粉酶、胰蛋白酶、糜蛋白酶和磷脂酶无影响。奥利司他可使膳食脂肪吸收大约减少 33%,未吸收的 TG 和胆固醇随大便排出,从而达到减重的目的。奥利司他也能降低肥胖的糖尿病患者的腰围、BMI、血压、空腹血糖和 HbA1c 水平,降低超重和肥胖患者的血中总胆固醇及 LDL - C 水平。15% ~ 30% 的患者可出现不良反应,包括皮脂溢出增多、肠胃胀气、便急、便失禁和油样便,且可干扰脂溶性维生素 A、维生素 D、维生素 E 和维生素 K 的吸收,故应用奥利司他患者应补充这些维生素(在服用奥利司他前或后至少 2h 服用)。奥利司他禁用于慢性吸收不良综合征、胆汁淤积症。奥利司他还可能与肝损害有关,患者在治疗过程中应密切关注相关体征和症状,一旦发生须及时中止用药。用法为每次 120mg,每日 3 次,进餐时服用。

(2)中枢性减重药:属去甲肾上腺素能再摄取抑制药,能刺激交感神经系统释放去甲肾上腺素(涉及调控食欲的神经递质之一)和多巴胺,并抑制这两种神经递质的再摄取而抑制食欲和诱导饱腹感。

盐酸芬特明:于 20 世纪 70 年代初上市,在美国被批准用于短期(512 周)治疗肥胖症,为美国目前处方量最高的减重药物。临床观察发现盐酸芬特明可致高血压、心动过速和心悸,故不可用于有心血管疾病或显著高血压的肥胖人群,同时使用期间须监测血压。芬特明用法：15mg/d、30mg/d 或 37.5mg/d。

盐酸安非拉酮：在美国亦仅被批准用于短期治疗肥胖症。主要不良反应有：口干、失眠、头昏、轻度血压升高和(或)心率增快。安非拉酮用法：25mg，3 次/日。

(3)兼有减重作用的降糖药物：肥胖与 2 型糖尿病之间关系密切，部分降糖药物有一定的减重作用，在肥胖的 2 型糖尿病中可选用。尽管部分药物有在非糖尿病患者中减重的临床研究，但是目前均没有用于单纯性肥胖者的适应证。

二甲双胍：许多研究证实，不管用药前、后的比较，还是与安慰剂或其他治疗药物相比，二甲双胍都能使肥胖的 2 型糖尿病患者的体重不同程度减轻；且在使用其他降糖药的基础上加用二甲双胍，也可以减轻这些降糖药对体重的不良影响。因此，对于肥胖的 2 型糖尿病患者，二甲双胍可作为首选用药。

胰淀粉样多肽类似物：胰淀粉样多肽可以减慢食物(包括葡萄糖)在小肠的吸收速度，降低患者食欲，具有减重的作用。普兰林肽是一种注射用胰淀粉样多肽类似物，主要用于单用胰岛素，联合应用胰岛素和磺脲类药物和(或)二甲双胍仍无法达到预期疗效的糖尿病患者。临床研究发现，当普兰林肽与胰岛素合用时，可使患者体重轻度下降。此外，在肥胖的非 2 型糖尿病患者中应用普兰林肽，发现与对照组相比，普兰林肽同样具有减轻体重的作用。

胰升糖素样肽 1(GLP-1)受体激动药或 GLP-1 类似物：艾塞那肽和利拉鲁肽，在控制血糖同时有减轻体重的作用。其减轻体重的作用与抑制食欲及摄食，延缓胃内容物排空有关。艾塞那肽和利拉鲁肽减轻体重的作用均具有明显的剂量依赖性。此外，有研究表明，艾塞那肽除了减轻体重，还能降低身体总脂肪量和躯干脂肪量。

5. 药物治疗效果的评价　建议采用药物治疗 3 个月后对疗效进行评价。如果体重下降在非糖尿病患者 >5%，在糖尿病患者 >3%，可以被视为有效，可以继续药物治疗，对于无效患者则宜停药，并对整体治疗方案重新评估。为避免可能出现的不良反应，对使用中枢性减重药物者的随访，起初至少每 2~4 周 1 次，3 个月以后可以改为每月 1 次。

八、肥胖的手术治疗

现有研究显示，对于重度肥胖患者而言，手术治疗是维持长期体重稳定、改善伴发疾病和生活质量的有效手段。欧美指南认为对于年龄在 18~60 岁的患者，如果 BMI >40.0kg/m² 或者 BMI 在 35.0~39.9kg/m²，但是伴有某些通过手术减轻体重可以改善的伴发疾病(包括 2 型糖尿病或其他代谢紊乱、心肺疾病、严重关节疾病和肥胖相关的严重精神障碍)，均应考虑手术治疗。上述 BMI 水平可以是目前实际测定值，也可以是有确切病史记载者。

肥胖手术治疗的主要目的是预防和治疗其伴发疾病，单纯以 BMI 来决定手术指证具有局限性。中国肥胖病外科治疗指南(2007)建议以外科治疗肥胖病的关键——由单纯脂肪过剩引起的伴发病(代谢紊乱综合征)为选择患者的手术适应证，有以下①~③之一者，同时具备④~⑦情况的，可考虑行外科手术治疗：①确认出现与单纯脂肪过剩相关的代谢紊乱综合征，如 2 型糖尿病、心血管疾病、脂肪肝、脂代谢紊乱、睡眠呼吸暂停综合征等，且预测减重可以有效治疗；②腰围：男性 ≥90cm，女性 ≥80cm；血脂紊乱：TG ≥1.70mmol/L 和(或)HDL-C 男性 <0.9mmol/L，女性 <1.0mmol/L；③连续 5 年以上

稳定或稳定增加的体重，BMI≥32kg/m²（应指患者正常情况下有确认记录的体重及当时的身高所计算的系数，而如怀孕后2年内等特殊情况不应作为挑选依据）；④年龄16～65岁。65岁以上者，由于肥胖相关的并发症顽固且复杂，应根据术前各项检查权衡手术利弊，再决定手术与否。16岁以下青少年患者要综合考虑肥胖程度、对学习和生活的影响，以及是否有家族遗传性肥胖病史、本人意愿；⑤经非手术治疗疗效不佳或不能耐受者；⑥无酒精或药物依赖性，无严重的精神障碍、智力障碍；⑦患者了解减肥手术方式，理解和接受手术潜在的并发症风险；理解术后生活方式、饮食习惯改变对术后恢复的重要性并有承受能力，能积极配合术后随访。

考虑到术前对肥胖症患者的评估和准备，重度肥胖的手术治疗过程及围术期处理可能涉及多个不同的临床学科参与，术后需要对营养支持、相关伴发疾病的治疗以及精神－心理健康给予长期随访和治疗护理，建议手术治疗应该在具备提供完备的肥胖及其伴发疾病的诊断和内外科治疗能力（即具备继发性肥胖的鉴别诊断以及伴发内科、骨科、精神心理疾病的诊断治疗能力），并能够为患者提供包括内外科医师以及营养师、心理医师在内的多学科团队进行手术后护理和长期随访的综合性医疗机构进行。手术者应为具高年资中级或以上职称的普外科医生，并经过专项培训或临床指导后方可独立施行此类手术。同时建议卫生行政主管部门建立该类手术的资格准入制度以保证手术的有效性和安全性。

减重手术按照原理可分为减少吸收型手术和限制摄入型手术。前者包括胆胰旷置术、小肠绕道术、十二指肠转位术和回肠转位术等，后者包括垂直绑带式胃减容术、袖状胃切除术、胃球囊术和可调节胃绑带术（AGB）等，此外还有兼具减少吸收手术和限制摄入的混合型手术如胃分流术及 Roux－en－Y 胃旁路手术（RYGBP）。目前施行的减重手术大多采用腹腔镜手术。

因为严重肥胖的患者往往合并多种其他疾病，特别是心肺功能的异常，所以要充分认识手术的风险。大部分手术方式本身将永久性改变患者的消化道解剖结构，所以必须在事前让患者充分了解手术可能带来的并发症以及导致的生活方式的改变。恶心、呕吐为术后最常见的症状。手术后并发症包括吻合口瘘、胃空肠吻合口狭窄、肠梗阻、胃肠道出血等，长期后遗症中肠绞痛、脂肪泻等较常见。限制性手术一般不会造成术后营养不良、贫血、电解质紊乱等并发症。腹腔镜可调节胃绑带术的并发症相对较少，且多与胃绑带的机械性故障有关（胃绑带移位、阻塞、破裂、皮下泵倾斜、注水泵失灵和植入物感染等）。合并2型糖尿病的肥胖患者术后倾倒综合征的发生率较高。减少吸收型手术术后维生素及微量元素缺乏。Roux－en－Y 胃旁路手术术后患者由于高草酸尿、低尿量及低钙血症致患尿路结石的危险因素高于可调节胃束带术。

手术治疗后需要终生随访。在术后的第1年里，至少要进行3次门诊随访，以及更多的电话或其他方式的随访。对于可调节胃绑带术的患者，门诊随访的次数可能需要增加，以便对绑带进行适当的调节。随访的目的是掌握患者体重减轻以及伴发疾病的情况，是否有手术并发症发生，有无营养物质、维生素和矿物质的缺乏，以便根据需要做相应的检查并及时调整治疗方案，如有需要，还应进行必要的心理辅导。

[引自:中华内分泌代谢杂志,2011,27(9):711－717]

附录3:中国超重/肥胖医学营养治疗专家共识(2016)

一、背景

近二十年来,我国超重/肥胖的患病率逐年增长,呈流行态势。中国健康营养调查(CHNS)的数据显示,从1993—2009年的17年,成年人超重/肥胖的患病率从13.4%增加至26.4%,总体呈线性增长;成年人腹型肥胖的患病率从18.6%增长至37.4%,平均年增长1.1%,显著高于超重/肥胖的增长速度。肥胖是糖尿病、心血管疾病及其他代谢性疾病和肿瘤的潜在危险因素。减重治疗包括生活方式(膳食和体育运动)调整、内科药物及外科手术治疗等多种手段。科学合理的营养治疗联合运动干预仍是目前最有效、最安全的基础治疗。近年来,国际上对肥胖/超重的营养管理已经形成了一些共识。然而,以营养和生活方式干预为核心的肥胖/超重管理必须与特定的地域性饮食习惯及社会文化相适应。为更好地发挥医学营养治疗在肥胖防治中的作用,结合国内外发表的诸多证据和专家的集体智慧,特制定本共识,以便使医学减重更加科学、规范和易于实施。

二、证据分级与推荐意见的形成

在制定本共识的过程中,首先参照世界卫生组织(WHO)出版的《WHO指南编写手册》,和AGREE协作网发表的临床指南编写的方法学原则,结合中国现况,建立制定本共识的方法学,将2009年更新后的AGREEII协作网推出的指南方法学质量评价标准作为质控标准。2015年9月,成立了超重/肥胖医学营养治疗专家共识(2016)(以下简称"共识")撰写证据方法学小组,负责起草方法学工作方案,并协助编委会进行证据评价的相关工作。

三、共识编写委员会组织机构

由中国医疗保健国际交流促进会营养与代谢管理分会以及中国医师协会营养医师专业委员会、中国营养学会的67位专家组成了本共识编写委员会。所有参与指南编写的人员均基于志愿工作。

四、目标及愿景

通过"共识"的撰写与发布,期望能提高社会及专业人士对营养干预在代谢性疾病治疗中的重要性认识,并能进一步规范医学营养减重的原则和路径,设立标准化医学营养治疗减重管理工作流程,以便临床营养专业人员及医疗保健人员掌握和使用,更好地为减重者服务。

五、本共识常用名词

1. 体质指数(body mass index, BMI)　结合身高和体重用于判断人体超重/肥胖与否和程度的指数,计算公式为体重/身高^2(kg/m^2)。目前我国成人 BMI 的切点为:18.5≤BMI≤24kg/m^2 为正常体重范围,24≤BMI≤28kg/m^2 为超重,BMI≥28kg/m^2 为肥胖。

2. 肥胖(obesity)　由于体内脂肪的体积和(或)脂肪细胞数量的增加导致的体重增加,或体脂占体重的百分比异常增高,并在某些局部过多沉积脂肪,通常用 BMI 进行判定。在本共识中,肥胖的主要定义即基于 BMI 做出,在一些情况下(如代谢综合征),也酌情采纳权威国际学术组织(如 WHO、美国糖尿病学会等)推荐的相关诊断指标(如腰围、腰臀比)。

3. 超重(overweight)　介于正常和肥胖间的身体状态。通常以 24≤BMI<28kg/m^2 作为判断标准。

4. 儿童肥胖(childhood obesity)　WHO 推荐以身高标准体重法对儿童肥胖进行判定,同等身高、营养良好的儿童体重为标准体重(100%),±10% 标准体重的范围为正常。>15% 为超重,>20% 为轻度肥胖,>30% 为中度肥胖,>50% 为重度肥胖。

5. 限能量平衡膳食(CRD)　一类在限制能量摄入的同时保证基本营养需求的膳食模式,其宏量营养素的供能比例应符合平衡膳食的要求。

6. 低能量膳食(LCD)　一类在满足蛋白质、维生素、矿物质、膳食纤维和水这五大营养素的基础上,适量减少脂肪和糖类的摄取,将正常自由进食的能量减去 30%～50% 的膳食模式,通常需要在医生监督下进行。

7. 极低能量膳食(VLCD)　通常指每日只摄入 400～800kcal(1kcal = 4.2kJ)能量,主要来自于蛋白质,而脂肪和糖类的摄入受到严格限制。机体处于饥饿状态,因其能引起瘦体重减少、痛风发生风险增加以及电解质平衡紊乱等不良反应并不作推荐。该方法必须在医生严格指导下进行,预防并发症的发生。

8. 高蛋白质膳食(HPD)　高蛋白质膳食是一类每日蛋白质摄入量超过每日总能量的 20% 或 1.5g/(kg·d),但一般不超过每日总能量的 30%[或 2.0g/(kg·d)]的膳食模式。

9. 轻断食模式(intermittent fasting)　也称间歇式断食,一类采用 5 + 2 模式,即 1 周中 5 天相对正常进食,其他 2 天(非连续)则摄取平常的 1/4 能量(约女性 500kcal/d,男性 600kcal/d)的膳食模式。

10. 血糖指数(GI)　进食恒量的食物(含 50g 糖类)后,2～3 小时的血糖曲线下面积相比空腹时的增幅除以进食 50g 葡萄糖后的相应增幅。通常定义 GI≤55% 为低 GI 食物,55%～70% 为中 GI 食物,GI≥70% 为高 GI 食物。

总　论

一、肥胖的病理生理

众所周知,肥胖的发生常常是由遗传、少动以及摄入过多能量共同导致的结果。从代谢研究角度看则是基于代谢紊乱(metabolic disorders),代谢紊乱是肥胖从基因到临床表现的中心环节。肥胖者多存在脂类代谢紊乱,脂肪合成过多,而脂肪水解和脂肪分解氧化无明显异常。血浆三酰甘油、游离脂肪酸和胆固醇一般高于正常水平。应用低能量饮食治疗肥胖症时，血浆酮体增加或酮血症倾向往往低于正常人。随着基因组学研究的快速进展，人们发现在基因多态性上的差异，使得在各年龄层次的人群都有对肥胖更易感者。在上述背景下，加之膳食结构变化后肠道菌群结构发生的适应性变化，使得这类具有遗传易感性者对三大宏量营养素(糖类、蛋白质、脂肪)的应答出现显著差异，进而造成肥胖的发生。

二、限制能量平衡膳食(CRD)

1. 背景　CRD 对于延长寿命、延迟衰老相关疾病的发生具有明确干预作用。CRD目前主要有三种类型：①在目标摄入量基础上按一定比例递减(减少30%~50%)；②在目标摄入量基础上每日减少500kcal 左右；③每日供能 1000~1500kcal。

2. 证据　Huffman 等对超重者进行了 6 个月 CRD 干预(能量摄入减少25%)，发现与非 CRD 相比，CRD 组的胰岛素敏感性有明显改善，并认为这是降低体重的原因。Yoshimura 等对内脏脂肪面积≥100cm^2 的成人进行 12 周 CRD(CRD 目标：25kcal/kg，基线能量摄入约为 30kcal/kg)干预后，有效降低了体重、脂肪组织重量、内脏脂肪面积以及动脉粥样硬化的发生风险。

(1)脂肪：多项研究证实 CRD 的脂肪供能比例应与正常膳食(20%~30%)一致，过低或过高都会导致膳食模式的不平衡。在 CRD 中补充海鱼或鱼油制剂的研究均报道 n-3 多不饱和脂肪酸(n-3PUFA)对肥胖者动脉弹性、收缩压、心率、血三酰甘油及炎症指标等均有明显改善，可增强 CRD 的减重效果。

(2)蛋白质：由于 CRD 降低了摄入的总能量，必然导致产热的宏量营养素摄入降低，应适当提高蛋白质供给量比例(0.2~1.5g/kg，或15%~20%)，这样就能在减重过程中维持氮平衡，同时具有降低心血管疾病风险、增加骨矿物质含量等作用。不同来源蛋白质的减重效果可能不同，有研究发现大豆蛋白的减脂作用优于酪蛋白，且其降低血液中总胆固醇和低密度脂蛋白胆固醇的作用也更明显。

(3)糖类：根据蛋白质、脂肪的摄入量来确定糖类的供给量(40%~55%)，过高或过低都将导致膳食模式不平衡。糖类的来源应参照《中国居民膳食指南》，以淀粉类复杂糖类为主，保证膳食纤维的摄入量 25~30g/d。严格限制简单糖(单糖、双糖)食物或饮料的摄入。

(4)微量营养素：肥胖与某些微量营养素的代谢异常相关，尤其是钙、铁、锌、维生素 A、维生素 D 及叶酸的缺乏。肥胖和膳食减重也可引起骨量丢失。一项 Meta 分析显示肥胖群体患维生素 D 缺乏的风险比正常人群高 35%，比超重人群高 24%。在减重干预的同时补充维生素 D 和钙可以增强减重效果。

CRD 除能量摄入限制之外，也对营养均衡提出推荐。近年研究认为，采用营养代餐方法能兼顾体重减轻和营养均衡。Wadden 等对 Look AHEAD 研究(纳入 5145 例肥胖合并糖尿病的患者)进行了后续分析，该后续分析考察了接受膳食支持和教育以及强化生活方式干预的减重情况。强化生活方式干预，在对患者进行均衡营养模式教育的同时也给以营养代餐作为一种支持措施。总的来说，配合营养代餐的强化生活方式干预比单纯的膳食支持和教育能更有效地降低患者的体重(强化生活方式干预组中 37.7% 的患者在干预第一年结束时达到了减重 10% 的目标，而膳食支持和教育组只有 3.3% 的患者达到此目标）。

3. 推荐意见　具体意见见附录 3 表 1。

附录 3 表 1　CRD 应用推荐意见

推荐	证据级别	推荐意见
1. CRD 具有减轻体重、降低脂肪含量的作用	1	A
2. 保证蛋白质充足供给（1.2～1.5g/kg），可能增强 CRD 的减重效果	2a	B
3. 使用大豆蛋白部分替代酪蛋白可增强 CRD 的减重效果	2a	B
4. CRD 中脂肪的供能比例以 20%～30% 为宜	2a	B
5. 适当增加富含 n-3PUFA 的食物或补充鱼油制剂，可以增强 CRD 的减重效果	2a	B
6. CRD 中糖类的供能比例以 40%～55% 为宜	2a	B
7. 增加蔬菜、水果、燕麦等富含膳食纤维的食物可增强 CRD 的减重效果	2b	B
8. 适当补充维生素 D 制剂和钙可增强 CRD 减重效果	2a	B
9. 采用营养代餐模式的 CRD 更有助于减轻体重	2b	B

注：CRD：限制能量平衡膳食；n-3PUFA：n-3 多不饱和脂肪酸

三、高蛋白膳食模式

1. 背景　高蛋白膳食中，蛋白质的供给量一般为占供热比的 20% 以上，或至少在 1.5g/kg 体重以上。

2. 证据　研究表明，接受高蛋白膳食 6 个月的肥胖者比接受正常蛋白质饮食者体重下降更明显，1 年随诊后高蛋白膳食仍较对照组多降低了 10% 腹部脂肪。Noakes 等证实，采用高蛋白膳食比高糖类膳食的肥胖人群体重下降更多（6.4kg 比 3.4kg，$P = 0.035$）。当受试者每日允许能量摄入为 20kcal/kg 时，其蛋白质占总能量的 30%，糖类占 45%，脂肪占 25%，同时补充维生素和钾，12 周后体重明显减轻（4.72±4.09）kg，BMI、腰围和腰臀比（WHR）也分别下降（1.87±1.57）kg/m、（3.73±2.91）cm 和（0.017±0.029）cm。Layman 等将健康成年肥胖个体随机分为高蛋白低糖类组（PRO 组）和低蛋白高糖类饮食组（CHO 组），4 个月后，两组体重减少量虽无明显差别，但是 PRO 组的机体脂肪（体脂）含量减少更明显；相对于 CHO 组，PRO 组对肥胖者血清中的三酰甘油、高密度脂蛋白胆固醇的改善更明显，并且依从性更高。一项为期 2 年的实验比较了高蛋白和高糖类饮食在糖尿病超重者的减重效果，结果提示高蛋白膳食可能对存在糖尿病、心血管疾病和代谢综合征风险的患者有帮助。113 例中度肥胖患者经过 4 周的极低能量饮食的减重治疗后，体重降低了 5%～10%，而随后 6 个月采用高蛋白膳食（18%）及正常蛋白饮食（15%）进行体重维持，结果显示高蛋白膳食体重反弹率更低。由于慢性肾病患者可能因高蛋白饮食而增加肾脏血流负荷，建议合并慢性肾病患者应慎重选择高蛋白饮食。

3. 推荐意见　具体推荐见附录 3 表 2。

附录 3 表 2　高蛋白膳食推荐意见

推荐	证据级别	推荐意见
1. 对于单纯性肥胖以及合并高三酰甘油血症、高胆固醇症者，采用高蛋白膳食较正常蛋白膳食更有利于减轻体重以及改善血脂情况；并有利于控制减重后体重的反弹	2a	B
2. 合并慢性肾病患者应慎重选择高蛋白饮食	4	D

四、轻断食膳食模式

1. 背景　轻断食模式也称间歇式断食（intermittent fasting）5∶2 模式，即 1 周内 5 日正常进食，其他 2 日（非连续）则摄取平常的 1/4 能量（女性约 500kcal/d，男性 600kcal/d）的饮食模式。

2. 证据　20 世纪 80 年代，Vertes 等对 519 例门诊患者进行断食治疗，78% 的患者体重下降超过 18.2kg，总体减重为每周 1.5kg，女性平均每周减重 1.3kg，男性每周减重 2.1kg，大多数均能接受该方案而无任何严重不良反应。一项基于 16 例肥胖患者的研究显示，在隔日断食法干预 8 周后，患者体重平均下降（5.6 ± 1.0）kg，腰围平均缩小 4.0cm，体脂含量从原来的 45% ±2% 降到 42% ±2%，收缩压由（124 ±5）mmHg（1mmHg = 0.133kPa）降到（116 ±3）mmHg，总胆固醇、低密度脂蛋白胆固醇和三酰甘油浓度也分别下降 21% ±4%、25% ±10% 和 32% ±6%，而高密度脂蛋白胆固醇水平无变化。Johnson 等的研究也发现，在隔日断食法干预 8 周后，肥胖患者的 BMI 较基线值下降 8%，而低密度脂蛋白胆固醇和三酰甘油分别下降 10% 和 40%。2013 年发表的一项基于 115 例肥胖女性的研究显示，干预 3 个月后，两日断食法的肥胖患者体重平均下降 4kg，而传统能量限制的肥胖患者体重平均下降 2.4kg，且前者胰岛素抵抗改善更明显。2014 年一项关于 2 型糖尿病预防的 Meta 分析发现轻断食可有效减重及预防 2 型糖尿病，对超重和肥胖患者的血糖、胰岛素及低密度脂蛋白胆固醇、高密度脂蛋白胆固醇等代谢标志物均有改善。

3. 推荐意见　具体推荐见附录 3 表 3。

附录 3 表 3　轻断食膳食推荐意见

推荐	证据级别	推荐意见
1. 轻断食模式有益于体重控制和代谢改善	2b	B
2. 轻断食模式在体重控制的同时，或可通过代谢和炎性反应改善，间接增加体重控制获益；同时增强糖尿病、心脑血管疾病及其他慢性疾病的治疗获益	2a	B

五、运动治疗

1. 背景　运动对减肥的影响取决于运动方式、强度、时间、频率和总量。2013 年美国关于成年人肥胖管理指南推荐，增加有氧运动（如快走）至每周 150 分钟以上（每日 30

分钟以上，每周的大多数天）；推荐更高水平的身体活动（每周 200 ~ 300 分钟），以维持体重下降及防止减重后的体重反弹（长期，1 年以上）。

2. 证据

（1）运动与成年人减肥：一项纳入 35 个随机对照试验的 Meta 分析发现，有氧运动对降低内脏脂肪有显著效果（干预时间 4 周至 2 年，每次运动 20 ~ 75 分钟），而渐进性抗阻运动和有氧结合抗阻运动均无显著效果，建议有氧运动作为降低内脏脂肪的核心运动，另一项 Meta 分析纳入了 741 例受试者，其 BMI 在 27.8 ~ 33.8kg/m^2，运动干预时间为 2.5 ~ 6.0 个月，结果显示有氧运动的减肥效果更明显；抗阻运动对提高瘦体重更有效，与抗阻运动比较，有氧结合抗阻减肥效果更明显。在一项单中心、平行随机对照试验中，比较了 4 种不同的运动量和运动强度，结果显示与对照组相比，各运动组体重和腰围均显著减少，各组间差异无统计学意义。这项研究表明不同运动量和运动强度对腹型肥胖可能均具有减肥效果。

（2）运动结合营养干预与减重：一项纳入了 3521 名受试者的 Meta 分析，干预时间 12 ~ 72 个月，营养干预方式为降低能量摄入，主要为低脂（≤总能量的 30%）、低饱和脂肪酸、增加水果蔬菜和膳食纤维的摄入。运动干预主要是在监督下进行有氧运动和抗阻训练，强度为 50% ~ 85% 最大心率。结果发现与单纯饮食组或运动组相比，饮食结合运动的减重效果更加显著，同时可以看到在改善人体测量指标方面，营养干预优于运动治疗。Stephens 等在 2014 年对 60 项 Meta 分析和 23 个系统性综述进行了再评价，认为多种干预措施都可以帮助受试者达到减重目标，但其中营养干预研究得出的结论较为一致，即对于减重效果最为明确。而运动干预研究在不同的作者所做的 Meta 分析中得出的结论则有较大差异。这种结果的异质性与研究者选定的结局评价指标、研究设计存在很大关联。

（3）运动治疗与儿童减肥：一篇纳入了 2 项 Meta 分析的系统性综述，均显示体脂率有显著性降低。而其他肥胖指标（BMI、体重、中心性肥胖）则没有显著性差异。一篇纳入 40 项研究的系统性综述和 Meta 分析，评价了抗阻训练对肥胖儿童力量、体成分等的影响，显示抗阻运动对体成分有极小影响，且亚组分析显示运动量越大、年龄越小、随机对照设计产生更显著效果。一项纳入 15 个随机对照试验的系统性综述和 Meta 分析，比较仅饮食干预与饮食结合运动或仅运动干预对超重儿童减重和降低代谢风险的效果，结果显示，短期干预中仅饮食和饮食结合运动均产生了减重和代谢指标改善的效果，而长期干预显示饮食结合运动干预可以显著改善高密度脂蛋白胆固醇和空腹血糖、空腹胰岛素水平。

（4）运动治疗与孕期体重管理：一项纳入 910 名产后女性的系统性综述发现，单纯坚持有氧运动（步行）者与对照组相比体重变化没有显著差异。而饮食干预或饮食结合运动干预者与对照组相比体重显著降低，干预措施对哺乳行为并无消极影响。另一项合并了 11 个随机对照试验的 Meta 分析，纳入 769 名产后女性，干预 1052 周，结果显示最有效的减重方式是设定客观目标的运动干预，如心率监测或计步器的使用，表明生活方式干预对产后女性的减重是有益的，运动结合强化饮食干预并设定客观目标是最有效的干预方式。

3. 推荐意见　具体推荐见附录3表4。

附录3表4　运动治疗推荐意见

推荐	证据级别	推荐意见
1. 运动对减肥的影响取决于运动方式、强度、时间、频率和总量	3	C
2. 推荐采用有氧运动结合抗阻运动的模式预防与治疗超重或肥胖	2a	B
3. 与单纯饮食或运动相比,饮食结合运动的减重效果更加显著	2a	B
4. 针对儿童肥胖,采用饮食结合运动短期和长期干预均能达到减重和代谢改善的效果	2b	B
5. 针对孕期体重管理,饮食或结合运动干预是有效的干预方式	2b	B

六、认知－行为及心理干预

1. 背景　生活方式干预作为基础治疗,是一种囊括营养、运动、认知－行为及心理多方面的综合干预模式。认知－行为及心理干预是通过调整超重和肥胖患者的生活环境及心理状态,帮助患者理解和认识体重管理、肥胖及其危害,从而做出行为改变,其中包括自我监控、控制进食、刺激控制、认知重建和放松技巧等。

2. 证据

(1)认知－行为干预:配合体力活动和饮食调整,能够明显降低体重,且超过6个月的行为干预比低于6个月的效果更明显。美国女性健康研究发现进行6~54个月的干预后,干预组的体重和腰围较对照组明显下降。行为干预对减重后体重的维持也有明显作用。研究证明行为干预提升了患者的理论认识,包括对其激励、支持,指导自我监控(饮食、运动和情绪管理),从而更有利于保持减重效果。通过小组和面对面个人辅导的干预可以从不同方式进行指导,以维持远期减重效果。

(2)精神－心理支持:肥胖者常见的心理因素如压力、沮丧、抑郁容易导致过度进食,并引发罪恶感而陷入恶性循环中。精神－心理支持中需要医务人员能识别干扰减重管理成功的心理或精神疾患,并请专科医师进行治疗。在医疗活动中,肥胖患者可能会因为各种心理社会原因而拒绝寻求减重帮助。应对患者表达充分尊重,仔细倾听并建立信任,通过健康教育提高其对肥胖加重疾病危险性的认识,不应忽略任何细微进步,给予及时、适当的奖励和称赞,这对于肥胖儿童的管理尤其重要。

3. 推荐意见　具体推荐见附录3表5。

附录3表5　认知－行为及心理干预推荐意见

推荐	证据级别	推荐意见
1. 对超重/肥胖者进行认知－行为干预能够达到减重效果,干预时间不少于6个月;若同时附加体力活动和饮食行为干预,减重效果更明显	2b	B
2. 对肥胖患者进行认知－行为干预和心理治疗有助于减重并维持减重效果	4	D

七、减重治疗后的维持

1. 背景　治疗后减重的维持非常重要。机体存在多种机制调控能量平衡以维持自身体重相对稳定,通常减重计划结束后一年,大部分人会恢复已减掉体重(复重)的30%～35%,4年内基本恢复到减重前水平。发表于新英格兰医学杂志和美国医学会杂志的2项随机对照试验表明,适当的干预措施可在一定程度上延长减重后体重的维持时间。世界胃肠病学会对肥胖管理制定的全球指南(WGO)强调,为了维持减重效果,医务人员和营养医师应向患者提供面对面或电话随访的减重维持计划,保持与患者的规律接触(每月或更加频繁),帮助其进行高强度体力活动(如200～300分钟/周),规律监测体重变化(如每周或更加频繁),并保持低能量饮食(维持更低体重所必需)。

2. 证据　英国国家卫生与临床优化研究所(NICE)指南认为肥胖管理包括节食、运动、行为改变,且需要长期随访并推荐低脂、高纤维饮食,增加体力活动,避免久坐,规律监测体重和腰围变化。

(1)饮食控制和体育锻炼:一篇纳入了从1984—2007年42项随机对照试验的系统性综述认为,生活方式和行为干预措施[包括饮食控制和(或)代餐、体育锻炼、保持减重小组间人员交流等]配合一定的药物治疗,对减少减重后复重有效。Dombrowski等对非手术干预成人肥胖者减重后的长期维持进行了系统回顾和Meta分析,包含45项研究的7788例患者,结果显示包括食物摄取和体力活动在内的行为干预可以使患者较对照组复重减少1.56kg。

(2)心理因素:减重所引起的能量负平衡和能量储备的降低会促使关键中枢和外周调节因素发生改变,从而导致减重者食欲的增加和能量消耗的减少,而导致减重成功后的复重。这种调节作用不会在新的体重稳态形成后消退,这会促使减重成功者在心理和身体诱因的驱动下恢复减掉的体重。

(3)网络干预:随着互联网时代对健康产生的深远影响,越来越多的研究表明网络干预对维持减重(尤其在2年以内)有效。2项设计良好的大样本随机对照试验结果均显示,在短期随访(24个月内)利用相互帮扶技术干预组的体重回升明显低于自我控制组。一个纳入5项研究的Meta分析发现,网络干预与面对面干预效果相同,高网站利用率与减重维持正相关。

3. 推荐意见　具体推荐见附录5表6。

附录5表6　减重治疗后的维持推荐意见

推荐	证据级别	推荐意见
1. 医务人员应向减重者提供细致的减重后维持计划	3	C
2. 生活方式和行为干预措施[包括饮食控制和(或)代餐、体育锻炼、保持减重小组间人员交流等]配合药物治疗,对减轻减重后的复重有效	2a	B
3. 应适当进行减重者的心理辅导	4	D

分　论

一、儿童/青少年肥胖体重管理

1. 背景　儿童期肥胖容易伴随焦虑、自卑等心理问题，同时也是成人肥胖、糖尿病、心血管疾病及其他代谢性疾病和肿瘤的潜在危险因素。医学营养治疗主要通过培养良好的生活习惯而达到控制体重的目的。

2. 证据

(1)母乳喂养与肥胖：一篇纳入25项研究的Meta分析中发现，相对于未母乳喂养过的新生儿，母乳喂养者发生儿童期肥胖的比率降低22%，且母乳喂养时间与肥胖发生率有剂量－效应关系。这与配方喂养提供了较高的脂肪和蛋白质，以及缺乏母乳中含有较多的活性物质可能有关。

(2)规律早餐与BMI：横断面研究表明，不爱吃早餐的群体发生超重和肥胖的比例更大。芬兰一项出生队列研究发现，相对于规律进食早餐的青少年，很少吃早餐的群体更容易吸烟、喝酒、咖啡以及含有咖啡因的碳酸饮料，并且很少锻炼，BMI值更高。

(3)零食摄入与肥胖：一项队列研究表明，高能量零食的摄入频率及进食时间与青少年肥胖有紧密联系。每日2次以上零食的青少年其肥胖风险比(RR)高于很少吃零食的青少年；以在早晨吃高能量零食的青少年为对照组，夜间进食零食的受试者发生肥胖和超重的RR为3.12。一项长达19个月的队列研究表明，每日多喝12盎司(ounce，1盎司=28.4mL，12盎司约合340ml)的含糖饮料，将会导致BMI升高$0.24kg/m^2$。横断面研究发现，碳酸饮料与儿童期的肥胖有着密切关系，每周多摄入碳酸饮料240ml的青少年发生肥胖的危险增加29%。

(4)糖类与肥胖：一项队列研究表明，青少年女性膳食中血糖指数每升高1SD，BMI和腰围分别增加$0.77kg/m^2$和1.45cm；而膳食纤维摄入量每增加1SD，会导致青少年女性BMI值降低$0.44kg/m^2$和青少年男性腰围降低1.45cm。

(5)微量营养素摄入与肥胖：研究表明血清维生素B_{12}和叶酸的浓度与青少年BMI值、躯干脂肪面积以及总脂肪面积呈负相关。一项病例对照研究表明，肥胖儿童血清中维生素B_{12}水平为400ng/L，明显低于正常体重的儿童血清中维生素B_{12}的水平(530ng/L)；相对于正常体重儿童，在调整性别和年龄等混杂因素的影响后，肥胖儿童血清中维生素B_{12}偏低的风险比(OR)高达4.33。也有研究发现，肥胖儿童血清中含有更低水平的Zn、Se和Fe，但血清Cu的水平较高；血清Zn的水平和血清中总胆固醇水平有呈明显负相关，而与血清中HDL－C水平正相关。维生素D的水平与儿童肥胖的负相关也得到了进一步的证实。

3. 推荐意见　具体推荐见附录3表7。

附录 3 表 7　儿童/青少年肥胖体重管理推荐意见

推荐	证据级别	推荐意见
1. 新生儿期应尽可能采用母乳喂养，并适当延长母乳喂养时间以减少儿童期肥胖发生风险	1	A
2. 严格控制零食摄入，尤其是含糖类较高的零食以及碳酸饮料；应控制糖类中高血糖指数食物的摄入	1	A
3. 适量增加膳食纤维的摄入量	3	D
4. 青少年肥胖与血 B 族维生素、维生素 D、Zu、Se 和 Fe 水平呈负相关，而与血清 Cu 水平呈正相关	2b	B

二、围孕期体重管理

1. 背景　大量研究显示，母体孕前及孕期的肥胖均与孕期并发症及不良妊娠结局相关，包括妊娠期糖尿病、妊娠高血压、子痫、早产、死胎、巨大儿、过期产、剖宫产、先天畸形等；远期不良影响包括产后母体及子代肥胖，增加母婴罹患 2 型糖尿病、高血压及其他代谢综合征的风险。

2. 证据

（1）肥胖与生育能力：一项前瞻性研究发现，超重女性生育能力下降 8%，肥胖者下降达 18%。肥胖不仅影响自然受孕，同样影响辅助生殖的成功，增加自然流产及孕期并发症的风险。应强调在辅助生殖实施前进行减重。同时也有研究证实减重 5%～10% 就可以成功减掉 30% 的内脏脂肪，更有利于排卵发生。

（2）肥胖女性孕期体重：2009 年美国医学研究所推荐建议孕早期增重 0.5～2.0kg，超重女性孕期增重 7.0～11.5kg，肥胖女性孕期增重 5.0～9.0kg。相对于孕期增重超过 7.0kg 的肥胖女性，孕期增重低于 7.0kg 的肥胖女性发生子痫前期、剖宫产及巨大儿的概率明显降低。美国一项涉及 113 019 例新生儿研究中，肥胖孕妇过低的体重增加加重孕妇早产的风险。

（3）肥胖女性妊娠期体重管理：在一项 1777 例妊娠妇女队列研究中，用替代健康饮食指数（AHEI）进行膳食评价，发现肥胖孕妇 AHEI 分数更低。另一项 2247 例妊娠妇女队列研究也发现，高能量、低营养素含量的食物（如碳酸饮料、果汁饮料、精制面粉）也是过高能量摄入的主要贡献者，同时此类膳食富含饱和脂肪酸。小样本研究显示，当肥胖合并妊娠期糖尿病的孕妇能量限制在 1800kcal 左右时，孕妇体重能够得到控制且不出现酮症，也能够改善孕妇血糖水平并对新生儿出生体重无不良影响。建议根据肥胖孕妇的身高、体重、年龄、活动水平等因素制定个体化的膳食能量计划。相对于 BMI 正常的孕妇，肥胖孕妇的新生儿神经管畸形发病率更高。

（4）超重/肥胖女性产后体重的恢复：相对于正常 BMI 的女性，孕期增重过多的肥胖女性产后可能储备更多的体重。哺乳期进行膳食及运动干预可以帮助其产后恢复到孕前体重，产后哺乳至少 6 个月后可以降低产后体重。有研究显示，产后哺乳更有利于体重恢复。

3. 推荐意见　具体推荐见附录 3 表 8。

附录3表8　围孕期体重管理推荐意见

推荐	证据级别	推荐意见
1. 计划怀孕的肥胖女性应减重以提高自然受孕或辅助生殖的成功率，且可以减低不良妊娠结局	1	A
2. 孕前叶酸建议摄入量为400μg/d	2b	B
3. 肥胖孕妇应依据身高、体重、年龄、活动水平等进行个体化的膳食能量计划，以使体重适度增长	2b	B
4. 建议孕早期增重0.5~2.0kg，超重女性孕期增重7.0~11.5kg，肥胖女性孕期增重5.0~9.0kg	3	C
5. 肥胖女性产后哺乳至少6个月有利于产后体重恢复	3	C
6. 膳食及运动干预可以帮助孕妇产后恢复到孕前体重	4	D

三、多囊卵巢综合征(PCOS)的体重管理

1. 背景　在我国19~45岁的女性中PCOS的发病率约为5.6%。不同国家的研究显示PCOS患者肥胖的发生率在30%~70%。系统性综述表明，与正常体重的PCOS女性相比，肥胖PCOS患者所有代谢和生殖的指标(除多毛症外)，包括性激素结合球蛋白下降，总睾酮、空腹血糖、空腹胰岛素增加和血脂升高。

2. 证据

(1)生活方式干预与PCOS：临床研究显示，PCOS患者对富含糖类、高血糖指数食物以及高饱和脂肪的食物摄入均显著增加；同时具有总能量摄入过高以及久坐的特点。一项系统性综述表明，对于PCOS患者，在减轻体重、改善胰岛素抵抗及高雄激素血症等方面，生活方式干预(饮食、运动和行为干预)比药物治疗更有效。研究表明，超重或肥胖的PCOS患者轻度体重减轻(减少5%~10%)即可使血清睾酮浓度下降，也可恢复正常的排卵周期，并提高妊娠成功率。因此，对于超重和肥胖的PCOS患者，建议首先进行生活方式干预(饮食和运动)以减轻体重。

(2)饮食干预与PCOS：①限制总能量摄入：超重和肥胖的PCOS患者在减重时应以CRD为首选治疗。随机对照试验表明，CRD可改善肥胖PCOS女性的代谢及激素水平，每日饮食总能量中减少500~1000kcal，即在6~12个月减少7%~10%的原体重。宏量营养素和血糖指数的选择：国内外研究显示，在限制总能量的基础上，高蛋白/低糖类饮食(蛋白质30%、糖类40%、脂肪30%，MHCD)和低蛋白/高糖类饮食(蛋白质15%、糖类55%、脂肪30%，CHCD)相比，均可降低体重和雄激素水平，MHCD明显增加胰岛素敏感性、减轻高胰岛素血症，继而减轻胰岛素抵抗；低血糖指数饮食亦可通过降低PCOS患者(无论是否肥胖)胰岛素、睾酮水平，改善多毛和痤疮。因此，在限制总能量基础上，无论宏量营养素如何配比，均可实现体重减轻及改善临床结局的目的。

在限制总能量、减轻体重的前提下，宏量营养素比例和质量选择对PCOS患者的生育、代谢、心理的影响存在着细微差别。低糖类或低血糖指数饮食可更明显降低胰岛素抵抗、纤维蛋白原、总胆固醇和高密度脂蛋白胆固醇，低血糖指数饮食明显改善月经周期和生活质量，高蛋白膳食可明显改善抑郁和增强自尊；反之，高糖类饮食明显增加游

离睾酮指数。有研究显示,肥胖 PCOS 患者使用限能量代餐可降低患者 BMI,改善代谢及激素指标,增加受孕概率。

(3)综合管理:超重/肥胖 PCOS 的综合管理应包括持续的社会、家庭支持和教育、个体化方案、密切随访、医师监督以及医师、家庭、配偶和同事的支持都会促进体重达标与维持。PCOS 患者记录饮食运动日记有利于长期坚持,以减轻体重并维持长期疗效。强化运动管理可降低并维持体重、改善心血管危险因素,且可改善排卵及胰岛素敏感性。国内研究显示,超重及肥胖的 PCOS 患者采用饮食联合运动治疗,可改善其内分泌激素及糖脂代谢紊乱。

3. 推荐意见   PCOS 体重管理推荐见附录 3 表 9。

附录 3 表 9   多囊卵巢综合征(PCOS)体重管理推荐意见

推荐	证据级别	推荐意见
1. 超重/肥胖的 PCOS 患者减轻体重,可改善其生殖功能和代谢紊乱。对于有妊娠要求者,首先推荐其减轻体重	2a	B
2. 在减重时应以限制能量饮食为首选方案	2b	B
3. 限能量摄入基础上的高蛋白/低糖类饮食和低蛋白/高糖类饮食均能获得代谢改善,前者可增加胰岛素敏感性	2a	B
4. 个体化方案、密切随访、医师监督以及社会支持都能促进体重达标与维持	4	D

四、超重/肥胖者合并代谢综合征的体重管理

1. 背景   代谢综合征是以超重/肥胖为中心并伴有一系列代谢紊乱的病症。随着社会生活水平的提高,以及国人膳食模式的变化,代谢综合征的流行呈现快速上升趋势,2000—2001 年的全国性横断面调查显示,男性和女性代谢综合征的患病率分别为10.0% 和 23.3%。2011 年美国 Joslin 糖尿病中心发布了合并糖尿病的肥胖患者临床营养指南,整部指南的目标人群实际是代谢综合征患者,其将体重管理置于营养管理的首要目标。与此同时,该指南还提出将膳食管理与胰岛素治疗相配合,同时需要考虑与营养有关的代谢并发症的控制。

2. 证据   对于合并代谢综合征的肥胖患者,临床证据中较为一致的将生活行为方式干预作为减重和改善代谢紊乱的基础治疗措施。同时,对于各种膳食模式的比较发现,在控制总能量摄入的前提下,它们的总体效果相似。需要指出的是,目前的研究样本量均不大,且干预时间较短(12~24 周),尚欠缺长时间干预的研究证据。2015 年,澳大利亚启动了一项针对中老年(50~69 岁)MS 患者的大样本(500 例)减重干预研究,旨在检验综合性行为、营养和心理干预的影响,或将在未来几年得出一些有指导意义的结论。

3. 推荐意见   具体推荐见附录 3 表 10。

附录3 表10　超重/肥胖者合并代谢综合征的体重管理推荐意见

推荐	证据级别	推荐意见
1. 生活方式干预是代谢综合征患者减重的基础治疗,干预内容应包括:加强体育锻炼、强化营养咨询、行为教育、心理疏导与小组支持	2b	2b
2. 有效实现生活方式干预,应该建立包括医师、营养师、心理咨询师、健身教练等在内的多学科干预指导小组	4	4
3. 控制总能量摄入条件下,各种旨在减重的干预性膳食模式均可能有效,目前证据尚不支持哪一种膳食模式对于代谢综合征的改善特别有效	3	3
4. 在控制总能量前提下,在膳食中添加核桃、亚麻籽或鳄梨可能有助于代谢改善	3	3

[引自:中华糖尿病杂志,2016,8(9):525 – 539]

附录4：中国2型糖尿病合并肥胖综合管理专家共识(2016)

随着生活方式的改变及人口老龄化的加速，2型糖尿病(T2DM)和肥胖的患病率呈快速上升趋势，并且已经成为全球性公共卫生问题。2010年中国糖尿病流行病学调查[以糖化血红蛋白(HbA1c)≥6.5%作为诊断标准之一]数据显示，中国成人糖尿病患病率高达11.6%，糖尿病患者人数居全球首位。肥胖和T2DM关系密切，中国超重与肥胖人群的糖尿病患病率分别为12.8%和18.5%。而在糖尿病患者中超重比例为41%、肥胖比例为24.3%、腹型肥胖[腰围≥90cm(男)或≥85cm(女)]患者高达45.4%。与白种人相比，中国人肥胖程度较轻，而体脂分布趋向于腹腔内积聚，更易形成腹型肥胖。

虽然既往流行病学调查中使用的超重、肥胖的诊断标准略有不同，但仍然可在一定程度上反映其高患病率，T2DM合并肥胖的管理形势非常严峻。因此，我国临床内分泌学专家根据当前中国T2DM和肥胖患者的流行病学特征及现有的临床证据，制订出本部中国T2DM合并肥胖综合管理专家共识。

一、T2DM合并肥胖管理的意义

体重增加是T2DM发生的独立危险因素。体重或腰围增加均可加重胰岛素抵抗，增加T2DM的发生风险，以及血糖控制的难度。与单纯肥胖的患者相比，T2DM合并肥胖患者减重并维持体重更加困难。首先，肥胖患者的胰岛素水平显著增高，而胰岛素具有抑制脂肪分解、促进脂肪合成的作用；其次，肥胖本身与糖尿病患者存在的其他代谢异常协同作用可加重T2DM的胰岛素抵抗，而内脏脂肪增加可能是肥胖患者发生胰岛素抵抗的主要原因。减轻体重可以改善胰岛素抵抗、降低血糖和改善心血管疾病的危险因素，超重和肥胖T2DM患者减重3%～5%，即能产生血糖、HbA1c、血压、三酰甘油(TG)均显著降低等具有临床意义的健康获益，并且提高生活质量。在一定范围内，减重越多，获益越大。

肥胖与糖尿病存在的其他代谢异常协同作用可进一步加剧T2DM患者慢性并发症的发生。肥胖是糖尿病肾脏病变的独立危险因素，可导致慢性肾脏病的恶化。减轻体重有利于减少慢性肾脏病患者的蛋白尿，延缓肾衰退进程。T2DM合并肥胖使心脑血管疾病患病风险升高。因此，针对T2DM合并肥胖患者，在降糖的同时加强体重管理，对于预防糖尿病并发症、提高患者生活质量具有重要意义。

二、T2DM 合并肥胖的诊断标准

目前 T2DM 的诊断标准与分型参考 WHO 1999 年标准；肥胖诊断标准参考《中国成人肥胖症防治专家共识》和《中国2型糖尿病防治指南（2013年版）》腹型肥胖的标准。符合两种疾病诊断的患者即可按照 T2DM 合并肥胖进行管理。糖尿病和肥胖的诊断标准见附录4表1、附录4表2。

附录4表1　糖尿病诊断标准

诊断标准	静脉血浆葡萄糖水平（mmol/L）
1.典型糖尿病症状（多饮、多尿、多食、体重下降）加上随机血糖检测或加上空腹血糖检测或加上	≥11.1
2.空腹血糖检测或加上	≥7.0
3.葡萄糖负荷后2小时血糖检测无糖尿病症状者,需改日重复检查	≥11.1

附录4表2　肥胖的诊断标准

评分指标	分值
BMI（kg/m^2）	
超重	≥24
肥胖	≥28
或	
腰围（cm）	
腹型肥胖	
男性	≥90
女性	≥85

注：BMI：体重指数

三、T2DM 合并肥胖的管理

（一）T2DM 合并肥胖患者的综合控制目标

见附录4表3。

（二）T2DM 合并超重或肥胖管理流程

见附录4图1。

（三）饮食、运动和心理干预

生活方式干预应当作为所有 T2DM 合并肥胖治疗的基础性措施并长期坚持。

附录 4 表 3　T2DM 合并肥胖患者综合控制目标

指标	目标值
HbA1c	<7.0
血糖(mmol/L)	
空腹	4.4 ~ 7.0
非空腹	<10.0
BMI(kg/m^2)	<24
腰围(cm)	
男性	<85
女性	<80
血压(mmHg)	<140/90
总胆固醇(mmol/L)	<4.5
HDL - C(mmol/L)	
男性	>1.0
女性	>1.3
TG(mmol/L)	<1.7
LDL - C(mmol/L)	
未合并冠心病	<2.6
合并冠心病	<1.8

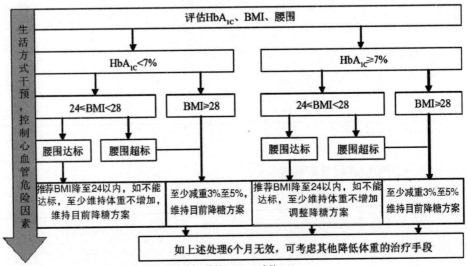

注:超重:24≤BMI<28 kg/m^2,肥胖:BMI≥28 kg/m^2;腰围超标:男性≥85 cm,女性≥80 cm

附录 4 图 1　T2DM 合并超重或肥胖管理流程图

1. 医学营养治疗

(1)控制总能量。高于正常体重的 T2DM 患者,推荐按照 25 ~ 30kcal/(kg·d)计算,再根据患者身高、体重、性别、年龄、活动量、应激状况等调整为个体化能量标准。不推荐长期 <800kcal/d 的极低能量膳食。

（2）培养营养均衡的膳食习惯，蛋白质摄入量在总能量 15%～20%、脂肪在总能量 30% 以下、糖类在总能量 45%～60%：①糖要注重食物品种的选择，不能单纯降低谷类主食量，以避免低血糖或酮症的发生。推荐增加低升糖指数(GI)食物的比例；②不建议超重或肥胖人群长期食用高蛋白质膳食；乳清蛋白有助于促进胰岛素分泌、改善糖代谢和短期内减轻体重；③应限制饱和脂肪酸与反式脂肪酸的摄入量，增加植物脂肪占总脂肪摄入的比例；膳食中宜增加富含 ω－3 多不饱和脂肪酸的植物油；每日胆固醇摄入量不宜超过 300mg；④保证丰富的维生素、矿物质和膳食纤维摄入，推荐每日膳食纤维摄入量为 25～30g 或 10～14g/1000kcal。

2. 运动治疗　合理运动可改善胰岛素敏感性、骨骼肌功能、代谢紊乱，对改善生活质量有正反馈作用。

（1）运动治疗前进行医学评估，严格把握适应证和禁忌证。

（2）根据病程、严重程度、并发症等，并综合考虑年龄、家庭状况、运动习惯、文化背景等多种因素，制定个体化运动处方。运动处方应包括运动频率、运动强度、运动时间、运动类型和运动量 5 大要素。运动类型应以有氧运动为主。

（3）注意事项：运动前、后监测血糖以预防低血糖，关键是自我监测与医师指导。如运动前血糖 <4.2mmol/L 或有低血糖反应，应降低降糖药物的使用剂量。T2DM 合并肥胖患者，运动时应注意预防关节疼痛和不适。

3. 心理干预　肥胖和 T2DM 的共存使糖尿病的治疗变得更为复杂。肥胖和糖尿病的双重压力进一步加重患者的心理负担。对于肥胖或超重的 T2DM 患者应该加强心理干预，通过专业心理医生或者糖尿病专科医生的心理指导，帮助患者循序渐进地改善生活方式，建立自信。降低体重不仅会减轻 T2DM 患者的心理障碍，而且更容易使很多患者从减肥和运动中再次获得自信，提高生活满意度。

4. 药物治疗

（1）总体治疗原则：①在选择降糖药物时，应优先考虑有利于减轻体重或对体重影响中性的药物；②需要胰岛素治疗的 T2DM 合并肥胖患者，建议联合使用至少一种其他降糖药物，如二甲双胍、胰升糖素样肽 1(GLP－1)受体激动药(GLP－1RA)、α－糖苷酶抑制药、二肽基肽酶 4(DPP－4)抑制药等，从而减轻因胰岛素剂量过大而引起的体重增加；③体重控制仍不理想者，可短期或长期联合使用对糖代谢有改善作用且安全性良好的减肥药。

（2）常用降糖药物对血糖、体重的影响：各种降糖药物的作用机制不同，对体重的影响也存在差异。T2DM 合并肥胖患者在选择降糖药物时，应兼顾血糖和体重，尽可能选择降糖效果肯定同时不增加体重的药物。常用降糖药物对血糖、体重及内脏脂肪的作用见附录 4 表 4。

降糖同时增加体重的药物有胰岛素、噻唑烷二酮类(TZDs)、磺脲类药物。

胰岛素仍是迄今为止最强有效的降糖药物，胰岛素的增重效应呈剂量依赖性和个体差异性，但不同胰岛素种类在增重方面有所差异，如基础胰岛素类似物——地特胰岛素具有体重增加较少的优势。TZDs 主要通过增加靶细胞对胰岛素作用的敏感性而降低血糖，可使 HbA1c 下降 1.0%～1.5%，引起体重增加(主要为水钠潴留)。

附录 4 表 4　常用降糖药物对血糖、体重及内脏脂肪的作用

分类	HbA1c	体重	内脏脂肪
胰岛素	↓↓↓	↑↑	－
噻唑烷二酮类	↓	↑	↓
磺脲类药物	↓↓	↑	－
格列奈类药物	↓↓	↑	－或↓
GLP－1受体激动药	↓↓	↓↓	↓↓
二甲双胍	↓↓	↓	－
α－糖苷酶抑制药	↓	←→或↓	－
DPP－4抑制药	↓	←→	←→
SGLT－2抑制药	↓	↓↓	↓

注：↓:降低；↑:增加；←→:中性；－:不明确

磺脲类药物通过刺激胰岛 β 细胞分泌胰岛素，增加体内胰岛素水平来发挥降糖作用，可使 HbA1c(降低 1.0% ~1.5%)；磺脲类药物也可引起体重增加。

降糖同时减轻或不增加体重的降糖药物主要有 GLP－1 受体激动药、二甲双胍、α－糖苷酶抑制药、DPP－4 抑制药和钠－葡萄糖协同转运蛋白 2(SGLT－2)抑制药。其中，GLP－1 受体激动药可显著减轻患者体重。

GLP－1 受体激动药主要通过激活 GLP－1 受体发挥作用，因其降糖作用具有葡萄糖浓度依赖性，因此低血糖发生率极低。利拉鲁肽无论单药或联合治疗，均能显著降低 HbA1c 1.1% ~1.6% ，降低体重 1.0 ~3.2kg，持久地缩小患者腰围，且基线体重、腰围值越大，降低体重、缩小腰围的效果越显著。LEAD－2 研究中，利拉鲁肽 1.2mg 或 1.8mg 治疗使患者内脏脂肪分别减少 17.1% 和 16.4% 。另一种 GLP－1 受体激动药艾塞那肽，与利拉鲁肽头对头比较的临床研究显示，降糖效果略差，减重效果类似。此外，利拉鲁肽(3.0mg/d)在美国、加拿大、欧盟已经被正式批准作为减肥药。

二甲双胍通过减少肝脏葡萄糖的输出和改善外周胰岛素抵抗而降低血糖，被多个国家的糖尿病诊治指南推荐为 T2DM 治疗一线用药。二甲双胍可降低 HbA1c 1.0% ~1.5% ，减轻体重约 1.1kg。

α－糖苷酶抑制药通过减慢糖类在小肠上部的吸收速度而降低餐后血糖，可以使 HbA1c 下降 0.5% ~1.1% ，对体重的影响呈中性或轻度减轻体重。

DPP－4 抑制药通过抑制 DPP－4 活性减少 GLP－1 在体内的失活，使内源性 GLP－1 水平升高，促进葡萄糖依赖的胰岛素分泌和抑制胰升糖素分泌，可降低 HbA1c 0.4% ~1.0% 。DPP－4 抑制药对体重的影响呈中性。

SGLT－2 抑制药主要通过减少肾脏对葡萄糖的重吸收、增加葡萄糖排泄而降低血糖水平。SGLT－2 抑制药可使 HbA1c 降低 0.5% ~1.0% ，同时减轻患者体重(平均减少 1.8kg)。由于 SGLT－2 抑制药增加尿糖排出，会导致代偿性的食欲旺盛，故其减重作用需要配合控制饮食或其他类似手段。

四、手术治疗

对于采取非手术治疗后减重或血糖控制效果不理想的 T2DM 合并肥胖患者，可以考虑手术治疗。减重手术可以改善 T2DM 合并肥胖患者的血糖控制，甚至使部分患者糖尿病"缓解"。手术治疗 T2DM 的前提是患者尚具备足够的胰岛 β 细胞功能。严格选择患者及适合的手术方式，充分进行术前评估和术前准备，并加强术后随访和营养、运动指导，是提高手术治疗 T2DM 有效性和安全性的关键。

（一）适应证

1. 年龄在18～60岁，一般状况较好，手术风险较低，经生活方式干预和各种药物治疗难以控制的2型糖尿病患者（HbA1c＞7.0%）。

2. 根据患者的 BMI 和临床情况来判断是否行手术治疗。

（1）积极手术：BMI≥32kg/m²，无论是否存在其他并发症（阻塞性睡眠呼吸暂停综合征、非酒精性脂肪性肝炎、高尿酸血症、多囊卵巢综合征、肾功能异常等）。

（2）慎重手术：BMI 28～32kg/m²，至少符合额外的2个代谢综合征组分，或存在并发症。

（3）暂不推荐：BMI 25～28kg/m²。如果患者合并腹型肥胖，且至少符合额外的2个代谢综合征组分，可酌情提高手术推荐等级。

腹腔镜袖状胃切除术（LSG）是中重度 T2DM 合并肥胖的首选术式；胃旁路术（RYGB）适用于 T2DM 病程相对较长、需要减重更多的患者。

（二）禁忌证

1. 滥用药物、酒精成瘾、患有难以控制的精神疾病患者，以及对减重手术的风险、益处、预期后果缺乏理解能力的患者。

2. 明确诊断为1型糖尿病的患者。

3. 胰岛 β 细胞功能已明显衰竭的2型糖尿病患者。

4. 外科手术禁忌者。

5. BMI＜25kg/m²。

6. 妊娠糖尿病及其他特殊类型的糖尿病。

五、血糖和体重监测

1. 血糖监测　HbA1c 反映近2～3个月血糖平均水平，是评价长期血糖控制的金标准，也是指导临床调整治疗方案的重要依据。在治疗初期建议每3个月检测1次，一旦达到治疗目标可每6个月检查一次。

2. 体重监测

（1）作为一种慢性疾病，为了预防体重再次增加和防治并发疾病，体重长期监测必不可少。

（2）有效性评估：建议糖尿病合并肥胖患者体重降幅至少＞3%。采用药物治疗3个月后对疗效进行评价：体重下降2%～3%为不显著；体重下降3%～5%为显著；体重下降＞5%为非常显著。

（3）在 6 个月时间达到 5% ~15% 的体重下降；重度肥胖（如 BMI >35kg/m² ）可能需要更多（20% 或以上）的体重减轻。

（4）对于接受手术治疗的患者，在术后第 1 年至少要进行 3 次门诊随访，还需要更多的电话或其他方式的随访。对于可调节胃绑带术的患者，门诊随访的次数可能需要增加，以便对绑带进行适当的调节。

六、T2DM 合并肥胖心血管风险因素的控制

T2DM 及肥胖确诊后，至少每年评估一次心血管病变的风险因素，评估的内容包括心血管病既往史及现状、年龄、有无心血管风险因素（吸烟、血脂紊乱、高血压和家族史等）、肾脏损害（尿白蛋白排泄率增高等）、心房颤动（可导致卒中）。全面评估和控制心血管疾病风险因素，并进行合理的降压、调脂和抗血小板治疗，可显著改善糖尿病患者心脑血管病变和死亡发生的风险。联合使用其他药物时应注意：β 受体阻滞药增加体重、他汀类药物升高血糖、某些抗抑郁焦虑药物增加体重等。

[引自：中华内分泌代谢杂志,2016,32(8):623 -627]

附录 5：肥胖相关性高血压管理的中国专家共识（2016）

近 20 年来，全球范围内肥胖和高血压的患病率均呈显著上升趋势，两者常合并存在，肥胖既可增加高血压患者血压控制的难度，也可促进多重心血管代谢危险因素的聚集，加重心脑血管损害。2003 年，以来美国心脏协会（AHA）和美国心脏病学学会（ACC）发表了一系列有关肥胖的评估、防治及其与心血管病关系的声明与指南。欧洲高血压学会（ESH）肥胖工作组先后于 2009—2011 年发表了肥胖相关性高血压（obesity – related hypertension）靶器官损害、减重治疗的降压效应及减肥药物心血管影响的专家共识，并于 2012 年与欧洲肥胖研究学会（EASO）联合发布了肥胖和难治性高血压的声明。2013 年，美国高血压学会（ASH）与美国肥胖协会（TOS）联合发布了关于肥胖相关性高血压病理生理机制、心血管病风险及治疗的立场声明。2013 年，AHA、ACC 和 TOS 联合推出了成人超重与肥胖管理指南，中国高血压防治指南 2010 年版中指出肥胖合并高血压和糖和（或）脂代谢异常是国人代谢综合征最主要的表现形式。鉴于肥胖相关性高血压患病率高，危害性大，其评估与防治有特殊性，并受到国内外的关注，现综合国内外肥胖相关性高血压的研究成果，撰写本专家共识，以促进肥胖相关性高血压的防治。

一、肥胖相关性高血压的概念

早在 20 世纪 20 年代肥胖与高血压的关系已受瞩目，20 世纪 80—90 年代 Landsberg 等开始使用"obesity – related hypertension, obesity – induced hypertension, obesity associated hypertension"来描述肥胖相关性高血压，并认为胰岛素抵抗和（或）高胰岛素血症是其重要机制。近年来，欧洲高血压学会（ESH），和 ASH 等学术组织也分别使用上述概念发表了关于肥胖相关性高血压的立场声明。肥胖相关性高血压的重要特征为高血压的发生与肥胖密切相关，控制体重能有效降低血压。高血压与肥胖的关系可以是血压升高继发于肥胖，也可以是血压升高先于肥胖，目前临床上并未予以明确区分，统称为肥胖相关性高血压。

二、肥胖与高血压的流行病学

临床常用体重指数（body mass index，BMI）和腰围作为判断肥胖的指标。中国成年人正常 BMI 为 18.5 ~ 23.9kg/m^2，24 ~ 27.9kg/m^2 为超重，≥28kg/m^2 为肥胖；腰围≥90/85cm（男/女）可判定为腹型肥胖。1992 年，中国营养调查资料显示，20 ~ 60 岁成年人 BMI≥30kg/m^2 仅占 1.5%，而 2002 年中国居民营养与健康状况调查数据则显示，超重患病率为 17.6%，肥胖患病率达 5.6%。2007—2008 年，中国糖尿病和代谢紊乱研究组调查资料显示，肥胖患病率已增长至 12.2%，腹型肥胖［腰围≥90/80cm（男/女）］患病率则高达 27.1%。中国健康与营养调查(CHNS)监测 9 个省市的人群显示,2009 年超重率和肥胖率分别达到 27.5% 和 8.7%,腹型肥胖[腰围≥85/80cm(男/女)]患病率达到 45.3%。新近公布的《中国居民营养与慢性病状况报告(2015 年)》显示,2012 年,18 岁及以上成年人超重率为 30.1%、肥胖率为 11.9%,6~17 岁青少年超重率为 9.6%、肥胖率为 6.4%。

1991 年,中国高血压抽样调查结果显示,高血压患病率为 11.88%,2002 年中国居民营养与健康状况调查显示,高血压患病率增至 18.8%。2007—2008 年,中国糖尿病和代谢紊乱研究组调查高血压患病率为 26.6%,2010 年中国慢性非传染性疾病预防控制中心调查资料则显示成人高血压患病率高达 33.5%。《中国居民营养与慢性病状况报告(2015 年)》报道,2012 年 18 岁及以上成年人高血压患病率为 25.2%。另外,中国少年儿童高血压的患病率已从 1991 年的 7.1% 上升到 2004 年的 14.6%。肥胖与超重也显著增加了儿童高血压患病风险,2012 年中国 6 城市儿童血压调查显示,肥胖、超重和正常体重组的高血压患病率分别为 29.1%、17.4% 和 7.8%,腹型与非腹型肥胖儿童的高血压患病率分别为 27.9% 和 8.4%。

肥胖患病率的增加往往伴随多种代谢紊乱,上海市高血压研究所分析 2274 例高血压患者发现超重和肥胖者共占 76.2%,重庆市高血压研究所分析了 1863 例高血压患者发现合并代谢紊乱者达 80.6%。中国 24 万成人横断面调查资料汇总分析显示,超重(BMI≥24kg/m²)者发生高血压的风险是正常体重者的 3~4 倍,≥2 项以上危险因素聚集风险增加 2~3 倍;肥胖(BMI≥28kg/m²)者 90% 以上患者有高血压及糖脂代谢紊乱或危险因素聚集;腹型肥胖患者发生高血压的风险是腰围正常者的 4 倍以上。中国代谢综合征的主要组分为肥胖合并高血压和血脂异常(占 53.7%),其次为肥胖合并糖代谢异常和高血压(占 30.5%)。超重和肥胖及其相关糖脂代谢紊乱以成为中国高血压患病率快速增长的主要驱动力之一。

三、肥胖相关性高血压的病理生理机制

肥胖致高血压的机制复杂,肾脏、神经系统、血管内皮功能异常及脂肪病变均发挥了重要作用。主要的病理生理机制涉及心输出量增加、血浆容量扩张和钠潴留、交感神经和肾素－血管紧张素－醛固酮系统激活、胰岛素抵抗、脂肪因子失衡、炎症/氧化应激、血管外脂肪功能异常以及睡眠呼吸暂停综合征等因素。上述因素通过不同方式作用于心血管系统,导致血压升高,但具体机制仍有待阐明。

四、肥胖相关性高血压的诊断及其风险评估

1. 肥胖相关性高血压的诊断　2013 年,ASH 与 TOS 提出肥胖相关性高血压血压的诊断切点为≥140/90mmHg(1mmHg = 0.133kPa)。虽然国内外多个学术组织,如中国高血压防治指南修订委员会、AHA 和国际糖尿病联盟(IDF)等组织联合发布的代谢综合征诊断标准,均将高血压的诊断切点定为≥130/85mmHg,流行病学研究也证实超过这一水平,在合并肥胖和其他代谢紊乱的情况下,心血管病风险显著增加。但新近 AHA、ACC 和美国疾病控制与预防中心(CDC)的高血压管理科学建议,美国预防、检测、评估和治疗高血压委员会高血压指南(JNCB),ASH 和国际高血压学会(ISH)社区高血压管理指南仍将高血压诊断切点确定为≥140/90mmHg。本共识沿用这一标准。

　　由于肥胖患者上臂臂围显著超过正常体重者,因此除常规的血压测量(包括诊室血压、动态血压和家庭血压检测)外,选择合适的袖带也尤为重要。推荐袖带大小为:①上臂围22~26cm,袖带尺寸12cm×22cm(成人小号);②上臂围27~34cm,袖带尺寸16cm×30cm(成人标准号);③上臂围35~44cm,袖带尺寸16cm×36cm(成人大号);④上臂围45~52cm,袖带尺寸16cm×42cm(成人超大号或大腿袖带)。对于上臂过于粗壮的患者,如果没有合适的袖带,可将袖带置于前臂上部,听诊桡动脉搏动测压。此时应当注意前臂的位置与心脏在同一水平。

　　BMI和腰围是目前临床常用的肥胖诊断指标。BMI表示全身肥胖程度,腰围主要反映腹型肥胖或中心型肥胖的程度。因此,本共识中肥胖相关性高血压的肥胖诊断切点为BMI≥28kg/m^{2}和(或)腰围≥90/85cm(男/女)。

　　近年国内外研究发现,内脏脂肪堆积与高血压、糖脂代谢紊乱、动脉粥样硬化及心血管事件关系密切。计算机断层成像(CT)或磁共振成像(MRI)在腰椎$_{4-5}$水平定量分析内脏脂肪分布,是目前测量脂肪分布及含量的"金标准",一般以内脏脂肪面积≥100cm^{2}判断为内脏脂肪型肥胖。由于CT和MRI费用高昂,不适合临床常规使用,国内外也有采用超声测量腹部脂肪厚度来判断内脏脂肪型肥胖。

　　肥胖与高血压常合并存在,因为高血压发病隐匿,两者因果关系难以确定。此外,还需排除其他继发性高血压,如内分泌疾病、大动脉炎、肾脏疾病、睡眠呼吸暂停综合征及妊娠等。肥胖相关性高血压的诊断流程参见附录5图1。

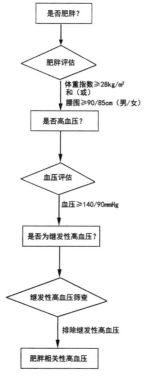

附录5图1　肥胖相关性高血压的诊断流程

2. 肥胖相关性高血压的风险评估　肥胖相关性高血压常有多重代谢危险因素聚集，AHA 和美国糖尿病协会（ADA）在其联合声明中将传统的心血管危险（cardiovascular risk）改称为心血管代谢危险（cardiometabolic risk），进一步强调了肥胖相关的代谢危险因素在高血压中的地位及重要性。近年来各国高血压指南均将肥胖及相关代谢紊乱纳入高血压的危险度评估分层。依据中国高血压指南，根据血压水平，结合心血管危险因素、靶器官损害及伴随临床疾病情况，可将心血管风险水平分为低危、中危、高危和很高危 4 个层次（附录 5 表 1）。

附录 5 表 1　心血管风险评估

其他危险因素和病史	高血压分级		
	1 级高血压［收缩压140～159mmHg 和（或）舒张压90～99mmHg］	2 级高血压［收缩压160～179mmHg 和（或）舒张压100～109mmHg］	3 级高血压［收缩压≥180mmHg 和（或）舒张压≥110mmHg］
无	低危	中危	高危
1～2 个其他危险因素	中危	中危	很高危
≥3 个其他危险因素或靶器官损害	高危	高危	很高危
临床并发症或合并糖尿病	很高危	很高危	很高危

注：其他危险因素包括肥胖及相关糖脂代谢异常，靶器官损害和临床并发症的定义参考中国高血压防治指南 2010；1mmHg = 0.133kPa

1990 年以来中国 13 项大规模流行病学调查的结果显示，肥胖程度不同，患者合并高血压、糖尿病、血脂异常和危险因素聚集的风险也不同。BMI 和腰围超标均与国人高血压及心血管病风险独立相关，两者均超标可进一步增加心血管风险。虽然肥胖增加心血管代谢风险，但又与心血管事件预后存在"矛盾现象"。近年来，国内外数十万人群调查均证实肥胖程度与总死亡率和心血管事件预后存在"矛盾现象"，即"J"形曲线，超重时心血管预后最好，这对肥胖风险的评估有参考价值。

五、肥胖相关性高血压的综合干预

1. 干预原则与控制目标　肥胖相关性高血压的干预应将控制肥胖及相关代谢紊乱与降低血压并重，并体现个体化治疗，具体措施包括医学营养治疗、运动治疗、认知行为干预、药物治疗以及手术治疗。

目标血压：2013 年 ASH 和 TOS 声明要求目标血压应 < 140/90mmHg。鉴于肥胖相关性高血压常合并多重代谢紊乱，有较高心血管风险，血压达标十分重要。但 >60 岁的老年患者降压目标可放宽至 <150/90mmHg。

目标体重：体重应在 6 个月内下降达 5%，严重肥胖者（BMI > 35kg/m²）减重应更严格，应使 BMI 减至 28kg/m² 以下。

其他代谢指标的目标值：血脂、血糖、血尿酸和血同型半胱氨酸等代谢指标参考中国相关疾病治疗指南。

2. 生活方式干预　医学营养治疗和运动治疗是最主要的生活干预方式。此外，减少钠盐摄入、增加钾盐摄入，戒烟、限酒，心理调节和压力管理也是生活方式干预的重要组成部分。2013年AHA、ACC和TOS在成人超重和肥胖管理指南中指出，生活方式适度改变，使体重减少3%～5%即可明显改善糖脂代谢，体重下降越多，则血压改善越明显，体重下降5%可使收缩压和舒张压分别下降3mmHg和2mmHg。

医学营养治疗的原则为控能量平衡膳食。建议肥胖男性每日能量摄入为1500～1800kcal，肥胖女性为每日1200～1500kcal，或在目前能量摄入水平基础上减少500～700kcal/d。蛋白质、糖类和脂肪三大营养素供能比应为总能量的15%～20%、55%～60%和25%～30%。减少钠摄入，食盐摄入量<5g/d，增加钾摄入，通过蔬菜水果摄入>3.5g/d，可适当选择高钾低钠盐。控制饮酒量，酒精摄入量男性不应超过25g/d，女性不应超过15g/d，白酒、葡萄酒(或米酒)和啤酒的量应少于50mL、100mL和300mL。饮食应清淡少盐，减少加工食品和含糖饮料中额外能量的摄入，避免暴饮暴食。在制定控能量平衡膳食时，应根据个体化原则，兼顾营养需求、身体活动水平、伴发疾病以及既往饮食习惯，由医师和营养师执行，具体方式可参照中国相应指南。此外，近年国内外人群和基础研究表明膳食辣椒素有控制体重和血压、改善糖脂代谢及降低心血管病风险的作用，提示某些功能性膳食因子的作用值得探索。

运动治疗包括有氧运动、抗阻运动和柔韧性训练。有氧运动可提高心肺耐力及功能，调节糖脂代谢，改善血管功能，减脂降压。抗阻运动可增加肌肉质量和力量，提高基础代谢率，培养不易发胖的体质，防止减肥后反弹。柔韧性训练可改善关节功能，防止运动损伤，缓解运动疲劳。单纯中等强度的有氧训练6～12个月只能减重1.6kg，结合其他干预方式则可加强减重效果。有氧运动可使动态血压下降3.0/2.4mmHg(收缩压/舒张压)或使诊室血压下降3.9～4.1/1.5～3.9mmHg(收缩压/舒张压)。

肥胖相关性高血压的运动处方：中等或中低强度有氧运动30～60min/d，每周累计250～300分钟，或每周运动消耗能量≥2000kcal。抗阻运动每周2～3日，每日8～12个动作，每个动作做3组，每组重复10～15次，同一肌群隔天训练1次。柔韧性训练每日做，特别是抗阻运动前后。有氧运动以步行为主，根据个人情况可以选择快走、慢跑、游泳、健美操、跳舞、自行车等。抗阻运动可选二头肌弯举、颈后臂屈伸、肩上推举、深蹲、坐位腿屈伸、直立腿外展内收等。运动时避免暴发用力和憋气。过度肥胖者应避免承重运动，可选择游泳、水中漫步、固定自行车、上肢运动等非承重运动。同时应增加日常活动量，减少久坐行为(如长时间看电视、使用计算机)，每过1小时均应简单运动。制订运动方案时要考虑患者的健康状况、心肺功能、运动系统功能、目前身体活动水平、个人兴趣等，遵循循序渐进、安全第一、及时调整方案的原则。

一个典型的运动过程包括：5～10分钟的热身活动；30～60分钟的有氧运动，和(或)10～20分钟的抗阻运动；5分钟放松活动，逐渐减少用力，使心脑血管系统的反应和身体产热功能逐渐稳定下来。

国外对生活方式干预的研究表明体重下降与血压变化并不平行，随访2～3年发现，体重减轻1kg收缩压可降低1mmHg，随着时间延长，体重减轻10kg，收缩压则可降低6mmHg。对10项干预时间超过1年的研究进行荟萃分析发现，减重效应在干预6个月时达到顶峰[体重减轻4.5kg，血压降低3.7/2.7mmHg(收缩压/舒张压)]，7年后减重效应则完全消失。依从性差是生活方式干预的主要局限所在。尽管如此，对肥胖相关性高血压患者实施持续的生活方式干预仍十分必要，一旦养成良好的生活方式将终生受益。

3. 药物治疗

(1)降压药物：循证医学证据表明，血管紧张素转化酶抑制药(ACEI)和血管紧张素且受体阻滞药(ARB)不仅能拮抗肾脏、血管、脂肪、心脏等脏器和组织的肾素血管紧张素系统(RAs)的激活和降低血压，还可改善胰岛素抵抗、激活代谢性核受体、改善糖代谢、减轻脂肪病变。2013 AHA、ACC和CDC的高血压管理科学建议，JNC8、2014 ASH和ISH的社区高血压管理指南，ESC和ESH的动脉高血压管理指南2013以及中国高血压防治指南2010等均将ACEI和ARB类药物推荐为高血压合并代谢综合征或糖尿病患者的一线用药。2012年ESH和EASO在关于肥胖与难治性高血压的科学声明中明确建议RAS抑制药可作为肥胖相关性高血压或肥胖合并难治性高血压的一线用药。2013年ASH和TOS的声明中同样提出ACEI和ARB可作为肥胖相关性高血压的一线用药。

钙通道阻滞药(CCB)最常用，对糖脂代谢无不良影响，但无明显减重作用，可作为肥胖相关性高血压的联合治疗用药。利尿药较常用，尤其国人摄盐量明显超标，可减轻钠水潴留和容量负荷，但长期大剂量使用可导致低血钾、高尿酸血症和糖耐量异常。中国高血压综合防治研究(CHIEF)4年随访分析表明，对于BMI≥25kg/m² 或 <25kg/m² 的两个亚组，CCB + ARB与CCB + 小剂量利尿药两者对高血压患者复合心血管事件影响未见明显差异。因此，利尿药可小剂量联合使用。β受体阻滞药可拮抗交感神经系统激活，长期大剂量使用可能对糖脂代谢有不良影响，但兼具。β受体双重阻断的卡维地洛、阿罗洛尔等则对糖脂代谢的影响较小。肥胖相关性高血压患者合并心肌梗死、心力衰竭或明显交感神经系统激活时可考虑应用β受体阻滞药。由于肥胖相关性高血压患者常有交感神经系统激活，可应用具有α、β受体双重阻断的β受体阻滞药。α受体阻滞药对血脂紊乱有改善作用，可用于肥胖相关性高血压患者，但应注意体位性低血压的发生，一般不作首选。

治疗肥胖相关性高血压的常用降压药物及其代谢效应和使用建议详见附录5表2。

(2)减肥药物：对于生活方式干预无效的肥胖相关性高血压患者，可考虑使用减肥药物。然而，多数减肥药物具有不同程度的神经及心血管系统的不良反应，临床使用受限。2015年美国内分泌学会、欧洲内分泌协会和TOS制定的减肥药物临床实践指南建议有心血管疾病的肥胖患者使用非拟交感神经药物，如氯卡色林或奥利司他。但氯卡色林和芬特明的安全性仍存在争议，而奥利司他具有轻微的降压作用。

此外，一些可减轻体重的降糖药物，如二甲双胍、肠促胰岛素类药物[胰高血糖素样肽1(GLP-1)激动药、二肽基肽酶-4(DPP-4)抑制药]等近年来颇受关注。国外的荟萃分析和临床研究显示二甲双胍在非糖尿病患者中具有减肥、改善代谢和内皮功能以及降低血压的作用。国内研究也发现二甲双胍在非糖尿病的肥胖相关性高血压患者和高血压伴高胰岛素血症患者中显示出良好的减肥、改善代谢和降压协同作用。国外荟萃分析显示，无论肥胖和超重患者是否合并糖尿病，GLP-1受体激动药均有轻微的减肥和降

压作用。新近一项研究显示，利拉鲁肽 3.0mg/d 可进一步降低非糖尿病肥胖患者的体重
5.6kg；另一项荟萃分析则显示，钠 – 葡萄糖协同转运蛋白 2(SGLT2)抑制药除降低血糖
外，也有一定的减肥和降压作用。上述改善代谢的药物联合降压药可用于肥胖相关性高
血压的治疗，但对于合并糖尿病的患者，应在专科医师指导下使用以避免发生不良
反应。

附录 5 表 2　常用降压药物及其代谢效应和使用建议

降压药物	代谢效应	使用建议
血管紧张素转化酶抑制药(ACEI)和血管紧张素 Ⅱ 受体阻滞药(ARB)	改善胰岛素抵抗、激活代谢性核受体、减轻脂肪病变	首选
钙通道阻滞药	对糖脂代谢、肥胖无不良影响	联合使用
利尿药(噻嗪类、襻利尿药)	影响尿酸、糖脂代谢	小剂量联合使用
利尿药(醛固酮抑制药)	对糖、脂代谢无明显影响	治疗难治性高血压，慎与 ACEI 和 ARB 联合使用
β 受体阻滞药	影响糖脂代谢	合并心肌梗死、心力衰竭、交感神经系统激活时使用
α 受体阻滞药	改善血脂紊乱	使用时应注意体位性低血压
中枢性降压药	对糖、脂代谢无明显影响	难治性高血压时联合使用

目前常见减肥及改善代谢的药物详见附录 5 表 3。

附录 5 表 3　常见减肥及改善代谢的药物

药物分类	主要作用
减肥药物	
奥利司他(orlistat)	减少脂肪吸收
氯卡色林(lorcaserin)	抑制食欲，增强饱腹感
芬特明(phentermine)	抑制食欲，增加能量消耗
具有减重作用的降糖药	
二甲双胍	胰岛素增敏，减少肝糖输出和糖吸收
阿卡波糖	减少蔗糖吸收
肠促胰素(incretin)类药物(GLP – 1 激动药、DPP – 4 抑制药)	增加胰岛素分泌，抑制胰高血糖素分泌
钠 – 葡萄糖	协同转运蛋白2(SGLT2)抑制药促进尿糖排泄

注：GLP – 1 为胰高血糖素样肽1，DPP – 4 为二肽基肽酶 – 4

4. 手术治疗

(1)代谢手术：对于生活方式干预和药物治疗均不理想的难治性肥胖相关性高血压
患者(BMI≥30kg/m²)，手术治疗是获得长期减肥效果和改善心血管预后的重要手段，
AHA、IDF、ADA 以及中华医学会糖尿病学分会(CDS)和中国医师协会外科医师分会肥

胖和糖尿病外科医师委员会均有肥胖的代谢手术治疗的声明或指南，其适应证可参照上述指南。目前最常用的术式有腹腔镜 Roux – en – Y 胃旁路术和袖状胃切除术等。手术的多余体重减少百分比(%EWL)约为70%，高血压缓解及改善率可达75%左右。

（2）经皮肾动脉交感神经消融术（RSD）：RSD 目前主要用于治疗难治性高血压，但SYMPLICITY HTN – 3 试验阴性结果提示尚须对其消融策略、疗效及安全性行进一步探索。肥胖及睡眠呼吸暂停综合征(OSA)是难治性高血压的常见病因，有报道显示 RSD 可降低交感神经活性、减轻胰岛素抵抗、改善糖脂代谢及 OSA，但其是否适用于肥胖相关性高血压的治疗尚需进一步明确。

[引自:中华心血管病杂志,2016,44(3):212 – 219]

附录6：中国肥胖和2型糖尿病外科治疗指南（2014）

据中华医学会糖尿病学分会2008年中国糖尿病和代谢疾病研究报告，我国20岁以上人群糖尿病（DM）总体患病率为9.7%，其中男性10.6%、女性8.8%。由此推算我国DM患病总人数达9240万，位居世界第一。DM前期的患病率高达15.5%，估算人数约为1.5亿。而且DM患病率有进一步增加的趋势，2010年数据显示DM患病率已达11.6%。在所有类型DM中，2型DM（T2DM）患者约占90%。肥胖是DM重要的风险因素之一，最新的全国肥胖和代谢综合征调查结果显示，我国超重[体重指数（BMI）为25.0~27.5]与肥胖症（BMI≥27.5）人群的DM患病率分别为12.8%和18.5%，其中成年男性的DM患病率分别为33.7%和13.7%，成年女性的DM患病率分别为29.2%和10.7%。所有T2DM患者平均BMI为25.0。

1980年，Pories等行胃旁路手术治疗肥胖症时发现，合并T2DM的患者术后血糖迅速恢复正常，甚至部分患者可不再服用降糖药物。2004年，Ferchak等通过前瞻性对照研究发现，合并T2DM的肥胖患者在接受胃旁路手术后，不需要药物降糖并能长期保持血糖正常的病例数明显高于非手术组，且糖尿病相关并发症的发生率和病死率明显降低。Arterhurn等还发现患者术后出现了收缩压降低、血脂异常改善、心血管疾病风险降低等有益变化。因此，出现了一个新的学科——代谢外科（metabolic surgery）。基于手术可为合并T2DM的肥胖症患者带来诸多改善代谢的益处，2009年，美国糖尿病学会（ADA）在T2DM治疗指南中正式将此类手术列为肥胖症合并T2DM的治疗措施之一；2011年，国际糖尿病联盟（IDF）正式推荐代谢外科手术可作为肥胖症合并T2DM的治疗方法。卫生经济学研究发现，代谢外科手术能够降低远期治疗费用、提高患者生存质量，从而减轻合并T2DM的肥胖患者的家庭和社会经济负担。

我国肥胖症和糖尿病外科治疗始于2000年，在郑成竹等减重和代谢外科专家组织下，制订并发布了《中国肥胖病外科治疗指南（2007）》《中国糖尿病外科治疗专家指导意见（2010）》《手术治疗糖尿病专家共识》以及《手术治疗糖尿病适应证及禁忌证专家共识（2013版）（讨论稿）》，为我国减重和代谢外科事业的发展提供了重要的依据和规范。

近年来，我国减重代谢外科手术例数迅猛增长，但相应也出现了一系列问题。由于开展手术的医院及术者缺乏规范化培训，故对于手术适应证和手术方式的选择、手术操作要点的掌握等并不一致。为适应我国减重和代谢外科发展的需要,2012 年中国医师协会外科医师分会成立了中国医师协会外科医师分会肥胖和糖尿病外科医师委员会(CSMBS)。

尽管我国目前手术治疗 T2DM 的循证医学Ⅰ类证据不足,然而从临床实践经验可见,此类手术对于我国肥胖症和 T2DM 患者的治疗效果与西方国家报道相似。CSMBS 制定《中国肥胖和 2 型糖尿病外科治疗指南(2014)》旨在规范应用减重外科手术方式治疗 T2DM 等代谢性疾病,并促进其健康有序的发展。

本指南着重于以减重手术方式治疗 T2DM 为首要目的的范畴,参照了我国以往专家指导意见和共识,以及美国和其他西方国家各版指南,吸收并采纳我国近年来这一领域的相关文献,并根据我国现状及人群的体质特点进行撰写。

一、手术适应证及禁忌证

1. 手术适应证

(1)T2DM 病程≤15 年,且胰岛仍存有一定的胰岛素分泌功能,空腹血清 C 肽≥正常值下限的 1/2。

(2)患者的 BMI 是判断是否适合手术的重要临床标准(附录 6 表 1)。

(3)男性腰围≥90cm、女性腰围≥85cm 时,可酌情提高手术推荐等级。

(4)建议年龄为 16～65 岁。

附录 6 表 1　手术治疗 T2DM 患者入选标准

RMI	临床情况	手术推荐等级
≥32.5		积极手术
27.5～<32.5	患有 T2DM,经改变生活方式和药物治疗难以控制血糖且至少符合额外的 2 个代谢综合征组分[1]或存在并发症[2]	可考虑手术
25.0～<27.5	患有 T2DM,经改变生活方式和药物治疗难以控制血糖且至少符合额外的 2 个代谢综合征组分[1]或存在并发症[2]	慎重开展手术[3]

注:[1]:代谢综合征组分(IDF 定义)包括:高三酰甘油(空腹 TG≥1.70mmol/L)、低高密度脂蛋白胆固醇(男性空腹 HDL－ch<1.03mmol/L,女性空腹 HDL－ch<1.29mmol/L)、高血压(动脉收缩压≥130mmHg 或动脉舒张压≥85mmHg,1mmHg=0.133kPa;[2]:并发症包括糖代谢异常及胰岛素抵抗,阻塞性睡眠呼吸暂停综合征(OSAS)、非酒精性脂肪性肝炎(HASH)、内分泌功能异常、高尿酸血症、男性性功能异常、多囊卵巢综合征、变形性关节炎、肾功能异常等,尤其是具有心血管风险因素或 T2DM 慢性并发症;[3]:有一定疗效,但国内外缺少长期疗效的充分证据支持,建议慎重开展

2. 手术禁忌证

(1)明确诊断为非肥胖型 1 型糖尿病。

(2)胰岛 β 细胞功能已基本丧失,血清 C 肽水平低或糖负荷下 C 肽释放曲线低平。

(3)BMI<25.0 者目前不推荐手术。

(4)妊娠糖尿病及某些特殊类型糖尿病患者。

(5)滥用药物或酒精成瘾或患有难以控制的精神疾病。

（6）智力障碍或智力不成熟，行为不能自控者。

（7）对手术预期不符合实际者。

（8）不愿承担手术潜在并发症风险。

（9）不能配合术后饮食及生活习惯的改变，依从性差者。

（10）全身状况差，难以耐受全身麻醉或手术者。

3. 手术治疗 T2DM 临床结局评判标准

（1）无效：血糖、糖化血红蛋白（HbA1c）与术前相比无明显改善；降糖药种类和剂量与术前相比无明显减少。

（2）明显改善：降糖药种类或剂量与术前相比明显减少；术后 HbA1c<7.5%。

（3）部分缓解：术后仅通过改变生活方式干预即可控制血糖；6.5% ≤ HbA1c < 7.0%；空腹血糖（FPG）5.6~6.9mmol/L，且餐后 2h 血糖 7.8~11.0mmol/L；须保持 1 年以上。

（4）完全缓解：术后无须服用降糖药，仅通过改变生活方式干预即可控制血糖；HbA1c<6.5%；FPG<5.6mmol/L，且餐后 2h 血糖<7.8mmol/L；须保持 1 年以上。

（5）长期缓解：达到完全缓解，并维持 5 年以上。

二、手术方式的合理选择

减重代谢外科历经几十年发展出现了多种术式，目前普遍被接受的标准术式有 4 种：腹腔镜 Roux-en-Y 胃旁路术（LRYGB）、腹腔镜胃袖状切除术（LSG）、腹腔镜可调节胃绑带术（LAGB）、胆胰分流并十二指肠转位术（BPD-DS），其他改进或新术式仍缺乏长期证据支持。由于腹腔镜微创手术在术后早期的病死率及并发症发生率方面明显低于开腹手术，故强烈推荐腹腔镜手术。

1. LRYGB　是减重代谢外科最常用、有效的术式，除减重效果显著外，对糖代谢及其他代谢指标改善程度也较高，可作为减重代谢外科首选术式。根据西方国家大样本荟萃分析报道，RYGB 术后 1 年多余体重减少百分比（%EWL）为 65%~70%，T2DM 缓解率为 80%~85%。其吻合口溃疡、胃食管反流等术后并发症的发生率约为 5%，手术相关病死率约为 0.5%

LRYGB 操作要点（推荐）：建立容积<50mL 的胃小囊（建议 15~30ml），胃囊越小，术后效果越好；旷置全部胃底，防止术后胃小囊扩张导致复胖；食物襻与胆胰襻长度之和应>200cm，可根据患者 BMI、T2DM 发病程度及具体情况调整（临床经验表明，旁路肠襻越长，术后效果越好）；建议胃空肠吻合口直径<1.5cm，尽量关闭系膜裂孔，防止术后内疝。

2. LSG　是以限制胃容积为主的手术类型，保持原胃肠道解剖关系，可改变部分胃肠激素水平。对 T2DM 患者的糖代谢及其他代谢指标改善程度较好，可作为独立手术应用，也可作为重度肥胖（BMI>50）患者第一阶段的减重手术。根据西方国家大样本荟萃分析报道，SG 术后 1 年%EWL 为 30%~60%，T2DM 缓解率约为 65%。术后消化道瘘、胃食管反流等并发症的发生率约为 3.3%，手术相关病死率<0.5%。

LSG 操作要点（推荐）：完全游离胃底和胃大弯，应用 32~36Fr 球囊胃管作为胃内支撑，距幽门 2~6cm 处作为胃袖状切除起点，向上切割闭合，完全切除胃底，完整保留贲门，建立容积为 60～80mL 袖状胃。术中如发现食道裂孔疝应同期处理。

3. BPD – DS　为以减少营养物质在肠道吸收为主的术式，在减重和代谢指标控制方面均优于其他 3 种术式，可以纠正胰岛素抵抗，但操作难度较大，且随着共同肠道长度缩短，营养缺乏风险相应增加，术后营养相关并发症多，并发症发生率及病死率均高于其他术式，建议谨慎采用。术后 1 年 EWL% 为 70%，T2DM 缓解率达到 95%～100%。术后并发症的发生率约为 5.0%，手术相关病死率为 1.0%。

BPD – DS 推荐操作要点：须先行胃袖状切除手术，袖状胃容积为 100～200mL，保留胃幽门并在十二指肠上段将其横断，在距离回盲瓣约 250cm 处将小肠横断。十二指肠横断远端以吻合器闭合，十二指肠横断近端与小肠远端吻合，将小肠横断近端与回肠在距离回盲瓣 50～100cm 处进行吻合。

4. LAGB　为单纯限制胃容积、减少摄食量而达到减重目的的手术方式，缺少中长期疗效数据，暂不推荐应用于以治疗 2 型糖尿病为目的的患者。

医生在进行术式选择决策时须综合考虑以下因素：手术的首要目的（单纯减重还是治疗代谢性疾病）；当地医疗资源（外科医生技术和设备条件）；患者个人意愿和倾向及对手术效果的期望；患者风险分层，综合考虑患者年龄、DM 病程、心肺功能状态、对术后营养治疗的认知度和配合度、随访的依从性及经济状况等。

三、术前评估与准备

1. 术前评估　应由多学科团队（MDT）进行，MDT 一般应以减重外科医师、内分泌科医师、精神心理科医师和营养师为核心成员，同时根据患者具体情况邀请麻醉科、呼吸内科、心内科等专科医师联合会诊，目的在于明确是否符合手术指征、有无手术禁忌证、手术风险评估以及如何降低手术风险。具体评估项目见附录 7 表 2。

2. 术前准备
（1）胃肠手术术前常规准备。
（2）术前合理控制血糖和体重，以降低手术难度和风险。
（3）治疗并控制其他合并疾病，以减少手术风险，提高手术治疗效果。

四、术后并发症

1. 常见消化道并发症　出血、消化道瘘、胃 – 食管反流、溃疡等，可常规处理。

2. 肺栓塞　是肥胖患者手术后的急性并发症之一，卧床将增加其发生率。以预防为主，建议术后早期离床活动，高危患者围术期可适当给予抗凝药物。

3. 深静脉血栓形成（DVT）　DVT 应以预防为主，对于高危因素患者推荐应用持续压迫装置，术后 24 小时皮下注射肝素或低分子肝素，建议早期下床活动。

4. 内疝　建议术中关闭系膜裂孔，防止术后内疝发生。

5. 呼吸系统并发症　对于有临床症状者，应给予吸氧，有报道术后早期持续气道正压通气（CPAP）可降低术后发生肺不张和肺炎风险。

6. 胆囊炎和胆石形成　如体重下降过快，可考虑给予熊去氧胆酸，以预防胆囊炎和胆石形成。

五、围术期管理

1. 围术期血糖管理 对于合并 T2DM 的肥胖患者，应监测空腹、餐前、餐后 2 小时、睡前指尖血糖，给予口服药物或胰岛素，术前控制血糖 < 10mmol/L。术后应停止使用胰岛素促泌剂（磺酰脲类和氯茴苯酸类），并调整胰岛素剂量以降低发生低血糖的风险。术后未达到血糖目标的门诊患者可使用改善胰岛素敏感性的抗糖尿病药物（二甲双胍）及肠促胰岛素药物治疗。如术后 T2DM 缓解，应停止应用抗糖尿病药物；术后血糖控制不良的高血糖患者应由内分泌科医生进行指导。

T2DM 术前评估项目见附录 6 表 2。

附录 6 表 2 T2DM 术前评估项目

仔细询问病史
肥胖相关性并发疾病*，肥胖病因*，BMI*，胸围、腰围*、臀围、体重*
常规实验室检查*(空腹血糖，血脂，肾功能，肝功能，血清离子，尿常规，凝血酶原时间或国际标准化比值(INR)，血常规＋血型)
测定微量营养素、血清铁*、维生素 B_{12}、叶酸，对于有营养吸收不良症状或风险的患者可考虑检测更多的维生素与微量元素水平
评估患者心肺功能，睡眠呼吸暂停实验*，心电图(EGG)*，数字 X 线成像(DR)*，有心脏疾病或怀疑肺动脉高压可以行心脏超声，如临床有症状提示，可行深静脉血栓形成(DVT)危险因素评估
内镜检查*，高发病地区行幽门螺旋杆菌筛查，肝胆脾彩色超声，骨密度测定，怀疑胃食管反流可行上消化道钡餐造影、食管测压、24h 动态胃酸监测或消化道动力测定
内分泌评估，检测糖化血红蛋白(HbA1c)*，口服葡萄糖耐量实验(OGTT)*，C 肽*，胰岛功能*，糖尿病自身抗体系列*，甲状腺功能系列*，性激素*，皮质醇*
临床营养评估与咨询*，如需要，术前纠正营养素缺乏，并教育患者如何适应术后进食方式及补充营养素
社会心理评估*，对患者意愿、期望值及依从性进行正确评估
选定手术方式*
充分告知手术风险和收益*
手术同意书*
相关费用说明*
术前保守治疗控制体重
优化血糖控制*
妊娠咨询*
停止吸烟*
癌症筛查

注：*为必查项目

2. 术后营养管理 术后营养管理的原则如下：

（1）每日摄入足够水分，建议 ≥ 2000mL。

（2）每日摄入足够蛋白量，建议为 60 ~ 80g/d，对于行 BPD – DS 的患者术后应在此基础上增加 30% 蛋白摄入量。

(3)补充足量的多种维生素与微量元素,在术后 3 个月内,全部以口服咀嚼或液体形式给予。术后补充每日必需量的 2 倍,并额外补充适量的铁、枸橼酸钙、维生素 D 及维生素 B_{12}。行 BPD – DS 的患者术后还应补充脂溶性维生素,包括维生素 A、维生素 D、维生素 E 及维生素 K。

(4)尽量减少糖水与脂肪的摄入。

3. 围术期的饮食管理   围术期及术后膳食按照如下步骤进行:

(1)术前 24 小时给予无糖、无咖啡因、低热量或无热量清流食。

(2)手术日禁食。

(3)术后次日可开始酌量给予无糖、无咖啡因、低热量或无热量清流食,每 15 分钟进清流食 1 次。

(4)术后 2 日至 3 周给予低糖、低脂、无咖啡因清流食,每 15 分钟进水 1 次,每小时给予含热量清流食 1 次。

(5)术后 3 周至 3 个月给予低糖、低脂、无咖啡因半流质和软质食物。

(6)术后 3 个月以上逐步添加固体食物,直至恢复正常进食。

4. 术后随访和监测   术后长期按计划对患者进行随访和监测是保证术后疗效的关键。术后随访项目见附录 5 表 3。

其他注意事项:①以上监测如有任何异常,均应根据实际情况予以纠正;②对于重度肥胖患者,监测血清肌酸激酶(CK)水平和尿量,以排除横纹肌溶解;③育龄女性术后一年内应避免妊娠,应给予适当的避孕措施。术后无论何时妊娠,均须严密监测母体维生素和微量元素水平,包括血清铁、叶酸、维生素 B_{12}、维生素 K_1、血清钙、脂溶性维生素等,以保证胎儿健康;④建议患者分次进行适度的有氧运动,每周最少 150 分钟,目标为每周 300 分钟。

六、结语

对于肥胖 T2DM 患者,减重外科的部分手术方式对其治疗效果优于药物强化治疗。尽管保守治疗和药物治疗仍为 T2DM 的优先治疗方式,但在血糖不能得到有效控制的情况下,减重手术可作为治疗 T2DM 的选择。手术治疗 T2DM 的前提是患者尚具备足够的胰岛功能储备。建立 MDT,严格选择患者及适合的手术方式,充分进行术前评估和准备,并加强术后随访和营养、运动指导,是提高手术治疗 T2DM 有效性和安全性的关键。同时,鼓励开展回顾性调查研究和前瞻性随机对照临床试验,以建立并积累针对中国人群的循证医学证据。

T2DM 术后随访表格范例如表附录 6 表 3 所示。

附录6表3　T2DM术后随访表格范例

	术后1周	术后1个月	术后3个月	术后6个月	术后1年
营养和运动调查及教育	√	√	√	√	√
体重、腹围、皮下脂肪	√	√	√	√	√
呼吸、心跳、血压、体温	√	√	√	√	√
血糖	√	√	√	√	√
血清胰岛素和C肽	–	–	√	√	√
HbA1c	–	–	√	√	√
OGTT	–	–	–	√	–
血脂	–	–	–	√	√
血清维生素与微量元素水平	–	–	–	√	√
骨密度	–	–	–	–	–
血、尿常规	–	–	√	√	√
血液生化	–	–	–	√	√
其他检查	–	–	–	–	–

［引自：中国实用外科杂志,2014,34(11):1005－1010］

附录7:多囊卵巢综合征诊治内分泌专家共识

一、概述

多囊卵巢综合征(polycystic ovary syndrome，PCOS)又称 Stein – Leventhal 综合征，由 Stein 和 Leventhal 于 1935 年首次报道，是由遗传和环境因素共同导致的常见内分泌代谢疾病。在育龄妇女中，其患病率为 5% ~ 10%，常见的临床表现为月经异常、不孕、高雄激素血征、卵巢多囊样表现等，可伴有肥胖、胰岛素抵抗、血脂紊乱等代谢异常，是 2 型糖尿病、心脑血管疾病和子宫内膜癌发病的高危因素。

二、流行病学

PCOS 的患病率因其诊断标准、种族、地区、调查对象等的不同而不同，高发年龄段为 20 ~ 35 岁。根据 2003 年鹿特丹诊断标准，我国育龄期妇女的患病率为 5.6%。

三、病因学

PCOS 的发病机制目前尚不明确，与遗传及环境因素密切相关，涉及神经内分泌及免疫系统的复杂调控网络。

1. 遗传因素　PCOS 与遗传有关，有家族聚集性，患者一级亲属患 PCOS 的风险明显高于正常人群。家系分析显示，PCOS 呈常染色体显性遗传或 X 染色体连锁显性遗传，但不完全遵循孟德尔遗传定律。PCOS 是一种多基因病，目前的候选基因研究涉及胰岛素作用相关基因、高雄激素相关基因和慢性炎症因子相关基因等。

2. 环境因素　参与了 PCOS 的发生、发展。宫内高雄激素环境、环境内分泌干扰物如双酚 A、持续性有机污染物如多氯联苯(PCBs)、抗癫痫药物、营养过剩和不良生活方式等均可能增加 PCOS 发生的风险。

四、临床表现

1. 月经异常及排卵异常　月经异常可表现为周期不规律(即初潮 2 年后仍不能建立规律月经)、月经稀发(即周期≥35 天)、量少或闭经(停经时间超过 3 个以往月经周期或≥6 个月)，还有一些不可预测的出血。排卵异常表现为稀发排卵(每年≥3 个月不排卵者)或无排卵。

2. 高雄激素的临床表现

(1)多毛:上唇、下颌、胸背部(包括乳晕)、下腹部(包括脐周及脐中线)、大腿内侧可见较粗的体毛，阴毛呈男性型分布，mFG 评分中国人群 >4 分，即提示多毛。

（2）痤疮：25% ~35% PCOS 患者伴有痤疮，而 83% 女性严重痤疮患者是 PCOS。伴有高雄激素表现的痤疮多见于青春期后痤疮，皮损表现为粉刺、丘疹、脓疱和结节，好发于面部中下 1/3 处，常伴有明显皮脂溢出和月经前期加重，对常规治疗抵抗。临床常用 Pillsburg 四级改良分级法将痤疮严重程度分为 Ⅰ ~ Ⅳ 级。

（3）脱发：常表现雄激素源性脱发，头发从前额两侧开始变纤细而稀疏，逐渐向头顶延伸，但前额发际线不后移。

（4）男性化体征：声音低沉，喉结突出，女性第二性征逐渐减退与消失，如乳房变小、阴蒂增大。

3. 胰岛素抵抗相关的代谢异常

（1）肥胖：PCOS 患者肥胖的患病率为 30% ~60%，以腹型肥胖为主。我国有 34.1% ~43.3% 的 PCOS 患者合并肥胖。

（2）黑棘皮病：它是高胰岛素血症在皮肤的表现，是高代谢风险的临床标志之一。多发生于颈部、腋窝、腹股沟以及乳房下方，皮肤表现为绒毛状角化过度及灰棕色色素沉着。

（3）糖调节受损（IGR）/2 型糖尿病：IGR 包括空腹血糖受损（IFG）及糖耐量受损（IGT），PCOS 患者以餐后血糖升高为主，IGT 的风险显著高于年龄和 BMI 匹配的女性。流行病学调查显示，PCOS 患者中 IGT 发生率约为 35%，2 型糖尿病发生率约为 10%。

（4）脂代谢异常：约 70% 的 PCOS 患者存在脂代谢异常，主要表现为三酰甘油（TG）、低密度脂蛋白（LDL）以及非高密度脂蛋白（nHDL）升高；与年龄、体重指数（BMI）匹配的对照者相比，非肥胖型 PCOS 患者也存在低 HDL、极低密度脂蛋白（VLDL）和高 LDL 的特征。

（5）非酒精性脂肪肝（NAFLD）：PCOS 患者较年龄和体重匹配的正常妇女更易患NAFLD，且病理评分更高。高雄激素血症的 PCOS 患者较非高雄激素血症的 PCOS 患者更易发生 NAFLD。

（6）高血压：PCOS 患者常以收缩压升高为主，30 岁以后其发病率开始增加，30 ~ 45 岁达到正常同龄人的 3 ~ 5 倍，绝经后期亦是正常人群的 3 倍。

（7）心血管疾病风险：随着年龄的增长，PCOS 患者心血管疾病风险显著升高。PCOS患者血管功能不良与肥胖相关。此外，与年龄和 BMI 匹配的非 PCOS 患者相比，PCOS 患者中颈动脉内膜中层增厚、冠状动脉钙化以及轻度主动脉钙化更为显著。

4. 代谢紊乱对女性生殖功能及围产期的影响　肥胖和胰岛素抵抗被认为可以破坏窦卵泡的发育，干扰下丘脑－垂体－卵巢轴，导致慢性不排卵。研究显示，肥胖 PCOS 患者不孕率更高，而且对诱导排卵的药物反应性差，胚胎质量也差，体外受精（IVF）移植成功率、怀孕率、活产率均低，流产率高，妊娠并发症多。另外，孕前期和孕早期的胰岛素抵抗会增加患者孕期糖尿病、高血压和先兆子痫的发生率，导致胎盘功能不全、流产、先天畸形、早产、死产、首次剖宫产率升高，新生儿并发症增多，同时胎儿成年后出现肥胖、胰岛素抵抗和糖尿病的风险增加。有研究显示，血浆和卵泡液中硬脂酸、油酸的浓度与卵母细胞的发育能力和不良的妊娠结局有关。

五、诊断及鉴别诊断

（一）诊断依据

1. 病史询问　患者月经情况（初潮时间、月经周期、月经量等），有无高雄激素血症临床表现（多毛、痤疮等），代谢异常情况（肥胖、糖尿病、高血压等），目前是否有生育要求，既往无不孕病史及不良妊娠史，饮食和生活习惯，家族中是否有肥胖、糖尿病、高血压、冠心病患者以及女性亲属是否存在月经异常、不良生育史和妇科肿瘤病史，都需仔细询问。

2. 体格检查　测定身高、体重、腰围、臀围、血压，评估多毛和痤疮，检查有无甲状腺肿大，评估乳房发育情况（Tanner 分级），并了解有无挤压溢乳，是否有萎缩纹、黑棘皮病及阴蒂肥大。

3. 实验室检查

（1）生殖轴的评估：①高雄激素血症的评估：目前没有适用于临床广泛开展的精准评估方法，最常用的是测定血清总睾酮水平。由于不同单位测定的方法和参考范围不同，如果测定值高于当地女性参考范围的正常上限即可考虑高雄激素血症。PCOS 患者血清总睾酮正常或轻度升高，通常不超过正常上限的 2 倍，可伴有雄烯二酮升高、硫酸脱氢表雄酮（DHEA - S）正常或轻度升高。若有条件，建议同时测定性激素结合球蛋白（SHBG），计算游离雄激素指数（FAI）= [总睾酮（nmol/L）×100/SHBG（nmol/L）]，能更好地反映体内活性睾酮的水平，FAI 正常值为 0.7 ~ 6.4；②黄体生成素（LH）、卵泡刺激素（FSH）、雌二醇：月经第 2 ~ 5 天或 B 超未见优势卵泡时进行测定。部分 PCOS 患者可伴有 LH/FSH 比值≥2；③抗苗勒管激素（AMH）：若有条件，建议检测 AMH 以协助诊断，PCOS 患者的血清 AMH 水平较正常增高。

（2）其他内分泌激素测定排除相关疾病：甲状腺功能、肾上腺皮质功能、血清催乳素、血清 17 - 羟孕酮（17 - OHP）等。

（3）代谢风险和心血管疾病风险评估：①葡萄糖耐量试验（OGTT）+胰岛素释放试验（IRT）测定：推荐 5 点法（0min、30min、60min、120min、180min）；②其他指标：血脂、肝功能、肾功能、C 反应蛋白、同型半胱氨酸、心电图、颈动脉超声，若有条件可行体脂率分析。

4. 子宫及附件超声检查　超声检查前应停用性激素类药物至少 1 个月。月经周期的第 3 ~ 5 天（月经规律者）或无优势卵泡状态下行超声检查，稀发排卵患者若有卵泡直径 >10mm 或有黄体出现，应在以后周期进行复查。推荐腔内超声检查，无性生活者需经直肠超声检查、有性生活者经阴道超声检查。需注意的是卵巢多囊（PCO）并非 PCOS 所特有。正常育龄妇女中 20% ~ 30% 可有 PCO，PCO 也可见于口服避孕药后、闭经等情况。

5. 诊断标准

（1）育龄期 PCOS 的诊断：根据 2011 年中国 PCOS 的诊断标准，符合以下条件：疑似PCOS：月经稀发或闭经或不规则子宫出血是诊断的必需条件。另外再符合下列 2 项中的1 项：①高雄激素表现或高雄激素血症；②超声表现为 PCO。

标准的评估方法：①月经稀发，月经周期 35 日至 6 个月；闭经：继发性闭经（停经时间≥6 个月）常见；原发性闭经（16 岁尚无月经初潮）少见；不规则子宫出血，月经周期或经量无规律性）；②高雄激素表现包括痤疮（复发性痤疮，常位于额、双颊、鼻及下颌等部位）、多毛（上唇、下颌、乳晕周围、下腹正中线等部位出现粗硬毛发）；高雄激素血症依据总睾酮的测定，睾酮水平与临床高雄激素症状的程度无相关关系；③PCO 诊断标准：一侧或双侧卵巢内直径 2～9mm 的卵泡数 ≥12 个/卵巢，和（或）卵巢体积 ≥10mL [卵巢体积按 0.5×长径×横径×前后径（cm）计算]。

排除诊断：排除其他类似的疾病是确诊 PCOS 的条件。部分 PCOS 患者可伴有催乳素轻度升高，但如果催乳素水平升高明显，应排除垂体催乳素瘤；对稀发排卵或无排卵患者，应测定 FSH 和雌二醇水平以排除卵巢早衰和中枢性闭经、测定甲状腺功能以排除甲减/甲亢引发的月经紊乱；如高雄激素血症或明显的高雄激素临床表现，应排除非典型性肾上腺皮质增生（NCAH）、皮质醇增多症、分泌雄激素的卵巢肿瘤等。

确诊 PCOS：具备上述疑似 PCOS 诊断条件后还必须逐一排除其他可能引起高雄激素的疾病和引起排卵异常的疾病才能确诊。

（2）青春期 PCOS 的诊断：对于青春期 PCOS 的诊断必须同时符合以下 3 个指标，包括：①初潮后月经稀发持续至少 2 年或闭经；②高雄激素血症或高雄激素的临床表现；③超声下卵巢 PCO 表现或体积增大（>10mL），同时应排除其他疾病。

6. 胰岛素抵抗的评估方法　胰岛素抵抗是指胰岛素效应器官或部位对其转运和利用葡萄糖的作用不敏感的一种病理生理状态。一些临床特征可以提示胰岛素抵抗，如腹型肥胖、血脂异常、黑棘皮病、高血压、糖调节异常。①金标准：高胰岛素正糖钳夹试验，用平均血糖利用率/平均胰岛素浓度（M/I）进行判断，实验复杂，不作为常规检查，仅用于科研；②空腹胰岛素测定：由于检测方法和人群的差异，建议高于当地正常参考值 2～5 倍者判定为胰岛素抵抗和高胰岛素血症。空腹胰岛素正常或轻度升高不能排除胰岛素抵抗；③稳态模型评估的胰岛素抵抗指数（HOMA – IR）：空腹胰岛素（μU/mL）× 空腹血糖（mmol/L）/22.5，或量化胰岛素敏感指数（QUICKI）1/[Log 空腹胰岛素（μU/ml）×空腹血糖（mg/dl）]。参考范围依据当地人群的测定值；④口服葡萄糖耐量试验（OGTT）及胰岛素释放试验：建议采用 5 点法。糖负荷后胰岛素分泌曲线明显升高（高峰值超过基础值的 10 倍以上），胰岛素曲线下面积增大，或胰岛素分泌延迟、高峰后移至 120 分钟，或胰岛素水平 180 分钟时仍不能回落至空腹水平。

7. PCOS 患者代谢综合征诊断标准　见附录 7 表 1。

附录 7 表 1　PCOS 代谢综合征诊断标准（5 项中符合 3 项即可）

危险因素	切点
1. 腹型肥胖（腰围）	>85cm
2. 三酰甘油	≥1.69mmol/L
3. HDL – C	<1.0mmol/L
4. 血压	≥130/85mmHg
5. OGTT 空腹血糖和2h 血糖	空腹6.1～7.0mmol/L 和（或）2h 血糖7.8～11.1mmol/L

注：HDL – C：高密度脂蛋白胆固醇；1mmHg = 0.133kPa；腹型肥胖的标准参照中华医学会关于代谢综合征的建议，HDL – C 标准参照2016年中国血脂成人异常防治指南，其他参照2004年鹿特丹标准中对于代谢综合征的定义

（二）鉴别诊断

1. 先天性肾上腺皮质增生（CAH）　非经典型 CAH，因 21 - 羟化酶缺陷导致。此病以肾上腺源性的雄激素轻度升高为主。鉴别主要依赖基础状态下及 ACTH 兴奋后的 17 - 羟孕酮（17 - OHP）的测定。基础 17 - OHP < 2ng/mL，可排除 CAH；若基础 17 - OHP > 10ng/ml，则诊断为 CAH；若 17 - OHP 为 2 ~ 10ng/ml，需要进行 ACTH 兴奋试验。

2. 皮质醇增多症　由肾上腺皮质分泌过量的糖皮质激素所致。对怀疑有皮质醇增多症者，可通过测定皮质醇节律、24h 尿游离皮质醇及 1mg 地塞米松抑制试验进行筛查，若午夜 1mg 地塞米松抑制试验发现次日晨血皮质醇 < 1.8μg/dl（50nmol/L）可以除外皮质醇增多症，异常者再使用经典法地塞米松抑制试验确诊。

3. 雄激素相关肿瘤　总睾酮高于正常上限值的 2.5 倍时应注意排除产生雄激素的卵巢肿瘤。盆腔 B 超、MRI 或 CT 可协助诊断。若 DHEA - S > 800μg/dl 应注意排除肾上腺肿瘤，肾上腺 CT 和 MRI 检查可协助诊断。

4. 高催乳素血症　部分 PCOS 患者可有血清催乳素轻度升高。若血清催乳素反复持续增高，应进行相应的病因鉴别（如催乳素瘤等）。

5. 甲状腺疾病　根据临床表现和甲状腺功能测定（FT_3、FT_4、TSH 及抗甲状腺自身抗体）并结合甲状腺超声可进行诊断。

6. 早发性卵巢功能不全（POI）　年龄 < 40 岁，可伴有慢性不排卵、不孕、多毛、肥胖等，患者会出现类似围绝经期的症状，血 FSH 及 LH 水平升高，雌激素水平低下，则考虑此诊断。超声检查往往提示卵巢体积减小，窦卵泡数量减少，无多囊样的改变。

7. 功能性下丘脑性闭经　通常血清 FSH、LH 低下或正常，FSH 水平高于 LH 水平，雌二醇相当于或低于早卵泡期水平，无高雄激素血症，在闭经前常有快速减重或精神心理障碍压力大等诱因。

六、治疗

（一）生活方式干预

无论肥胖或非肥胖 PCOS 患者，生活方式干预都是基础治疗方案，包括饮食、运动和行为干预等。

1. 饮食干预　总能量的控制及膳食结构的合理化是关键，推荐糖水占 45% ~ 60%，并选择低升糖指数（GI）食物，脂肪占 20% ~ 30%，其中以单不饱和脂肪酸为主，饱和及多不饱和脂肪酸均应小于 10%，蛋白质占 15% ~ 20%，以植物蛋白、乳清蛋白为主，同时要摄入丰富的维生素、矿物质及膳食纤维。

2. 运动干预　对于肥胖或超重的患者，运动的主要目标是改善身体脂肪分布及减重，体重下降 5% ~ 10% 可使患者的生殖和代谢异常得到明显改善。建议每周累计进行至少 150 分钟中等强度（达到最大心率 50% ~ 70%）的运动效果，以有氧运动为主，每次 20 ~ 60 分钟，视运动强度而定。对于体重正常但存在胰岛素抵抗和高胰岛素血症的患者，运动同样可以增加胰岛素敏感性，有利于其临床转归。

3. 行为干预　戒烟限酒和心理调整（去除焦虑、抑郁等不良情绪）能纠正不良的生活习惯，对于巩固饮食及运动疗法的效果、防止体重反弹有着重要作用。

（二）代谢异常干预

适应人群：以代谢异常表型为主的 PCOS 患者。

1. 青春期　合并 IGR 或糖尿病的非肥胖或肥胖 PCOS 患者，如果单纯生活方式干预效果欠佳，推荐加用二甲双胍，最大剂量推荐 1500mg/d，疗程至少 3 个月。对于合并超重或肥胖的 PCOS 患者，经过生活方式干预治疗，体重下降幅度小于基础体重的 5%，建议在二甲双胍基础上联用或改用脂肪酶抑制药（奥利司他）。该药物通过竞争抑制胰腺、胃肠道中脂肪酶的作用，抑制肠道食物中脂肪的分解吸收，减轻体重，小样本的研究提示其还能降低雄激素水平。需注意的是青春期 PCOS 患者减轻体重不宜过快，应循序渐进，以不影响青春期正常发育为原则。

2. 育龄期

（1）合并 IGR：非孕期：不论肥胖或非肥胖的 PCOS 患者推荐诊断成立后即可开始二甲双胍治疗，该药主要通过改善肝脏及外周组织的胰岛素抵抗，抑制肝脏糖异生和糖原分解，增加外周组织对葡萄糖的利用，改善高胰岛素血症。建议小剂量开始，逐渐加量，非肥胖患者推荐 1000～1500mg/d，肥胖患者推荐 2000～2500mg/d，餐时或餐后立即服用，疗程至少 3～6 个月。若胰岛素抵抗或糖调节异常明显改善，备孕患者建议使用至确诊妊娠，无妊娠计划患者可使用至糖调节异常恢复；若治疗 3～6 个月没有效果，建议调整治疗方案，可考虑在二甲双胍基础上联用或改用：①噻唑烷二酮类药物（吡格列酮）：该药可提高靶组织对胰岛素作用的敏感性，减少外周组织和肝脏的胰岛素抵抗，减少肝脏糖原输出，改善糖脂代谢，并有减轻炎症状态等作用，小样本研究提示其能改善高雄激素血症和排卵，联合二甲双胍具有协同治疗效果，用药期间需避孕；②α-葡萄糖苷酶抑制药：该药可竞争性抑制.α-糖苷酶进而减少糖类在小肠中的吸收，同时还能调节肠道菌群，增加患者餐后 GLP-1 水平，改善血脂，小样本的证据提示阿卡波糖降低 LH 水平和改善高雄激素血症；用药期间需避孕。孕期：对于已经妊娠患者，首选生活方式干预，若血糖无法达到孕期血糖控制标准，及时使用胰岛素；无二甲双胍禁忌的情况下，取得患者知情同意后亦可慎重使用二甲双胍。

（2）肥胖和脂肪肝：在生活方式干预不能有效地控制体重和改善脂肪肝时，应尽早辅助药物治疗。非孕期：推荐二甲双胍治疗，疗程至少 3～6 个月，体重下降幅度达到原体重的至少 5%，备孕患者建议使用至确诊妊娠。若体重下降幅度小于原体重的 5%，建议联用或改用奥利司他，若生活方式干预和药物均不能有效地控制体重和改善脂肪肝可考虑代谢手术，适用人群包括：BMI >35kg/m² 或 BMI >30kg/m² 至少有一项或以上并发症。若患者合并脂肪肝伴肝酶升高未超过正常上限的 3 倍，建议仅用改善胰岛素敏感性的药物治疗，若肝酶超过正常上限的 3 倍，建议保护肝脏，改善肝功能。孕期：若怀孕时体重仍超过标准范围，不建议在孕期中继续减重，但应该控制体重的增加速度。

（3）脂质代谢异常：合并血脂异常的患者，如果生活方式干预无效，可首选他汀类药物，该药物通过选择性抑制 3-羟基-3-甲基戊二酸单酰辅酶 A 还原酶，可以改善血脂紊乱，小样本的研究提示其还能降低雄激素水平，改善血脂异常的治疗对 PCOS 患者的长期影响不明确。若 PCOS 患者无血脂紊乱及心血管疾病高危因素，他汀类药物不作为治疗的常规推荐药物。

（4）心血管疾病风险：降低 PCOS 患者心血管疾病风险是 PCOS 治疗的远期目标。综合管理，减少心血管疾病危险因子，如戒烟、减重或改善腹型肥胖、纠正糖脂代谢紊乱、降低血压、治疗阻塞型睡眠呼吸暂停综合征（OSAS）等极为重要。

（三）生殖异常干预

1. 抗高雄激素血症治疗　适用人群以高雄激素血症表型为主的 PCOS 患者。

（1）短效口服避孕药（OCP）：对于青春期和育龄期 PCOS 患者，高雄激素血症及临床表现（多毛症、痤疮等）建议 OCP 作为首选治疗。对于月经尚未来潮的患者，只要已进入青春发育晚期（如乳房发育≥Tanner Ⅳ级），有需求者亦可选用 OCP 治疗。OCP 治疗痤疮一般需 3~6 个月可见效；多毛至少治疗 6 个月后才显效。对于使用 OCP 治疗无效的痤疮及脱发患者，需到皮肤科就诊，配合相关的局部治疗或进行物理治疗。需要注意：在无其他代谢危险因素的情况下，可单独使用 OCP；有其他代谢危险因素的情况下，建议使用 OCP 时联用改善代谢风险的药物。

（2）螺内酯：适用于 OCP 治疗效果不佳、有 OCP 禁忌或不能耐受 OCP 的高雄激素血症患者。每日剂量 60~100mg，建议在有效避孕的情况下，小剂量开始逐渐加量使用，至少使用 6 个月见效。在大剂量使用时，会发生乳房胀痛、月经紊乱、头痛或多尿，需注意低血压及高血钾，建议定期复查血钾和肾功能。

2. 调整月经周期　适用于青春期、育龄期无生育要求、因排卵障碍引起月经紊乱的 PCOS 患者。

（1）周期性使用孕激素：对于无高雄激素血症及临床高雄激素表现，及无胰岛素抵抗的患者可周期性使用孕激素。药物包括地屈孕酮 10~20mg/d 或黄体酮 100~200mg/d 或醋酸甲羟孕酮 10mg/d，每周期 10~14 日。此方法不影响代谢，不抑制下丘脑－垂体－性腺轴。

（2）短效口服避孕药（OCP）：对于月经量过多或经期延长且有高雄激素血症和（或）高雄激素表现的 PCOS 患者可给予 OCP。OCP 首选达英 35，从月经第 3~5 天开始服用，连续服用 21 日（连续使用不超过 6 个月）。合并重度肥胖、糖脂代谢紊乱的患者，建议联合二甲双胍或胰岛素增敏剂治疗。

（3）雌孕激素序贯疗法：对于有生育要求或雌激素偏低、有围绝经期症状的 PCOS 患者，可给予雌孕激素序贯方法调节月经异常，具体方案参照绝经过渡期和绝经后激素治疗临床应用指南。

3. 促排卵　适用于以生育障碍为主要表型的 PCOS 患者。有生育要求的无排卵女性均可用，建议孕前咨询，要考虑到肥胖、高雄激素血症、年龄、卵巢体积和月经异常等因素对妊娠结局的影响。具体方案参照多囊卵巢综合征不孕治疗共识。合并代谢异常的 PCOS 患者建议促排卵前首先纠正代谢异常。

（四）远期并发症的预防与管理

定期的管理对 PCOS 本身及其远期并发症的预防极为重要。若 PCOS 患者具有早发心血管疾病家族史、吸烟史、IGR/2 型糖尿病、高血压、血脂异常、睡眠呼吸暂停综合征（OSAS）、肥胖（尤其是中心性肥胖）等危险因素，应定期进行监测。PCOS 合并 IGR，建议每年进行 OGTT 检查，已经诊断 2 型糖尿病，要给予适当的降糖治疗；若合并血脂异常建议每3～6个月复查，如存在中心性肥胖或其他糖尿病高危风险因素，检查频率应该增加。而对于肥胖、高胰岛素血症、糖尿病及年轻长期不排卵的 PCOS 患者，子宫内膜增生或内膜癌的发生明显增加，应定期妇科超声监测子宫内膜。

（五）中医中药与中西医结合治疗

中医认为 PCOS 与肝、脾、肾三脏功能失调密切相关，兼杂气郁、痰湿、血瘀、内热等多种病理因素，治疗上主要是在调补肝、脾、肾的基础上根据辨证分别施以理气、化痰、利湿、化瘀、清热等多种手段，如能结合月经周期进行分期用药将更加有助于恢复 PCOS 患者的排卵乃至成功受孕。中药、针刺、艾灸、穴位埋线等也有一定的效果。

[引自：中华内分泌代谢杂志,2018,34(1):1－5]

附录8：非酒精性脂肪性肝病防治指南（2018更新版）

非酒精性脂肪性肝病（NAFLD）是一种与胰岛素抵抗（IR）和遗传易感密切相关的代谢应激性肝损伤，疾病谱包括非酒精性单纯性肝脂肪变、非酒精性脂肪性肝炎（NASH）、肝硬化和肝细胞癌（HCC）。NAFLD不仅可以导致肝病残疾和死亡，还与代谢综合征、2型糖尿病（T2DM）、动脉硬化性心血管疾病及结直肠肿瘤等的高发密切相关。随着肥胖和代谢综合征的流行，NAFLD已成为我国第一大慢性肝病和健康查体肝酶异常的首要原因，并且越来越多的慢性乙型肝炎病毒（HBV）感染患者合并NAFLD，严重危害人民生命健康。

为了规范NAFLD的诊断、治疗、筛查和随访，中华医学会肝病学分会脂肪肝和酒精性肝病学组于2006年组织国内有关专家制订了《非酒精性脂肪性肝病诊疗指南》（第1版），并于2010年第1次修订。近8年来，国内外有关NAFLD诊疗和管理的临床研究取得很大进展。为此，中华医学会肝病学分会脂肪肝和酒精性肝病学组联合中国医师协会脂肪肝专家委员会对本指南再次修订。

本指南旨在帮助临床医生在NAFLD诊断、治疗、筛查和随访中做出合理决策，但不是强制性标准，也不可能涵盖或解决NAFLD诊疗及管理的所有问题。临床医师在面对某一患者时，应在充分了解有关本病的最佳临床证据，认真考虑患者具体病情及其意愿的基础上，根据自己的专业知识、临床经验和可利用的医疗资源，制订合理的诊疗方案。鉴于NAFLD研究进展迅速，本指南将根据学科进展和临床需要不断更新和完善。

本指南根据推荐意见分级的评估、制定和评价（GRADE）系统，将循证医学证据等级分为A、B和C 3个级别，推荐强度分为1、2级别（附录8表1）。

附录8 表1　推荐意见的证据等级和推荐等级

级别	标记	详细说明
证据等级		
高质量	A	进一步研究不大可能改变对该疗效评估结果的信心
中等质量	B	进一步研究有可能使我们对该疗效评估结果的信心产生重要影响
低质量	C	进一步研究很有可能影响该疗效评估结果，且该评估结果很可能改变
推荐等级		
强推荐	1	充分考虑到了证据的质量、患者可能的预后情况及治疗成本而最终得出的推荐意见
弱推荐	2	证据价值参差不齐，推荐意见存在不确定性，或推荐的治疗意见可能会有较高的成本疗效比等，更倾向于较低等级的推荐

一、术语

本指南用到的术语及其定义见表附录8 表2、附录8 表3。

附录8 表2　NAFLD 的相关定义

术语	工作定义
NAFLD	肝脏病理学和影像学改变与酒精性肝病相似，但无过量饮酒等导致肝脂肪变的其他原因，患者通常存在营养过剩、肥胖和 MetS 相关表现
非酒精性（nonalcoholic）	不饮酒或无过量饮酒史（过去12个月男性每周饮用乙醇 <210g，女性 <140g），未应用胺碘酮、甲氨蝶呤、他莫昔芬、糖皮质激素等药物，并排除基因3型丙型肝炎病毒（HCV）感染、肝豆状核变性、自身免疫性肝炎、全胃肠外营养、乏 β 脂蛋白血症、先天性脂质萎缩症、乳糜泻等可以导致脂肪肝的特定疾病
非酒精性肝脂肪变	又称单纯性脂肪肝，是 NAFLD 的早期表现，大泡性或大泡为主的脂肪变累及5%以上肝细胞，可以伴有轻度非特异性炎症
NASH	NAFLD 的严重类型，5%以上的肝细胞脂肪变合并小叶内炎症和肝细胞气球样变性。规定不合并肝纤维化或仅有轻度纤维化（F0~1）为早期 NASH，合并显著纤维化或间隔纤维化（F2~3）为纤维化性 NASH，合并肝硬化（F4）为 NASH 肝硬化
NAFLD 相关肝硬化	有肥胖症、MetS、T2DM 和（或）NAFLD 病史的隐源性肝硬化

附录8 表3　MetS 的相关定义

术语	工作定义
MetS	是指心血管危险因素的聚集体，表现为存在3项及以上代谢性危险因素（腹型肥胖、高血压、高三酰甘油（TG）血症、低高密度脂蛋白胆固醇（HDL-C）血症、高血糖）
腹型肥胖	腰围 >90cm（男性），>85cm（女性）
高血压	动脉血压大于或等于130/85mmHg 或者正在应用降血压药物
高 TG 血症	空腹血清 TG≥1.7mmol/L 或正在服用降血脂药物
低 HDL-C 血症	空腹血清 HDL-C <1.0mmol/L（男性），（女性）<1.3mmol/L
高血糖	mol/L 或有 T2DM 史

二、流行病学和筛查

NAFLD 是全球最常见的慢性肝病，普通成人 NAFLD 患病率在 6.3% ~ 45%［中位数 25.2%，95% 可信区间（CI）为 22.1% ~ 28.7%］，其中 10% ~ 30% 为 NASH。中东和南美洲 NAFLD 患病率最高，非洲最低，包括中国在内的亚洲多数国家 NAFLD 患病率处于中上水平（> 25%）。来自上海、北京等地区的流行病学调查显示，普通成人 B 超诊断的 NAFLD 患病率 10 年期间从 15% 增加到 31% 以上，50 ~ 55 岁（不包括 55 岁）男性患病率高于女性，其后女性的患病率增长迅速甚至高于男性。1996—2002 年上海某企业职工健康查体血清谷丙转氨酶（ALT）增高者 NAFLD 检出率从 26% 增至 50% 以上，NAFLD 目前已成为健康查体血清 ALT 和 γ 谷氨酰转肽酶（GGT）增高的主要原因。香港成年人在 3 ~ 5 年 NAFLD 累计发生率为 13.5%，但是重度肝脂肪变和进展性肝纤维化相对少见。浙江省宁波市非肥胖成人 NAFLD 患病率和年发病率分别为 7.3%、1.8%。在 152 例肝活检证实的 NAFLD 患者中 HASH 占 41.4%，肝硬化占 2%；另一项 101 例肝活检证实的 NAFLD 患者中，HASH 和肝硬化分别占 54%、3%。合并 MetS、T2DM 的 NAFLD 患者通常肝组织损害严重，HASH 和进展性肝纤维化检出率高。

中国 NAFLD 患病率变化与肥胖症、T2DM 和 MetS 流行趋势相平行。目前我国成人总体肥胖、腹型肥胖、T2DM 患病率分别高达 7.5%、12.3% 和 11.6%。一方面，肥胖症、高脂血症、T2DM 患者 NAFLD 患病率分别高达 60% ~ 90%、27% ~ 92% 和 28% ~ 70%；另一方面，NAFLD 患者通常合并肥胖症（51.3%，95% CI 41.4% ~ 61.2%）、高脂血症（69.2%，95% CI 49.9% ~ 83.5%）、高血压病（39.3%，95% CI 33.2% ~ 45.9%）、T2DM（22.5%，95% CI 17.9% ~ 27.9%）及 MetS（42.5%，95% CI 30.1% ~ 56.1%）。

与肥胖症密切相关的富含饱和脂肪和果糖的高热量膳食结构，以及久坐少动的生活方式同样也是 NAFLD 的危险因素。腰围增粗与 IR 和 NAFLD 的关联高于皮下脂肪增多及体重指数（BMI）增加。即使应用 2000 年世界卫生组织西太平洋地区标准诊断超重和肥胖症，BMI 正常成人（瘦人）NAFLD 患病率亦高达 10% 以上。瘦人 NAFLD 通常有近期体重和腰围增加的病史，高达 33.3% 的 BMI 正常的 NAFLD 患者存在 MetS，NAFLD 比 BMI 所反映的总体肥胖和腰围所提示的腹型肥胖更能预测 MetS。肌肉衰减综合征（肌少症）与瘦人和肥胖症患者脂肪肝的发生都独立相关。我国汉族居民 NAFLD 的遗传易感基因与国外报道基本相似，PNPLA3 I148M 和 TM6SF2E167K 变异与 NAFLD 及其严重程度相关，这类患者 IR 的特征不明显。此外，高尿酸血症、红细胞增多症、甲状腺功能减退、垂体功能减退、睡眠呼吸暂停综合征、多囊卵巢综合征也是 NAFLD 发生和发展的独立危险因素。

推荐意见 1：NAFLD 是健康体检肝功能酶学异常的主要病因，血清 ALT 和 GGT 增高者应筛查 NAFLD（A1）。

推荐意见 2：肥胖症、高 TG 症、T2DM 和 MetS 患者需要通过肝功能酶学和 B 超筛查 NAFLD（A1）。

推荐意见 3：鉴于不健康的生活方式在 NAFLD 的发病中起重要作用，疑似 NAFLD 患者需调查饮食及运动习惯（A1）。

三、自然转归和随访

NAFLD 患者起病隐匿且肝病进展缓慢，HASH 患者肝纤维化平均 7～10 年进展一个等级，间隔纤维化和肝硬化是 NAFLD 患者肝病不良结局的独立预测因素。在包括 1495 例 NAFLD 随访 17 452 人/年的系统综述和 meta 分析中，全因死亡特别是肝病死亡风险随着肝纤维化的出现及程度加重而显著增加。非酒精性肝脂肪变患者随访 1020 年肝硬化发生率仅为 0.6%～3.0%，而 HASH 患者 1015 年内肝硬化发生率高达 15%～25%。合并 MetS 和（或）血清 ALT 持续增高的 NAFLD 患者肝组织学分型更有可能是 HASH，大约 40.8%（95% CI 34.7～47.1）的 HASH 患者发生肝纤维化进展，平均每年进展 0.09（95% CI 0.06～0.12）等级，NAFLD 相关肝硬化和 HCC 通常发生于老年患者。年龄 > 50 岁、BMI > 30kg/m^2、高血压病、T2DM、MetS 是 HASH 患者间隔纤维化和肝硬化的危险因素。与肥胖的 NAFLD 患者相比，BMI < 25kg/m^2 的 NAFLD 患者的肝脏炎症损伤和纤维化程度相对较轻。来自香港的 307 例肝活检证实的 NAFLD 患者在中位数 49 个月的随访中，6 例死亡，2 例并发 HCC，1 例肝衰竭，但这些不良结局都来自肥胖组。合并高血压病的 HASH 伴肝纤维化患者也是疾病进展的高危人群。NAFLD 相关肝硬化患者代偿期病程可以很长，一旦肝脏功能失代偿或出现 HCC 等并发症则病死率高。NAFLD 与 HCC 之间有因果关系，NAFLD 患者 HCC 发病率为 0.29%～0.66%，危险因素包括隐源性肝硬化、MetS 和 T2DM，PNPLA3 rs 738 409 C > G 患者更易发生 HCC。NASH 肝硬化患者发生 HCC 的风险显著增加，应该定期筛查 HCC，然而高达 30%～50% 的 HCC 发生在非肝硬化的 HASH 患者。鉴于非肝硬化的 HASH 患者并发 HCC 的总体风险低，暂不推荐对于尚无肝硬化的 NAFLD 和 HASH 患者筛查 HCC。

在普通人群中，无论是血清 ALT 和 GGT 增高还是 B 超诊断的 NAFLD 都显著增加 MetS 和 T2DM 发病率。NAFLD 患者随访 5～10 年 T2DM 风险增加 1.86 倍（95% CI 1.76～1.95），MetS 发病风险增加 3.22 倍（9s% CI 3.05～3.41），心血管事件发病风险增加 1.64 倍（95% CI 1.26～2.13）。与对照人群相比，NAFLD 患者全因死亡率显著增高，主要死因是心血管疾病和肝外恶性肿瘤，HASH 患者肝病死亡位居第 3 位。即便有效控制 MetS 组及其他传统心血管疾病危险因素，NAFLD 患者冠心病发病率仍然显著增加。肝移植术后冠心病风险仍持续存在并成为影响患者预后的重要因素。与无脂肪肝的对照人群相比，女性 NAFLD 患者冠心病和脑卒中的发病率显著增高且起病年龄提前。尽管 NAFLD 与动脉硬化性心脑血管疾病的高发密切相关，但是并存的脂肪肝可能并不影响冠心病和脑梗死患者的预后。NAFLD 和 HASH 患者每 1000 人每年肝病死亡率分别为 0.77‰（95% CI 0.33‰～1.77‰）和 11.77‰（9s% CI 7.10‰～19.53‰），全因死亡率分别为 15.44‰（95% CI 11.72‰～20.34‰）和 25.56‰（95% CI 6.29‰～103.80‰）。此外，NAFLD 特别是 HASH 还与骨质疏松、慢性肾脏疾病、结直肠肿瘤、乳腺癌等慢性病的高发密切相关。HOMA 稳态模型检测的 IR（HOMA - IR）增高的瘦人 NAFLD 和 HASH 同样面临代谢、心血管危险因素和肝病进展的风险。

推荐意见 4：鉴于肥胖症、高血压病、T2DM 和 MetS 是 NAFLD 患者疾病进展的危险因素，需加强这类患者代谢、心血管和肝病并发症的监测（B1），合并 IR 和（或）腹型肥胖的瘦人 NAFLD 同样需要定期随访（B2）。

推荐意见5：鉴于 NAFLD 与 T2DM 互为因果，建议 NAFLD 患者定期检测 FBG，糖化血红蛋白（HbA1c），甚至做口服糖耐量试验（OGTT），以筛查糖尿病（A1）。

推荐意见6：鉴于 NAFLD 患者心脑血管疾病相关病死率显著增加，建议 NAFLD 患者定期评估心脑血管事件的发病风险（A1）。

推荐意见7：HASH 肝硬化患者应该根据相关指南进行胃食管静脉曲张和肝细胞癌的筛查（B1），目前尚无足够证据推荐对 NAFLD 患者筛查结直肠肿瘤（C1）。

四、诊断与评估

NAFLD 的诊断需要有弥散性肝细胞脂肪变的影像学或组织学证据，并且要排除乙醇（酒精）滥用等可以导致肝脂肪变的其他病因。因无特异性症状和体征，大部分患者因偶然发现血清 ALT 和 GGT 增高或者影像学检查发现弥散性脂肪肝而疑诊为 NAFLD。NAFLD 的评估包括定量肝脂肪变和纤维化程度，判断有无代谢和心血管危险因素及并发症、有无肝脏炎症损伤及是否合并其他原因的肝病。

1. "非酒精性"的界定 "非酒精性"是指无过量饮酒史（男性饮酒折合乙醇量 < 30g/d、女性 < 20g/d）和其他可以导致脂肪肝的特定原因。为此，在将肝组织学或影像学弥散性脂肪肝归结于 NAFLD 之前，需要除外酒精性肝病（ALD）、基因 3 型 HCV 感染、自身免疫性肝炎、肝豆状核变性等可导致脂肪肝的特定肝病，并除外药物（他莫昔芬、胺碘酮、丙戊酸钠、甲氨蝶呤、糖皮质激素等）、全胃肠外营养、炎症性肠病、乳糜泻、甲状腺功能减退症、库欣综合征、β 脂蛋白缺乏血症、脂质萎缩性糖尿病、Mauriac 综合征等导致脂肪肝的特殊情况。在将血清氨基酸转移酶［ALT、谷草转氨酶（AST）］和（或）GGT 增高及隐源性肝硬化归结于 NAFLD 之前，需除外可以导致肝脏酶学异常和肝硬化的其他原因。然而，"非酒精性"肝病的真实内涵是指营养过剩、IR 及其相关代谢紊乱诱导的慢性肝损害。事实上，脂肪肝可由"非酒精"因素（IR 和代谢紊乱）与乙醇（酒精）滥用、基因 3 型 HCV 感染等一种或多种病因共同导致，慢性 HBV 感染也常因 IR 和代谢紊乱并发 NAFLD，而 NAFLD 患者可能比对照人群更易发生药物中毒性肝损害，慢加急性肝衰竭可以发生在 HASH 背景上。临床上，需要重视肥胖、T2DM、代谢综合征在其他原因肝病患者肝脏损伤和肝硬化及 HCC 发病中的促进作用，并加强合并 NAFLD 的其他肝病患者代谢和心血管危险因素及其并发症的防治。

2. 肝脂肪变的诊断 病理学上的显著肝脂肪变和影像学诊断的脂肪肝是 NAFLD 的重要特征，肝脂肪变及其程度与肝脏炎症损伤和纤维化密切相关，并可预测代谢综合征和 T2DM 的发病风险。常规的上腹部影像学检查可以提供肝脏、胆囊、胰腺、脾脏、肾脏等疾病诊断的有用信息，做出弥散性脂肪肝、局灶性脂肪肝、不均质性脂肪肝的影像学诊断。B 超是临床应用范围广泛的影像学诊断工具，根据肝脏前场回声增强（"明亮肝"）、远场回声衰减，以及肝内管道结构显示不清楚等特征诊断脂肪肝。然而，B 超对轻度脂肪肝诊断的敏感性低，特异性亦有待提高，因为弥散性肝纤维化和早期肝硬化时也可观察到脂肪肝的典型特征。受控衰减参数（CAP）是一项基于超声的肝脏瞬时弹性成像平台定量诊断脂肪肝的新技术，CAP 能够检出 5% 以上的肝脂肪变，准确区分轻度肝脂肪变与中－重度肝脂肪变。然而，CAP 与 B 超相比容易高估肝脂肪变程度，当 BMI >

$30kg/m^2$、皮肤至肝包膜距离 >25mm 及 CAP 的四分位间距（IQR）≥40dB/m 时，CAP 诊断脂肪肝的准确性下降。CAP 区分不同程度肝脂肪变的诊断阈值及其动态变化的临床意义尚待明确。X 线计算机断层摄影术（CT）和常规磁共振成像（MRI）检查诊断脂肪肝的准确性不优于 B 超，主要用于弥散性脂肪肝伴有正常肝岛及局灶性脂肪肝与肝脏占位性病变的鉴别诊断。磁共振波谱（MRS）分析能够检出 5% 以上的肝脂肪变，准确性很高，缺点是花费高和难以普及。应用 BMI、腰围、血清 TG 和 GGT 水平等指标组合的脂肪肝指数、肝脂肪变指数等，对脂肪肝的诊断性能存在年龄、种族群体等差异，主要作为影像学诊断脂肪肝的替代工具用于流行病学调查和某些特殊的临床情况。

3. 脂肪性肝炎的诊断　鉴于 HASH 是单纯性脂肪肝进展至肝硬化和 HCC 的中间阶段且难以自行康复，在 NAFLD 患者中识别 10% ~ 30% 的 HASH 更具临床意义，然而现有影像学技术和实验室检查等无创方法不能准确诊断 HASH。对于 NAFLD 初诊患者，详细了解 BMI、腰围、代谢性危险因素、并存疾病和血液生化学指标，可以综合判断是否 HASH 高危人群。MetS、血清 ALT 和细胞角蛋白 – 18（CK – 18 M30 和 M65）水平持续增高，提示 NAFLD 患者可能存在 HASH，需要进一步的肝活检组织学检查证实。血清 ALT 正常并不意味着无肝组织炎症损伤，ALT 增高亦未必是 HASH。尽管存在创伤和并发症，以及取样误差和病理观察者之间差异等缺点，肝活检至今仍是诊断 HASH 的"金标准"。肝活检可准确评估肝脂肪变、肝细胞损伤、炎症坏死和纤维化程度、肝脂肪变、气球样变和肝脏炎症合并存在是诊断 HASH 的必备条件。欧洲脂肪肝协作组提出的 SAF 积分（肝脂肪变、炎症活动和纤维化各自计分之和）比美国 HASH 临床研究协作网推荐的 NAFLD 活动性积分（NAS）更能提高病理医生诊断 HASH 的一致性，并减少观察者之间的误差。这些积分系统是通过半定量评估 NAFLD 的主要病理改变，从而对 NAFLD 进行病理分型和分期，以及临床试验时的疗效评价。肝活检的费用和风险应与估计预后和指导治疗的价值相权衡。

4. 肝纤维化的评估　鉴于肝纤维化是唯一准确预测肝脏不良结局的肝脏病理学改变，在 NAFLD 患者中诊断显著肝纤维化和肝硬化对预后判断的价值大于区分单纯性脂肪肝与 HASH。许多因素可以影响 NAFLD 患者肝纤维化的动态变化，应用临床参数和血清纤维化标志物不同组合的多种预测模型，可粗略判断有无显著肝纤维化（≥F2）和进展期肝纤维化（F3、F4），其中 NAFLD 纤维化评分（NFS）的诊断效率可能最高。然而，现有的肝纤维化无创预测模型并不符合"诊断准确性报告标准"对诊断性检测的质量要求。近年来，影像学技术的进展显著提高了肝纤维化的无创评估能力。基于 FibroScan$^{®}$ 的振动控制瞬时弹性成像（VCTE）检测的肝脏弹性值（LSM）对 NAFLD 患者肝纤维化的诊断效能优于 NFS、APRI、FIB – 4 等预测模型，有助于区分无/轻度纤维化（F0、F1）与进展期肝纤维化（F3、F4），但是至今仍无公认的阈值用于确诊肝硬化。肥胖症会影响 FibroScan$^{®}$ 检测成功率，高达 25% 的患者无法通过 M 探头成功获取准确的 LSM。此外，LSM 判断各期纤维化的阈值需要与肝病病因相结合；重度肝脂肪变（CAP 值显著增高）、明显的肝脏炎症（血清转氨酶 >5ULN），肝脏瘀血和淤胆等都可高估 LSM 判断肝纤维化的程度。基于 MRI 的实时弹性成像（MRE）对 NAFLD 患者肝硬化诊断的阳性预测值与 VOTE 相似，但 MRE 阴性预测值更高。当无创方法高度疑似存在进展期肝纤维化时需要肝活检验证，病理学检查需明确描述肝纤维化的部位、数量，以及有无肝实质的重建和假小叶。高度可疑或确诊肝硬化包括 HASH 肝硬化、NAFLD 肝硬化及隐源性肝硬化。

5. 代谢和心血管危险因素评估　NAFLD 与 MetS 互为因果，代谢紊乱不但与 T2DM 和心血管疾病高发密切相关，而且参与 NAFLD 的发生和发展。疑似 NAFLD 患者需要全面评估人体学指标和血液糖脂代谢指标及其变化。鉴于心血管事件是影响 NAFLD 患者预后的主要因素，所有 NAFLD 患者都应进行心血管事件风险评估。建议采用改良的国际糖尿病联盟的标准诊断 MetS。对于 NAFLD 患者需要常规检测 FBG 和 HbA1c，甚至进一步做标准 75g 葡萄糖 OGTT，筛查 FBG 调节受损、糖耐量异常和糖尿病。除了 PNPLA3 I148M 多态性相关的 NAFLD 以外，IR 几乎是 NAFLD 和 HASH 的共性特征。HOMA－IR 是用于评价群体的 IR 水平的指标，计算方法如下：FBG 水平（mmol/L）× 空腹胰岛素（FINs）水平（mU/L）/22.5，健康成人 HOMA－IR 指数大约为 1。无糖调节受损和糖尿病的 NAFLD 患者可以通过 HOMA－IR 评估胰岛素的敏感性，瘦人脂肪肝如果存在 IR，即使无代谢性危险因素亦可诊断为 NAFLD，随访中 HOMA－IR 下降预示 NAFLD 患者代谢紊乱和肝脏损伤程度改善。人体成分测定有助于发现常见于瘦人的隐性肥胖［体脂含量和（或）体脂占体重百分比增加］和肌少症。

推荐意见 8：临床疑诊 NAFLD 和 HASH 时，需要排除过量饮酒、基因 3 型 HCV 感染、肝豆状核变性、自身免疫性肝炎及药物性肝损害等可以导致肝脂肪变的其他病因（A1），并判断是否并存慢性乙型肝炎等肝脏疾病（B1）。

推荐意见 9：慢性病毒性肝炎合并 NAFLD 及 NAFLD 合并药物性肝损害，可能会导致更为严重的肝脏损伤，需要客观评估代谢性危险因素在这类患者肝脂肪变和肝损伤中的作用（B1）。

推荐意见 10：病理学和（或）影像学发现的脂肪肝患者，除需检测肝功能生化指标外，还应筛查 MetS 相关组分，并重视适量饮酒与代谢性危险因素在脂肪肝发病中的交互作用（A1）。

推荐意见 11：HOMA－IR 是评估无糖尿病人群 IR 的替代方法（A1），有助于体重正常且无代谢危险因素的隐源性脂肪肝患者 NAFLD 的诊断（B2）。

推荐意见 12：脂肪肝的影像学诊断首选 B 超检查（A1），B 超还可以提供额外的诊断信息。CAP 是脂肪肝定量评估的替代工具（B1）。

推荐意见 13：HASH 的诊断需通过肝活检组织学证实，诊断依据为肝细胞脂肪变合并气球样变和小叶内炎症（A1）。建议根据 SAF 积分将 NAFLD 分为单纯性脂肪肝、早期 HASH（F0、F1）、纤维化性 HASH（F2、F3）及 HASH 肝硬化（F4）。

推荐意见 14：合并 MetS、T2DM、血清氨基酸转移酶和（或）CK－18 持续增高的 NAFLD 患者是 HASH 的高危人群，建议肝活检组织学检查明确诊断（A2）。

推荐意见 15：血液肝纤维标志物和评分系统及肝脏瞬时弹性检测可以用于排除 NAFLD 患者存在进展期肝纤维化（A2），并可用于随访监测肝纤维化的进展（C2）。这些无创诊断方法即使联合应用对间隔纤维化和早期肝硬化诊断的准确性也较低，建议用肝活检组织学检查证实（B2）。

推荐意见 16：当无创性检测方法不能判断脂肪性肝炎或肝酶异常的病因时，建议肝活检组织学检查协助诊断（B1）。在将隐源性肝硬化归因于 NAFLD 肝硬化时需认真排除其他原因（C2）。

五、预防和治疗

鉴于 NAFLD 是肥胖和 MetS 累及肝脏的表现，大多数患者肝组织学改变处于单纯性脂肪肝阶段，治疗 NAFLD 的首要目标为减肥和改善 IR，预防和治疗 MetS、T2DM 及其相关并发症，从而减轻疾病负担、改善患者的生活质量并延长寿命；次要目标为减少肝脏脂肪沉积，避免因"附加打击"而导致 HASH 和慢加急性肝衰竭；对于 HASH 和脂肪性肝纤维化患者还需阻止肝病进展，减少肝硬化、HCC 及其并发症的发生。NAFLD 患者的疗效判断需综合评估人体学指标、血液生化指标及 B 超等肝胆影像学变化，并监测药物不良反应，从而及时调整诊疗方案。在治疗和随访过程中，建议密切观察患者的生活方式、体重、腰围和动脉血压变化，每隔 3 ~ 6 个月复查血液生化学指标和 HbA1c，6 ~ 12 个月复查上腹部 B 超。血清氨基酸转移酶恢复正常和肝脂肪变消退，即使提示 HASH 改善也不代表肝纤维化程度不加剧。通过肝脏瞬时弹性成像、MRS、MRE 动态观察肝脂肪变和纤维化程度在 NAFLD 疗效评估和新药研发中的作用有待明确。定期肝活检至今仍是评估 HASH 和肝纤维化患者肝组织学变化的唯一标准，治疗 HASH 的目标是脂肪性肝炎和纤维化程度都能显著改善，至少要达到减轻肝纤维化而脂肪性肝炎不加剧，或 HASH 缓解而纤维化程度不加重。

1. 改变不良生活方式　减少体重和腰围是预防和治疗 NAFLD 及其并发症最为重要的治疗措施。对于超重、肥胖，以及近期体重增加和"隐性肥胖"的 NAFLD 患者，建议通过健康饮食和加强锻炼的生活方式教育纠正不良行为。适当控制膳食热量摄入，建议每天减少 2092 ~ 4184kJ（500 ~ 1000kcal）热量；调整膳食结构，建议适量脂肪和糖类的平衡膳食，限制含糖饮料、糕点和深加工精致食品，增加全谷类食物、ω - 3 脂肪酸及膳食纤维摄入；一日三餐定时适量，严格控制晚餐的热量和晚餐后进食行为。避免久坐少动，建议根据患者兴趣并以能够坚持为原则选择体育锻炼方式，以增加骨骼肌质量和防治肌少症。例如：每天坚持中等量有氧运动 30min，每周 5 次，或每天高强度有氧运动 20min，每周 3 次，同时做 8 ~ 10 组阻抗训练，每周 2 次。1 年内减重 3% ~ 5% 可以改善 MetS 组分和逆转单纯性脂肪肝，体重下降 7% ~ 10% 能显著降低血清氨基酸转移酶水平并改善 HASH，但是体重下降 10% 以上并维持 1 年才能逆转肝纤维化，遗憾的是肥胖症患者 1 年内能够减重 10% 以上者 <10%。其包括临床营养师、运动康复师在内的多学科联合策略对提高 NAFLD 患者参与生活方式干预项目的积极性并长期坚持至关重要，"健康中国 2030 计划"的有效实施有望控制我国肥胖、T2DM 和 NAFLD 的流行。

2. 针对 MetS 的药物治疗　对于 3 ~ 6 个月生活方式干预未能有效减肥和控制代谢危险因素的 NAFLD 患者，建议根据相关指南和专家共识应用 1 种或多种药物治疗肥胖症、高血压病、T2DM、血脂紊乱、痛风等疾病，目前这些药物对患者并存的 HASH 特别是肝纤维化都无肯定的治疗效果。BMI > 30kg/m² 的成人和 BMI > 27kg/m² 伴有高血压病、T2DM、血脂紊乱等并发症的成人可以考虑应用奥利司他等药物减肥，但需警惕减肥药物的不良反应。此外，应谨慎长期使用可能会增加患者体重的药物。血管紧张素 Ⅱ 受体拮抗药可以安全用于 NAFLD 和 HASH 患者的高血压病的治疗。ω - 3 多不饱和脂肪酸虽可能安全用于 NAFLD 患者高 TG 血症的治疗，但是该药对血清 TG > 5.6mmol/L 患者的降脂效果不肯定，此时常需处方贝特类药物降低血脂和预防急性胰腺炎，但需警惕后者的肝脏毒性。除非患者有肝衰竭或肝硬化失代偿，他汀类可安全用于 NAFLD 和 HASH 患者降低血清低密度脂蛋白胆固醇(LDL-C)水平以防治心血管事件，目前无证据显示他汀类可以改善 HASH 和纤维化。他汀使用过程中经常出现的无症状性、孤立性血清 ALT 增高，即使不减量或停药亦可恢复正常。尽管二甲双胍对 HASH 并无治疗作用，但其可以改善 IR、降低血糖和辅助减肥，建议用于 NAFLD 患者 T2DM 的预防和治疗。人胰高糖素样肽-1(GLP-1)类似物利拉鲁肽不仅具备多重降糖机制，而且能够减肥和改善 IR，适合用于肥胖的 T2DM 患者的治疗。吡格列酮虽然可以改善 HASH 患者血液生化学指标和肝脏组织学病变，但该药在中国患者中长期应用的疗效和安全性尚待明确，建议仅用于合并 T2DM 的 HASH 患者的治疗。

3. 减肥手术 又称代谢手术，不仅最大限度地减肥和长期维持理想体重，而且可以有效控制代谢紊乱，甚至逆转 T2DM 和 MetS。国际糖尿病联盟建议，重度肥胖(BMI≥40kg/m²)的 T2DM 患者，以及中度肥胖(35kg/m²≤BMI≤39.9kg/m²)但保守治疗不能有效控制血糖的 T2DM 患者都应考虑减肥手术。轻度肥胖(BMI 30.0~34.9kg/m²)患者如果保守治疗不能有效控制代谢和心血管危险因素也可以考虑减肥手术。亚裔群体的 BMI 阈值应下调 2.5kg/m²。近 10 年全球减肥手术的数量持续增长，不管哪种类型的减肥手术都较非手术治疗能最大限度地减肥，亚洲国家以袖状胃切除术最为常用。合并 HASH 或代偿期肝硬化不是肥胖症患者减肥手术的禁忌证。减肥手术不但可以缓解包括纤维化在内的 HASH 患者的肝组织学改变，而且可能降低心血管疾病死亡率和全因死亡率，但其改善肝脏相关并发症的作用尚未得到证实。目前尚无足够证据推荐减肥手术治疗 HASH，对于严重的或顽固性肥胖患者及肝移植术后 HASH 复发的患者可以考虑减肥手术，亦可考虑给严重的病理性肥胖或减肥治疗失败的受体，以及合并肝纤维化的 HASH 供体进行减肥手术。

4. 针对肝脏损伤的药物治疗 鉴于改变生活方式和应用针对 MetS 的药物甚至减肥手术难以使 HASH 特别是肝纤维化逆转，为此有必要应用保肝药物保护肝细胞、抗氧化、抗感染，甚至抗肝纤维化。来自美国的临床试验显示，维生素 E(α-生育酚)800U/d 口服 2 年可以使无糖尿病的 HASH 成人血清氨基酸转移酶恢复正常并显著改善肝脂肪变和炎症损伤。然而，我国药典并无大剂量维生素 E 治疗慢性肝炎的适应证，并且长期大剂量使用维生素 E 的安全性令人担忧。来自美国的临床试验显示，奥贝胆酸显著减轻 HASH 患者肝纤维化程度，但是该药对脂代谢有不良影响，可导致皮肤瘙痒，并且其在 HASH 治疗中的作用并未被日本的临床试验所证实。目前在我国广泛应用的水飞蓟素(宾)、双环醇、多烯磷酰胆碱、甘草酸二铵、还原性谷胱甘肽、S-腺苷甲硫氨酸、熊去氧胆酸等针对肝脏损伤的治疗药物安全性良好，部分药物在药物性肝损伤、胆汁淤积性肝病等患者中已取得相对确切的疗效，但这些药物对 HASH 和肝纤维化的治疗效果仍需进一步的临床试验证实。在综合治疗的基础上，保肝药物作为辅助治疗推荐用于以下类型 NAFLD 患者：①肝活检确诊的 HASH；②临床特征、实验室及影像学检查提示存在 HASH 或进展性肝纤维化，例如：合并 MetS 和 T2DM，血清氨基酸转移酶和(或)CK-18 持续升高，肝脏瞬时弹性检查 LSM 显著增高；③应用相关药物治疗 MetS 和 T2DM 过程中出现肝酶升高；④合并药物性肝损害、自身免疫性肝炎、慢性病毒性肝炎等其他肝病。建议根据肝脏损害类型、程度及药物效能和价格选择一种保肝药物，疗程需要一年以上。对于血清ALT高于正常值上限的患者，口服某种保肝药物6个月，如果血清氨基酸转移酶仍无明显下降，则可改用其他保肝药物。至今尚无有效药物可推荐用于HASH患者预防肝硬化和HCC，咖啡、阿司匹林、二甲双胍、他汀类等对肝脏的有益作用仍需临床试验证实。

5. 肝脏移植手术　NAFLD对肝脏移植手术的影响涉及移植的供体和受体两大方面，我国目前已面临脂肪肝作为供肝而出现的移植后肝脏原发性无功能的高发风险，而由于HASH导致的失代偿期肝硬化、HCC等终末期肝病需进行肝脏移植的病例也在不断增多。HASH患者肝移植的长期效果与其他病因肝移植相似，特殊性主要表现为年老、肥胖和并存的代谢性疾病可能影响肝移植患者围术期或术后短期的预后，肝移植术后NAFLD复发率高达50%，并且有较高的心血管并发症的发病风险。为此，需重视HASH患者肝移植等待期的评估和管理，以最大限度地为肝移植创造条件。肝移植术后仍须有效控制体重和防治糖脂代谢紊乱，从而最大限度降低肝移植术后并发症发生率。

6. 减少附加打击以免肝脏损害加重　对于NAFLD特别是HASH患者，应避免极低热卡饮食减肥，避免使用可能有肝毒性的中西药物，慎用保健品。鉴于NAFLD患者偶尔过量饮酒可导致急性肝损伤并促进肝纤维化进展，而合并肝纤维化的NAFLD患者即使适量饮酒也会增加HCC发病风险，NAFLD患者需要限制饮酒并避免过量饮酒。多饮咖啡和茶可能有助于NAFLD患者康复。此外，还需早期发现并有效处理睡眠呼吸暂停综合征、甲状腺功能减退症、小肠细菌过度生长等可加剧肝脏损害的并存疾病。

推荐意见17：提倡给NAFLD患者提供包括健康饮食、加强锻炼和修正不良行为的生活方式干预的指导(C2)，NAFLD患者1年内减重5%以上可以改善血液生化指标和肝脏组织学病变(B1)。

推荐意见18：饮食指导应兼顾限制能量摄入、调整膳食结构和避免不良膳食行为(B1)。通过低热量饮食伴或不伴体育锻炼来减轻体重，通常都可以减少肝脏脂肪沉积(A1)。

推荐意见19：中等量有氧运动和(或)阻抗训练均可降低肝脏脂肪含量，可根据患者兴趣以能够长期坚持为原则选择训练方式(B2)。

推荐意见20：NAFLD患者虽要限制饮酒量，并严格避免过量饮酒(B1)；多饮咖啡和茶水可能有助于NAFLD患者康复(C)。

推荐意见21：除非有肝衰竭和失代偿期肝硬化，NAFLD/HASH患者可以安全使用血管紧张素Ⅱ受体拮抗药、ω-3多不饱和脂肪酸、他汀类、二甲双胍、吡格列酮等药物治疗代谢和心血管危险因素。

推荐意见22：肝活检证实的单纯性脂肪肝患者仅需通过饮食指导及体育锻炼来减轻肝脏脂肪沉积(B2)，NASH特别是合并显著肝纤维化患者则需应用保肝药物治疗(B1)。

推荐意见23：高度疑似HASH或进展期肝纤维化但无肝活检资料的NAFLD患者，也可考虑应用保肝药物治疗(C1)。

推荐意见24：至今尚无公认的保肝药物可推荐用于HASH的常规治疗，双环醇、水飞蓟素(宾)、多烯磷脂酰胆碱、甘草酸制剂、维生素E等对HASH的治疗效果有待进一步临床研究证实(C1)。

推荐意见 25：目前尚未明确保肝药物治疗最佳疗程，建议选择 1 种保肝药物，连续使用 1 年以上。如用药 6 个月血清氨基酸转移酶无明显下降则建议改用其他保肝药物(C1)。

推荐意见 26：治疗肥胖、MetS 和 T2DM 的减肥手术可改善 HASH 患者的肝组织学表现(B1)，但目前无足够证据推荐减肥手术治疗 NASH(B1)。

推荐意见 27：NAFLD/HASH 不是肥胖症患者减肥手术的禁忌证，除非有明确的肝硬化(A1)。

推荐意见 28：HASH 相关终末期肝病和 HCC 患者可以进行肝脏移植手术，肝脏移植总体生存率与其他病因肝脏移植相似，但是肝移植术后心血管死亡率较高(A1)。

六、存在的问题与展望

NAFLD 是多系统受累的代谢性疾病，与 MetS、T2DM 互为因果，共同促进肝硬化、HCC、冠心病、慢性肾病和结直肠肿瘤等肝外恶性肿瘤的高发。当前我国肥胖和 MetS 患病率增长迅速，NAFLD 患病率已经赶超欧美等发达国家，并已成为我国肝病和代谢领域的新挑战，对国民健康和社会发展构成严重威胁。NAFLD 的防治不但是临床医学问题，而且也是预防医学、社会医学和卫生行政主管部门共同面临的重大课题。"健康中国2030 计划"的有序推进和实施，可望控制我国 NAFLD 及其相关疾病日趋严重的流行现状，国家科技部、国家自然科学基金委、卫生计生委等部门资助的重大重点项目的顺利完成则有望在 NAFLD 及其相关肝硬化和 HCC 的遗传特征、发病机制、新药研发、无创诊断等方面取得突破性进展。

当前，临床医生需加强基于影像学和(或)肝活体组织检查的 NAFLD 患者的队列研究，加强 NAFLD 相关 HCC 分子机制及潜在肿瘤标志物和干预的转化医学研究，进一步探讨我国儿童脂肪肝和乙型肝炎合并脂肪肝预后转归的特殊性。非侵入性方法诊断 HASH 和肝纤维化至今仍不能替代肝活检，需要加强血清学标志物、基因组学、蛋白质组学、糖组学、代谢组学，以及新兴影像学技术的研发和临床应用，而肠道稳态结构和功能改变的研究可能为无创诊断和有效防治 HASH 提供新思路。我国传统的膳食结构、锻炼方式，以及益生元、益生菌、黄连素和广泛使用的保肝药物对 HASH 的治疗效果需开展规范的临床试验来证实，并加强减肥手术治疗 HASH 的效果和安全性，以及 HASH 患者肝脏移植围术期处理的临床研究。这些研究结果都将为我国 NAFLD 的诊疗实践提供新的证据，从而为国家卫生政策的制定提供科学依据。

此外，当前国内外有关 NAFLD 的指南众多且更新迅速，在指导临床实践的同时亦带来不少困惑。国内外指南在药物选择和生活方式干预等方面存在差异，不同国家和地区的医疗模式、医疗保险体系和药物可及性等方面亦差异显著。欧美国家现有 HASH 临床试验的研究对象90% 以上为欧美人种，这些药物对于中国人的效果和安全性需要进一步验证。当前需要加强医务人员和大众 NAFLD 防治知识的普及教育，及时更新科普版脂肪肝防治指南。临床医生需要认真学习和理性思考，结合自己的临床经验和患者的具体情况，合理诊疗和科学管理好 NAFLD 患者。总之，我国 NAFLD 的有效防治任重而道远，在各级政府支持和医药企业的参与下，三级医院多学科联合诊疗与一级医疗机构紧密合作，力争创建中国特色的 NAFLD 防治和管理模式。

[引自:现代医药卫生,2018,34(5):641 - 649]

附录9:非酒精性脂肪性肝病中西医结合诊疗共识意见(2017)

一、概念

非酒精性脂肪性肝病是指除外酒精和其他明确的损肝因素所致的,病变主体在肝小叶,以弥散性肝细胞大泡性脂肪变性和脂肪贮积为病理特征的临床病理综合征,包括非酒精性单纯性脂肪肝(simple non – alcoholic fatty liver,NAFL)、非酒精性脂肪性肝炎(non – alcoholic steatohepatitis,NASH)和非酒精性脂肪性肝硬化(non – alcoholic cirrhosis)三种主要类型。

二、西医诊断

(一)临床表现

1. 症状　NAFLD 尤其是 NAFL 患者通常无显著症状,部分 NAFL 和 NASH 患者可出现一些非特异性症状,包括全身乏力、腹部胀满、肝区隐痛、右上腹不适或胀满感、食欲减退以及其他消化道症状。部分 NASH 相关肝硬化患者发生肝衰竭、食道胃底静脉曲张破裂及肝细胞癌并出现相应的症状。

2. 体征　肝大是 NAFLD 常见的体征,50% ~75% 的 NAFLD 患者有肝大,15% ~25% 的 NAFLD 患者出现脾大,少数患者可有轻度黄疸。肝硬化的体征包括肝掌、蜘蛛痣、黄疸、腹壁静脉曲张、脾大、腹水及下肢水肿等。

3. 肝外表现　NAFLD 常有肝外的临床表现,如肥胖或体质量超重、腰围增加、2 型糖尿病以及心血管疾病等相应的症状和体征。

(二)相关检查

肝活检组织学检查(简称肝活检)是目前本病诊断及其分型和分期最可靠的手段,可准确判断肝组织脂肪变、炎症和纤维化程度。

影像学检查是目前诊断本病常用的检查方法,其中腹部超声已作为拟诊脂肪肝的首选方法,腹部超声检查可大致判断肝内脂肪浸润的有无及其在肝内的分布类型,但腹部超声检查对肝内脂肪浸润程度的判断仍不够精确,并且难以识别肝内炎症和纤维化的程度。弥散性脂肪肝在腹部超声图像上有独特表现,常规腹部超声可检出肝脂肪含量达30% 以上的脂肪肝;肝脂肪含量达 50% 以上的脂肪肝,超声诊断的敏感性可达90% ,对局灶性脂肪肝判断需与占位性病变鉴别。

瞬时弹性成像技术检测受控衰减参数（CAP）无创定量诊断脂肪肝，利用该原理的设备包括 Fibroscan 和 Fibrotouch 等。以 Fibroscan 设备为例，其可对肝脏脂肪含量及硬度进行测量。正常肝脏：CAPG238db/m 对应脂肪含量等级≤10%；轻度脂肪肝：238 < CAP < 259db/m 对应脂肪含量等级11% ~33%；中度脂肪肝：259 < CAP < 292db/m 对应脂肪含量等级34% ~66%；重度脂肪肝：CAP > 292db/m 对应脂肪含量等级≥67%。

CT 腹部平扫虽敏感性不如 B 超，但对局灶性脂肪肝具有更高的诊断价值，根据肝脾 CT 比值可用于诊断和评估疗效，不宜频繁应用。

基于磁共振（MRI）的特殊技术是诊断脂肪肝最准确的影像学方法，其诊断脂肪肝准确性优于 B 超和 CT，能检测出5%以上的肝细胞脂肪变性。质子磁共振波谱（MRS）可通过直接测定肝细胞三酰甘油中的质子信号而诊断脂肪肝。但 MRI 和 MRS 费用昂贵，不宜作为脂肪肝的常规诊断方法，主要用于科研。

另外，血液实验室检查对于判断脂肪肝的病因、可能的病理阶段及其预后有一定的参考价值，包括肝功能、血脂、空腹和餐后2小时血糖、糖化血红蛋白等指标。此外，体质量指数（BMI = 体重(kg)/身高(m)^2，正常范围（18.5 ~24.0kg/m^2）与本病发病密切相关。

（三）诊断

1. 诊断思路　对怀疑有 NAFLD 的患者，第一：明确有无脂肪肝；第二：排除酒精性脂肪肝；第三：排除引起脂肪肝的其他疾病；第四：明确 NAFLD 是否与其他肝病并存；第五：明确 NAFLD 的病因；第六：判断临床或病理类型；第七：了解 BMI、代谢状况；第八：综合望闻问切及理化检查，进行辨证分型。

（1）明确有无脂肪肝：对怀疑有 NAFLD 的患者临床上主要进行影像学检查明确其有无脂肪肝。影像学检测方法包括腹部 B 超、Fibroscan、Fibrotouch、CT 以及 MRI 等，其中最常用的影像学方法是腹部 B 超。

（2）排除酒精性脂肪肝：根据我国《非酒精性脂肪性肝病诊疗指南》，如果患者无饮酒史或饮酒但男性每周平均饮酒折合乙醇量 <140g，女性 <70g 则可以排除酒精性肝病。酒精量换算公式：酒精量(g) = 饮酒量(mL) × 酒精含量(%) ×0.8。

（3）排除引起脂肪肝的其他疾病：在排除酒精性肝病的基础上需进一步排除引起脂肪肝的特定肝病，包括除外慢性病毒性肝病、自身免疫性肝病、遗传代谢性疾病、药物、工业毒物、家族遗传性体质等引起的脂肪肝。

（4）明确 NAFLD 的病因：通过检查人体学指标、血脂、血糖及糖化血红蛋白等明确 NAFLD 的致病因素。

（5）判断 NAFLD 的临床病理类型：NAFL 多数预后良好，而 NASH 相对易于向肝纤维化、肝硬化发展。目前除肝活检病理学检查外，临床上没有鉴别 NAFl 和 NASH 的理想方法，血清转氨酶正常与转氨酶升高 NAFLD 患者的肝脏病理学异常无明显差异，通过转氨酶诊断 NASH 的敏感性较低，约为40%。NASH 患者常有肝细胞凋亡增加，细胞角蛋白18 是肝细胞凋亡的指标。最近研究结果表明，血清细胞角蛋白18 水平诊断 NAFLD 患者 NASH 和肝纤维化的价值有限。肥胖程度重、年龄 >45 岁、血糖控制不好的2 型糖尿病以及血清转氨酶和细胞角蛋白18 升高等多项指标异常提示存在 NASH。NASH 相关肝硬化可通过影像学检查进行判断。

（6）明确 NAFLD 是否与其他肝病并存：临床上部分 NAFLD 患者可能同时存在引起脂肪肝的其他原因，例如严重肥胖且长期大量饮酒的患者其脂肪肝的诊断应为 NAFLD 合并酒精性脂肪肝，严重肥胖且有基因 3 型丙型肝炎病毒感染的患者其脂肪肝应诊断为 NAFLD 合并丙型肝炎。

（7）了解体质指数、代谢状况：BMI 是用来衡量人体胖瘦程度以及是否健康。大多数患者由于营养过剩或者不合理饮食导致血糖升高，胰岛素和游离脂肪酸集聚在血液中，可以通过检测血糖、胰岛素以及血脂和尿酸等变化，来了解代谢情况。

（8）综合望闻问切及理化检查，进行辨证分型：通过望闻问切，结合肝功能、腹部 B 超、Fibroscan、Fibrotouch、CT 以及 MRI 等辅助检查，进行辨证分型。

2. 诊断标准

（1）临床诊断：2010 年中华医学会肝脏病学分会脂肪肝和酒精性肝病学组修订的我国《非酒精性脂肪性肝病诊疗指南》规定了 NAFLD 的临床诊断标准：明确 NAFLD 诊断需符合以下三项：①无饮酒史或饮酒折合乙醇量小于男性 210g/周（女性 <70g/周）；②除外病毒性肝炎、药物性肝病、全胃肠外营养、肝豆状核变性、自身免疫性肝病等可导致脂肪肝的特定疾病；③肝活检组织学改变符合脂肪性肝病的病理学诊断标准。

鉴于肝组织学诊断难以获得，NAFLD 定义为：①肝脏影像学的表现符合弥散性脂肪肝的诊断标准且无其他原因可供解释；②有代谢综合征相关表现的患者出现不明原因的血清 ALT 和（或）AST，GUT 持续增高半年以上。减肥和改善胰岛素抵抗（IR）后，异常酶谱和影像学脂肪肝改善甚至恢复正常者可明确 NAFLD 的诊断。

（2）病理诊断：NAFLD 病理特征为肝腺泡 3 区大泡性或以大泡为主的混合性肝细胞脂肪变，伴或不伴有肝细胞气球样变、小叶内混合性炎症细胞浸润以及窦周纤维化；儿童 NASH 汇管区病变（炎症和纤维化）通常较小叶内严重。NAFLD 活动度积分（NAS）和肝纤维化分期。肝细胞脂肪变：0 分（<5%）；1 分（5%～33%）；2 分（34%～66%）；3 分（>66%）。小叶内炎症（以 20 倍镜计坏死灶）：0 分，无；1 分（<2 个）；2 分（2～4 个）；3 分（>4 个）。肝细胞气球样变：0 分，无；1 分，少见；2 分，多见。NAS<3 分可排除 NASH，NAS>4 分则可诊断 NASH，介于两者之间者为 NASH 可能。规定不伴有小叶内炎症、气球样变和纤维化但肝脂肪变 >33% 者为 NAFL；肝脂肪变达不到此程度者仅称为肝细胞脂肪变。肝纤维化分期：0：无纤维化；1a：肝腺泡 3 区轻度窦周纤维化；1b：肝腺泡 3 区中度窦周纤维化；1c：仅有门脉周围纤维化；2：腺泡 3 区窦周纤维化合并门脉周围纤维化；3：桥接纤维化；4：高度可疑或确诊肝硬化，包括 NASH 合并肝硬化、脂肪性肝硬化以及隐源性肝硬化。可采用 NAFLD 肝纤维化评分公式评判肝纤维化程度：$-1.675+0.037\times$ 年龄（单位：岁）$+0.094\times BMI$（units：kg/m^2）$+1.13\times$ 空腹血糖受损水平或糖尿病（有 =1，无 =0）$+0.99\times AST/ALT$ 比值 $-0.013\times$ 血小板计数（单位：$\times10^9/L$）$-$ 白蛋白水平（单位：g/dl）。

三、中医辨证

1. 肝郁脾虚证

主症：①胁肋胀闷；②抑郁不舒；③倦怠乏力；④腹痛欲泻。

次症：①腹胀不适；②食欲缺乏；③恶心欲吐；④大便不调；⑤时欲太息。

舌脉：舌质淡红，苔薄白或白，有齿痕，脉弦细。

证型确定：具备主症 2 项和次症 1 或 2 项，参考舌脉象和理化检查。

2. 痰浊内阻证

主症：①体态肥胖；②右胁不适或胀闷；③周身困重；④大便黏滞不爽。

次症：①脘腹胀满；②倦怠无力；③食欲缺乏；④头晕恶心。

舌脉：舌质淡，舌苔白腻，脉沉滑。

证型确定：具备主症 2 项和次症 1 或 2 项，参考舌脉象和理化检查。

3. 湿热蕴结证

主症：①右胁肋部胀痛；②周身困重；③脘腹胀满或疼痛；④大便黏腻不爽。

次症：①身目发黄；②小便色黄；③口中黏滞；④口干口苦。

舌脉：舌质红，舌苔黄腻，脉弦滑或濡数。

证型确定：具备主症 2 项和次症 1 或 2 项，参考舌脉象和理化检查。

4. 痰瘀互结证

主症：①胁肋刺痛或钝痛；②胁下痞块；③面色晦暗；④形体肥胖。

次症：①胸脘痞满；②咳吐痰涎；③纳呆厌油；④四肢沉重。

舌脉：舌质暗红、有瘀斑，舌体胖大，边有齿痕，苔腻，脉弦滑或涩。

证型确定：具备主症 2 项和次症 1 或 2 项，参考舌脉象和理化检查。

四、治疗

(一)治疗原则

NAFLD 治疗的目标为减肥、减少肝脏脂肪沉积，改善胰岛素抵抗，并减轻因"附加打击"而导致炎症和肝纤维化，从而改善患者生活质量、防治或延缓代谢综合征及其相关终末期器官病变；减少或防止肝硬化、肝癌及其并发症的发生。

(二)西医治疗

1. 健康宣传教育，改变生活方式　通过健康教育纠正不良生活方式和行为，参照代谢综合征的治疗意见，推荐中等程度的热量限制，肥胖成人每日热量摄入需减少 2092 ~ 4184kJ(500 ~ 1000kcal)；改变饮食组分，建议低糖低脂的平衡膳食，减少含果糖饮料以及饱和脂肪和反式脂肪的摄入并增加膳食纤维含量；推荐食用可增加益生菌的发酵酸奶；中等量有氧运动可增加骨骼肌胰岛素敏感性，减少内脏脂肪，建议每周 4 次以上，累计锻炼时间至少 150 分钟；建议患者戒烟限酒，改变久坐等不良行为方式。并积极预防控制高血压、代谢综合征等并发病。

2. 控制体重　合并肥胖的 NAFLD 患者如果改变生活方式 6 ~ 12 个月体重未能降低 5%，在充分考虑疗效和不良反应的情况下可选二甲双胍、奥利司他等药物进行二级干预。除非存在肝衰竭、中重度食管 – 胃静脉曲张，国际上一般建议 BMI > 40kg/m² 或 BMI 在 35 ~ 40kg/m² 并患有减轻体重就可改善病情的疾病，如糖尿病、睡眠呼吸暂停综合征的肥胖患者可以考虑手术治疗，对手术患者应进行专业的强化管理以及做好长期随访的准备；对于 BMI 超过 50kg/m² 肥胖患者有建议可以把减肥手术作为一线选择。减肥手术后的体重减轻不仅对代谢综合征组分包括改善胰岛素敏感性、血脂以及降低长期死亡率有利，它也有利于肝脏组织学包括脂肪变性、脂肪性肝炎以及纤维化的改善。

3. 改善胰岛素抵抗，纠正代谢紊乱　根据临床需要，可采用相关药物治疗代谢危险因素及其并发症，使用血管紧张素受体阻滞剂、噻唑烷二酮类(TZDs)、双胍类、胰高糖素样肽－1(GLP－1)——利拉鲁肽及其他胰岛素增敏剂新药等，以及他汀和贝特类等药物，以降低血压和防治糖脂代谢紊乱及动脉硬化。用药期间需注意疗程和观察药物不良反应等。

4. 减少附加打击以免加重肝脏损害　NAFLD 特别是 NASH 患者应避免体重急剧下降，禁用极低热卡饮食和空－回肠短路手术减肥，避免小肠细菌过度生长，避免接触肝毒物质，慎重使用可能有肝毒性的中西药物和保健品，严禁过量饮酒。

5. 保肝抗炎药物防治肝炎和肝纤维化　在基础治疗的前提下，保肝抗炎药物作为辅助治疗主要用于以下情况：①伴有肝功生化异常或肝组织学有炎症损伤的 NASH 患者；②临床特征、实验室改变以及影像学检查等提示可能存在明显肝损伤和(或)进展性肝纤维化者，例如合并血清转氨酶增高、代谢综合征的 NAFLD 患者；③使用其他药物诱发肝损伤者；④合并嗜肝病毒现症感染或其他肝病者。常用的药物有：①护肝降酶类：主要作用为保护肝功能和降低肝损害，如水飞蓟宾(水林佳)，其具有抗氧化自由基，稳定肝细胞膜的作用，减轻肝脂肪变，降低 ALT；硫普罗宁是一种硫基类药物，能促进肝细胞的再生和修复，减少三酰甘油堆积，降低转氨酶；熊去氧胆酸能促进内源性胆汁酸分泌和排出并抑制其重吸收，拮抗疏水性胆汁酸的细胞毒作用，保护肝细胞膜，其他有双环醇和还原型谷胱甘肽等。②抗脂质氧化类：磷脂是肝窦内皮和肝细胞的膜稳定剂，主要作用为能抗脂质过氧化，激活脂解酶系统，如多烯磷脂酰胆碱，能激活脂解酶活性，降低 LDL－C/HDL－C 比值，改善肝脏脂质代谢功能；维生素 A、维生素 C、维生素 E 以及胡萝卜素、硒、乙酰半胱氨酸、甜菜碱等，可缓解脂质过氧化引起的肝组织损害。临床可合理选用上述 1~2 种药物，疗程通常需要 6~12 个月以上。

6. 积极处理肝硬化的并发症　根据临床需要采取相关措施防治肝硬化门静脉高压和肝衰竭的并发症。NASH 并肝衰竭、失代偿期肝硬化以及 NAFLD 并发肝细胞癌患者可考虑肝移植手术治疗。肝移植术前应全面评估代谢危险因素及其并发症，术后仍需加强代谢综合征组分的治疗，以减少 NAFLD 复发和提高患者的生存率。

7. 其他药物　目前研究表明，微生态制剂、细胞因子抑制药、性激素等药物均可以不同程度减轻 NAFLD 患者肝脏炎症反应，从而保护肝功能，但是尚未形成成熟的治疗方案，其作用机制需进一步研究。

(三)中医药治疗

1. 中医辨证治疗

(1)肝郁脾虚证

治则：疏肝健脾。

方药：逍遥散加减(《太平惠民和剂局方》)。

药物：醋柴胡、炒白术、薄荷、炒白芍、当归、茯苓、山楂、生姜、生甘草等。

(2)痰浊内阻证

治则：健脾益气，化痰祛湿。

方药：二陈汤加减（《太平惠民和剂局方》）。

药物：法半夏、陈皮、茯苓、泽泻、莱菔子、山楂、葛根、黄精、生白术、藿香、甘草等。

（3）湿热蕴结证

治则：清热利湿。

方药：茵陈蒿汤加减（《伤寒论》）。

药物：茵陈、栀子、大黄、虎杖、厚朴、车前草、茯苓、生白术、猪苓、泽泻等。

（4）痰瘀互结证

治则：活血化瘀，祛痰散结。

方药：膈下逐瘀汤合二陈汤加减（《医林改错》《太平惠民和剂局方》）。

药物：柴胡、当归、桃仁、五灵脂、穿山甲、丹皮、赤芍、大腹皮、茯苓、生白术、陈皮、半夏、枳实等。加减：发热、身热不扬，头痛而重、口苦者，可加茵陈、黄连；潮热烦躁者，加银柴胡、地骨皮、丹皮；肝区痛甚者，可加郁金、元胡；乏力气短者，加黄芪、太子参、炒白术；食少纳呆者，加山楂、鸡内金、炒谷麦芽；口干，舌红少津者，加葛根、玄参、石斛等。

2. 中成药治疗

（1）逍遥散类：柴胡、当归、白芍、白术、茯苓、炙甘草、煨生姜、薄荷；具有疏肝解郁、健脾和营之功；用于肝郁脾虚证治疗；每次 6~9g，每日 2~3 次。

（2）护肝片类：柴胡、茵陈、板蓝根、五味子、猪胆粉、绿豆；具有疏肝理气、健脾消食，降低转氨酶作用，用于肝郁脾虚证治疗；每次 4 片，每日 3 次。

（3）血脂康：主要成分是红曲；具有除湿祛痰、活血化瘀、健脾消食功效；用于脾虚痰瘀阻滞证；每次 2 粒，每日 2~3 次。

（4）绞股蓝总苷片：绞股蓝总苷；能够养心健脾、益气和血、除痰化瘀，降血脂；用于气虚痰阻证；每次 2~3 片，每日 3 次。

（5）壳脂胶囊：甲壳、制何首乌、茵陈、丹参、牛膝；能够消化湿浊、活血散结、补益肝肾；用于痰湿内阻、气滞血瘀或兼有肝肾不足郁热证；每次 5 粒，每日 3 次。

（6）茵栀黄系列：主要成分茵陈提取物、栀子提取物、黄芩苷、金银花提取物等；能够清热解毒、利湿退黄，用于湿热蕴结证治疗；每次 10mL，每日 3 次。

（7）强肝胶囊：主要成分为茵陈、板蓝根、当归、白芍、丹参、郁金、黄芪、党参、泽泻、黄精等；具有清热利湿、补脾养血、益气解郁作用；用于脾虚气滞、湿热内阻证；每次 3 粒，每日 3 次。

（8）当飞利肝宁胶囊：主要成分为当药、水飞蓟；具有清利湿热、益肝退黄作用；用于湿热蕴结证治疗；每次 4 粒，每日 3 次。

（9）护肝宁片：垂盆草、虎杖、丹参、灵芝；能够清热利湿、益肝化瘀、舒肝止痛、退黄，降低谷丙转氨酶；用于湿热蕴结证治疗；每次 4~5 片，每日 3 次。

（10）安络化纤丸：地黄、三七、水蛭、僵虫、地龙、白术、郁金、牛黄、瓦楞子、牡丹皮、大黄、生麦芽、鸡内金、水牛角浓缩粉等；能健脾养肝、凉血活血、软坚散结；对痰湿内蕴，气滞血瘀型的脂肪肝也有好的疗效；每次 6g，每日 2 次。

（11）利肝隆颗粒：郁金、茵陈、板蓝根、黄芪、当归、五味子、甘草、刺五加浸膏；能够疏肝解郁、清热解毒；用于湿热蕴结证治疗；每次10g，每日3次。

（12）复方益肝灵：水飞蓟素、五仁醇浸膏；具有益肝滋肾、解毒祛湿之功；用于肝肾阴虚、湿毒未清证之转氨酶升高者；每次4片，每日3次。

（13）六味五灵片：五味子、女贞子、连翘、莪术、苋莱菜、灵芝孢子粉；能滋肾养肝、活血解毒，用于治疗痰瘀互结证氨基转移酶升高；每次3片，每日3次。

（14）大黄䗪虫丸：主要成分大黄、土鳖虫、水蛭、蛀虫、桃仁、苦杏仁、黄芩、地黄等；能够活血破瘀、通经消症瘕；用于痰瘀互结证治疗；每次5g，每日3次。

（15）扶正化瘀胶囊：主要成分丹参、发酵虫草菌粉、桃仁、松花粉、绞股蓝、五味子（制）等；能够活血祛瘀、益精养肝；用于脂肪性肝纤维化属"瘀血阻络，肝肾不足"证者；每次5粒，每日3次。

（16）鳖甲煎丸：主要成分鳖甲胶、阿胶、蜂房（炒）、鼠妇虫、土鳖虫、蜣螂、硝石（精制）、柴胡、黄芩、半夏（制）、党参、干姜、厚朴（姜制）、桂枝、白芍（炒）、射干、桃仁、牡丹皮、大黄、凌霄花、葶苈子、石韦、瞿麦等；能够活血化瘀、软坚散结；用于痰瘀互结证治疗。每次3g，每日2～3次。

3. 中医特色治疗　包括针刺疗法、腹部推拿疗法、穴位贴敷疗法、穴位注射疗法、按压、灸法、穴位埋线等。

（1）针刺治疗：取丰隆、足三里、三阴交、阳陵泉、内关、肝俞、足三里、丰隆、关元、合谷、肾俞，以1.5寸毫针刺入。穴位加减：肝郁气滞者加太冲、行间，用泻法；痰湿困脾者加公孙、商丘，用泻法；瘀血内阻者加血海、地机，用泻法；肝肾两虚者加太溪、照海、复溜，用补法。每次取12个穴位，留针30分，每周3次，治疗3～6个月。

（2）穴位注射：选取足三里、三阴交、丰隆穴，注射凯西莱注射液2mL/次，一周3次，疗程3～6个月。

（3）腹部推拿疗法：选取中脘、关元、水分、天枢穴，可采用点按、按揉方法轻柔、缓慢按摩，每天1次，每次20～30分钟，30天为1个疗程。

（4）穴位埋线：可选用双肝俞、阳陵泉、足三里穴、气海等以疏肝健脾、活血化瘀；左右两侧可交替使用，一周埋线一次，4周为1个疗程，3～6个疗程。红光治疗及电子生物反馈疗法：运用生物反馈技术，通过电磁波纠正肝脏紊乱的生物信息及能量传递，增加肝脏单位血流量，红细胞变形能力及氧交换能力，有效改善肝脏微循环，恢复肝脏免疫诱导因子的产生，促进药物吸收利用，从而促进肝病患者的康复。

（四）中西医结合治疗要点

1. 重视饮食、运动、行为纠正方面的治疗　饮食治疗原则：控制总能量和脂肪摄入，禁酒并少食刺激性食物，提高蛋白质的质和量，摄入适量碳水化合物，补充充足的维生素和矿物质，增加膳食纤维摄入，不能只吃素；运动治疗原则：虚证患者不建议大运动量活动；肥胖性脂肪肝如果合并急性心肌梗死、重度高血压、严重脑血管疾病和肾功能不全疾病应禁止运动；合并频发低血糖、肝肾功能损害、甲状腺功能亢进和心肌病应减少运动；实证患者除外运动禁忌的，运动时间最好选择在下午或者晚上，最佳时间晚饭后45分钟，不主张晨练，中等量有氧运动，跑步、快走、健身操、游泳等才能达到促进脂肪代谢的效果。纠正以下不良行为：饮食无规律，饮食不卫生，饮食过于油腻等；鼓励多参加户外活动，多行走，少坐车等。

2. 针对代谢综合征组分进行治疗　合并肥胖的 NAFLD 患者如果通过改变生活方式 6~12 个月体重未能降低 5% 以上，可谨慎选用奥利司他等药物进行二级干预；二甲双胍可以减少 NAFLD 患者发生肝细胞癌的风险，对于 NAFLD 伴有 2 型糖尿病或胰岛素抵抗或空腹血糖受损（即空腹血糖 ≥5.6mmol/L）尤其合并肥胖或超重的患者最为适合。吡格列酮是胰岛素增敏剂，可以改善胰岛素抵抗、促进脂肪细胞分化，是过氧化物酶增殖体激活受体（PPAR - γ）激动药，可以改善糖尿病患者肝脏、肌肉和脂肪组织的胰岛素抵抗，促进脂肪酸的氧化和改善肝脏脂质沉积；如果 NAFLD 合并高胆固醇血症，应使用他汀类药物（如辛伐他汀），目标是总胆固醇 <4mmol/L；如果饮食控制 3~6 个月效果不好，Omega - 3 多不饱和脂肪酸，可作为 NAFLD 患者伴有高三酰甘油血症的一线治疗药物；当三酰甘油 ≥5.6mmol/L 时需服用降脂作用更强的贝特类药物，如非诺贝特。NAFLD 患者如果血压 >140/90mmHg，应选择血管紧张素酶抑制药（ACEI）或血管紧张素受体抑制药（ARB）作为一线治疗。

3. 选择好保肝抗炎类药物　NAFLD 患者肝细胞的损伤是由于 IR 引起肝脏大量游离脂肪酸（FFA）增加，造成 TG 在细胞内外的堆积，大量的 FFA 产生活性氧促进氧化应激和 Kupffer 细胞浸润，损伤细胞质、线粒体和溶酶体膜等引起生物膜损伤和通透性增加，导致肝细胞脂毒性凋亡。保肝抗炎药物作为辅助治疗主要用于以下情况：肝活组织检查确诊的 NASH 患者；临床特征、实验室指标改变以及影像学检查等提示可能存在明显肝损伤和（或）进展性肝纤维化者；拟用其他药物因有可能诱发肝损伤而影响基础治疗方案实施者，或基础治疗过程中出现血清转氨酶增高者；合并有酒精性肝炎患者。选择保肝药物包括双环醇、还原型谷胱甘肽、水飞蓟类、多烯磷脂酰胆碱、甘草酸制剂等。

4. 中西医结合治疗　单纯性脂肪肝的治疗：进行饮食运动和行为纠正方面的治疗，肥胖者还要适当控制体重，减少腰围，积极控制代谢综合征各组分，治疗糖尿病、高血压等原发病，改善 IR，纠正代谢紊乱。中医辨证论治主要强调健脾疏肝、化痰祛湿，常用方剂有逍遥散和二陈汤加减。常用药物：柴胡、广郁金、枳壳、白芍、人参、生黄芪、茯苓、白术、陈皮、半夏、绞股蓝、白芥子、莱菔子、全瓜蒌、荷叶、生薏仁、浙贝母和甘草等，中成药选用逍遥散、护肝片、血脂康、绞股蓝总苷片和壳脂胶囊等。脂肪性肝炎的治疗：西医除上述治疗外，选择好保肝抗炎类药物，如双环醇、还原型谷胱甘肽、水飞蓟素类和多烯磷脂酰胆碱，中医辨证论治主要强调进一步清热利湿祛瘀法，除上述方剂和药物外，常用方剂有茵陈蒿汤、膈下逐瘀汤、小承气汤，药物有茵陈、大黄、栀子、丹参、丹皮、赤芍、决明子、莪术、水飞蓟，中成药选用茵栀黄口服液、强肝胶囊、当飞利肝宁胶囊、护肝宁片、胆宁片、利肝隆颗粒和复方益肝灵等。脂肪性肝硬化选用扶正化瘀胶囊、复方鳖甲煎丸等药物治疗。

五、疗效评价标准

NAFLD 疗效评价标准包括：影像学疗效评价、血清指标疗效评价、中医证候疗效评价、肝组织学病理评分以及生活质量评价等方面。目前，大多临床试验采用的疗效评价标准多样，使得临床试验之间无法进行有效、合理的比较，无法体现出 NAFLD 中药治疗的疗效。因此，在临床试验中应注意统一疗效评价标准，且应细化疗效评价标准，以临床试验中药物的疗效评价作依据。建议以肝脏CT和肝脏脂肪含量测定评价为主，结合肝脏B超、血清学、中医证候、单项中医症状和生存质量等评价为辅。具体如下：

1. 肝脏CT疗效评价标准　建议以肝/脾CT比值为评价指标。痊愈：肝脏形态及实质恢复正常；显效：减少二个级别，从重度恢复为轻度；有效：重度脂肪肝恢复为中度或中度脂肪肝恢复为轻度；无效：脂肪肝程度无改善。

2. 肝脏脂肪含量测定疗效评价标准　痊愈：肝脏恢复正常，肝脏CAP值<238db/m；显效：减少二个级别，从重度恢复为轻度；有效：重度脂肪肝恢复为中度或中度脂肪肝恢复为轻度；无效：肝脏CAP值显示较前无变化或加重。

3. 血清学(肝脏酶学及血脂等)疗效评价标准　临床痊愈：肝脏酶学(ALT)及血脂各项指标恢复正常；显效：肝脏酶学(ALT)指标下降>50%以上，血脂改善达到以下任何一项：TC(总胆固醇)下降≥20%，TG(三酰甘油)下降≥40%，HDL－C上升≥0.26mmol/L；有效：肝脏酶学(ALT)指标下降>30%但<50%，血脂改善达到以下任何一项：TC下降≥10%但<20%，TG下降≥20%但<40%，HDL－C上升≥0.104mmol/L，但<0.26mmol/L；无效：肝脏酶学(ALT)指标下降<30%，血脂无明显改善。另外，空腹血糖、糖化血红蛋白等对疗效评价亦有价值，以空腹血糖控制在4.4～7mmol/L，糖化血红蛋白<7%。

4. 中医证候疗效评价　疗效指数＝(治疗前积分－治疗后积分)/治疗前积分×100%。所有症状都分为无、轻度、中度、重度四级，在主证分别记0分、2分、4分、6分，在次证则分别记0分、1分、2分、3分。临床痊愈：主要症状、体征消失或基本消失，疗效指数≥95%；显效：主要症状、体征明显改善，70%≤疗效指数<95%；有效：主要症状、体征明显好转，30%≤疗效指数<70%；无效：主要症状、体征无明显改善，甚或加重，疗效指数<30%。

5. 单项中医症状疗效评价　显效：原有症状消失；有效：原有症状改善2级；进步：原有症状改善1级；无效：原有症状无改善或原症状加重。(症状分级记录：0级——没有症状，积0分；1级——症状轻微，不影响日常生活，积1分；2级——症状中等，部分影响日常生活，积2分；3级——症状严重，影响到日常生活，难以坚持工作，积3分。

6. 生存质量评价标准　临床试验中对于NAFLD的疗效评价大多采用生化及影像学等指标，但生化指标的变化有时又不能真正反映患者的感受与病情，而中医药治疗NAFLD可以明显改善患者的生活质量。因此，客观的评价指标，如NAFLD生活质量量表，对于NAFLD的疗效评价具有较大意义。虽然，目前国内外常用的慢性肝病普遍性量表可在很大程度上反映肝病患者的生活质量、焦虑抑郁程度等，尤其是SF－36量表，用它来反映肝病患者的生存质量，信度和反应度较好，但是这些量表特异性较差，无法精确反映肝病患者的特有临床症状变化。而传统中医药的诊疗过程强调患者的整体性，尤其关注疾病过程中患者的主观感受，使用既有的国际量表对慢性肝病的中医诊疗过程进行评价，难以展现中医药自身的优势和特点。中国中医科学院广安门医院刘绍能等编制的慢性肝病自评量表，以WHO对于生命质量量表的定义为基础，参考国内外已有量表的开发经验，根据量表开发的一套程序和方法研制适合我国文化的慢性肝病患者自评量表。该量表不仅注重慢性肝病患者生活质量的测评，而且关注了对患者社会参与能力的评价。该量表在筛选过程中，既有定性访谈、讨论，也有定量的测定分析，覆盖了躯体功能、心理功能、社会功能3个方面，比较全面地反映了量表的内涵，且语言通俗易懂、容易理解和回答，具有较好的内容效度，并对量表信度、效度、反应度进行了检验。

中西医结合治疗本病可以明显改善患者生活质量、提高临床疗效，因此建立统一的疗效评价标准，对指导临床诊疗具有积极作用。

［引自：中国中西医结合消化杂志，2017，25（11）805－811］

附录 10：2015 JSGE 非酒精性脂肪性肝病/非酒精性脂肪性肝炎循证临床实践指南解读

在西方和许多亚洲国家，饮食和生活方式的改变导致肥胖和代谢综合征发生率显著增加，也导致了非酒精性脂肪性肝病（NAFLD）发病率显著增加。NAFLD 包括非酒精性脂肪肝（NAFL）和非酒精性脂肪性肝炎（NASH）两种临床形式。NAFLD 是目前最常见的慢性肝病，已成为重要的公共健康问题。因此需要 NAFLD/NASH 的循证临床实践指南，然而目前尚无足够的证据可以用于制定指南。此外，关于以酒精摄入的阈值来定义"非酒精性肝病"，并从 NAFLD 到组织学上定义的 NASH 中排除其他肝病亦无明确的共识，因此，2015 年 2 月，日本胃肠病学会（JSGE）发布了《非酒精性脂肪性肝病/非酒精性脂肪性肝炎循证临床实践指南》（以下简称指南）。指南总结了 1983 年至 2012 年 1 月底的研究数据。本文在已发表的 NAFLD 相关文献的基础上，结合临床实践中的常见问题进行简单解读。

一、NAFLD 的定义

NAFLD 的特点是影像学和（或）组织学上存在肝脏脂肪变的证据并且排除其他肝脏疾病，如酒精性肝病在内的其他慢性肝病。酒精摄入量：女性 $< 20g/d$，男性 $< 30g/d$ 是诊断 NAFLD 的必要条件。NAFLD 与肥胖、糖尿病、血脂异常、高血压相关，是代谢综合征的肝脏表现形式。根据其组织学特点，NAFLD 可分为 NAFL 和 NASH。NAFL 存在肝细胞气球样变，无肝细胞损伤，大多为良性、非进展性；而 NASH 存在肝细胞损伤（气球样变）和与炎症相关的肝脂肪变性，可进展为肝硬化甚至原发性肝癌。此外，指南强调了 NAFLD 的病因除热量摄入外，还包括内分泌疾病、严重营养不良和药物产生的不良反应以及终末期肝硬化时 NASH 的组织学特点消失，即所谓的"耗竭型 NASH"。

二、流行病学

NAFLD/NASH 是一种分布于全球且越来越普遍的慢性肝病，其在不同年龄、性别、种族、肥胖、代谢综合征及终末期肝病人群中的分布明显不同。全球 NASH 的患病率为 3% ~ 5%，NAFLD/NASH 的诊断主要在中年男性和绝经后女性中。在西方国家，普通成人 NAFLD 的发病率为 20% ~ 40%，亚洲国家为 12% ~ 30%。在我国上海、广州等发达地区，NAFLD 的发病率约为 15%。在高危人群中 NAFLD 的发病率随危险因素的严重程度增加而增加。NAFLD 在非肥胖人群中的发病率为 10% ~ 20%，在体质指数（BMI）> 25kg/m² 及 25kg/m² < BMI < 30kg/m² 的人群中约为 50%，而在 BMI > 30kg/m² 人群中约为 80%。NAFLD 在 2 型糖尿病患者中的发病率约为 50%。在肝硬化及肝细胞癌（HCC）患者中，由于 NASH 的诊断需组织学评估，导致选择偏倚，因此，真正的 NASH 发病率难以评估。而且，终末期肝硬化随着纤维化程度加重而肝脏脂肪变性和炎症减轻（即耗竭型 NASH），且不再具有 NASH 的特征，使其难以诊断。据日本一项关于肝硬化病因的全国性回顾调查显示，NAFLD/NASH 相关 HCC 占所有 HCC 的 2.1%。在西方国家，NAFLD/NASH 相关 HCC 占所有 HCC 的 10% ~ 24%，在日本为 2% ~ 5%。随着肥胖和代谢综合征患病人群的增加，儿童 NAFLD 的发病率也呈上升趋势，约为 3%，并可能随年龄增加而增加。对 NAFLD 患儿需考虑基因检测。

因此对于有 NAFLD 危险因素，如高血脂、高胆固醇、2 型糖尿病、肥胖、家族史阳性的人群应提高警惕。同时随着疾病进展，由于 NASH 组织学特征消失，不要轻易将没有脂肪性肝炎组织学特征的隐源性肝硬化归因于 NAFLD，必须寻找有无可能导致肝硬化的其他原因。

三、临床特点

NAFLD 患者在病情进展至肝硬化前通常无症状。因此，NAFLD 通常是在常规健康体检或其他疾病诊疗时发现。多数 NAFLD 患者伴有肥胖症、2 型糖尿病、血脂异常和（或）高血压。NAFLD 不再被认为是一种原发性的肝脏疾病，而是代谢综合征的一部分。Tilg 等提出的"多重打击假说"：即遗传因素（家族聚集、种族、adiponutrin 酶突变）、环境因素（胰岛素抵抗、肠道菌群紊乱、脂肪细胞因子失调、氧化应激等）共同导致了 NAFLD 的发生及进展。非肥胖或代谢综合征相关的 NAFLD/NASH 可由药物、胰十二指肠切除术后、广泛小肠切除术后及内分泌疾病如甲状腺功能减退症、垂体功能减退症、性腺功能减退症和多囊卵巢综合征等导致。药物诱导的线粒体损伤、肥胖症、2 型糖尿病和（或）血脂异常导致 NAFLD/NASH，许多患者既无肥胖也无胰岛素抵抗，而在胰十二指肠切除术后发展为 NAFLD/NASH。尽管胰腺切除后 NAFLD/NASH 发生的主要病因目前尚不清楚，加强补充胰酶制剂可能有益于 NAFLD/NASH 的治疗。短肠综合征患者由于严重的营养不良亦会发生 NAFLD/NASH。许多内分泌疾病如甲状腺功能减退症、垂体功能减退症、性腺功能减退症、多囊卵巢综合征也是 NAFLD/NASH 的危险因素，可导致肥胖、胰岛素抵抗和（或）血脂异常，相反其也可导致 NAFLD/NASH。

因此在临床中对于无代谢综合征相关的 NAFLD/NASH 患者，应考虑上述病因。

四、诊断策略

NAFLD 的诊断是基于以下 3 个标准：①影像学或组织学检测出肝脏脂肪变性；②无饮酒史或饮酒量：女性 < 20g/d，男性 < 30g/d；③排除如病毒性肝炎、自身免疫性肝脏疾病以及代谢性或遗传性肝病在内的其他可导致脂肪肝的慢性肝病。NASH 的诊断是除上述标准外，肝组织活检提示存在脂肪性肝炎。

尽管 NAFLD 诊断的金标准是肝组织活检，然而由于其局限性（有创、费用昂贵以及有潜在的取样误差和病理学医师读片的差异性等）使得肝组织活检并不能作为诊断

NAFLD/NASH 的常规检测方法，而对于 NASH 进展的危险因素增加或存在其他慢性肝病需要鉴别时仍提倡肝组织活检。其他无创检查包括血清学及影像学检查等，对 NAFLD 的诊断具有重要价值。

1. 血清学检查　用于预测 NASH 或肝纤维化的生化指标及评分系统迅速发展。血清转氨酶水平升高有助于 NAFLD 的筛查，但并不是反映 NAFLD 严重程度的指标。最近，细胞角蛋白(CK18)片段作为诊断 NASH 的一种新型生物标志物而被广泛研究。然而，临床实践中并无实用的替代标志物用于诊断 NASH。此外，NAFLD 纤维化评分及增强的肝纤维(ELF)指标组合是预测肝纤维化的评分系统，但其对于轻度肝纤维化诊断的准确性差。NAFLD 纤维化评分可预测肝纤维的严重程度，是基于 6 个易于获取的临床变量如血小板计数、白蛋白、谷草转氨酶/谷丙转氨酶(AST/ALT)比率，并可使用已发布的公式计算变量的评分系统。

2. 影像学检查　可检测脂肪的变化。腹部超声是目前用于评估肝脂肪变性的最常用方法。计算机断层扫描和磁共振成像(MRI)对脂肪变性的定量似乎是更加客观和更敏感的技术，但 MRI 费用昂贵，尚不能被广泛应用。瞬时弹性超声或 Fiborscan 可无创性地检测肝脏硬度，对肝纤维化严重程度的评估已显示出良好的前景。基于影像学技术的无创性诊断成为目前 NAFLD/NASH 诊断研究的热点，如磁共振波谱分析、二维磁共振成像等，但这些技术进入临床广泛应用仍有一定的距离。

3. 病理学诊断　NAFL(或非 NASH)是组织学上有脂肪肝但无肝细胞损伤(无气球样变)的证据。NASH 存在肝脂肪变性、炎症以及肝细胞损伤(气球样变)。NAFLD/NASH 有 3 个重要的病理分类，即 Matteoni 分类、Brunt 分类及 NAFLD 活动性评分(NAS)。

(1) Matteoni 分类：将 NAFLD 根据组织学特点分为 4 组：1 型：单纯性脂肪变性；2 型：脂肪变性合并小叶炎症；3 型：脂肪变性合并肝细胞气球样变；4 型：3 型基础上同时合并 Mallory - Denk 小体或纤维化。1、2 型 NAFLD 是良性病程，而 3 或 4 型 NAFLD 是进展性病程。基于此差异 Matteoni 分类将 1、2 型 NAFLD 的组织学形式定义为非 NASH，3、4 型为 NASH。然而，此分类方法并不包括 NASH 严重程度或模式的评估。

(2) Brunt 分类：是 1999 年由 Brunt 等提出的一种 NASH 半定量分级和分期系统。该分类仅适用于 NASH。

(3) NAS 评分：是 2005 年临床研究网络病理学委员会基于 Brunt's 分类制定并验证的组织学评分系统，是一种半定量检测方法，可判断治疗应答或疾病进展。NAS 系统涵盖了 NAFLD 疾病谱，并且同时适用于成人和儿童。NAS 积分是由肝细胞脂肪变(0~3 分)、小叶内炎症(0~3 分)和肝细胞气球样变(0~2 分)的加权总和计算得出。NAS≥5 分可诊断为 NASH，NAS <3 分排除 NASH，NAS 3~4 分为 NASH 可能。

肝纤维化分期(0~4)：1 期为静脉周区窦周纤维化(1a：轻度，1b：中度)，仅有门脉周围纤维化为 1c；2 期为窦周纤维化合并门脉周围纤维化；3 期为桥接纤维化；4 期为肝硬化。NASH 的确诊并不总与 NAS 评分有关。因此，临床病理学医师应鼓励不使用 NAS 评分作为 NASH 的诊断分类方法。

五、治疗

NAFLD 通常与代谢紊乱如内脏肥胖、胰岛素抵抗、2 型糖尿病和血脂异常有关。因此，对于 NAFLD 的治疗不仅限于肝脏疾病本身还要治疗相关的代谢并发症及预防致病因素。目前用于治疗 NAFLD/NASH 的方案包括生活方式干预、手术治疗和药物治疗。其中，改变生活方式、增加体育运动及与之相关的体重减轻仍是 NAFLD/NASH 的首选治疗方法。而对于上述治疗无效者，建议可使用药物治疗如吡格列酮、维生素 E、抗氧化剂、血管紧张素 Ⅱ 受体拮抗药、他汀类、贝特类、依泽替米贝和保肝剂，然而对于其长期疗效和安全性仍有待进一步评估。

1. 生活方式干预和减重手术

（1）推荐通过为期 3～12 个月的饮食控制和运动减肥，从而改善 NAFLD/NASH 患者的肝功能和组织结构（证据水平 A，强度 1）。

（2）应用低热量饮食减肥可改善 NAFLD 患者的肝功能和脂肪变性。为了改善 NAFLD/NASH，推荐优化能量摄入，限制营养素摄入中脂肪的比例（证据水平 C，强度 2）。

（3）尽管尚未明确运动对肝组织学的影响，但运动治疗仍被推荐，因为单纯运动治疗即可改善 NAFLD 患者的肝功能和脂肪变性（证据水平 B，强度 2）。

（4）对于严重肥胖的 NAFLD/NASH 患者，减肥手术对改善其肝脂肪变性和 NASH 相关性肝炎有效（证据水平 B，强度 N/A）。

2. 药物治疗

（1）推荐胰岛素抵抗的 NASH 患者应用吡格列酮（证据水平 A，强度 2）。

（2）推荐 NASH 患者应用维生素 E，可提高肝脏的生物学和组织学参数（证据水平 A，强度 2）。

（3）二甲双胍对肝脏的组织学无明显效果，不推荐其作为 NASH 患者的特异性治疗（证据水平 B，强度 2）。

（4）不推荐应用常规剂量的熊去氧胆酸治疗 NAFLD 或 NASH（证据水平 B，强度 2）。

（5）推荐高胆固醇血症的 NAFLD/NASH 患者应用 HMG – CoA 还原酶抑制药（他汀类药物）（证据水平 B，强度 2）及依折麦布（证据水平 C，强度 2）。

（6）推荐伴高血压的 NASH 患者应用血管紧张素Ⅱ受体拮抗药（证据水平 C，强度 2）。

（7）推荐 NASH 患者应用己酮可可碱（证据水平 A，强度 N/A）。

（8）甜菜碱对肝功能无明显疗效，不推荐将其作为 NASH 患者的一种特异性治疗（证据水平 B，强度 1）。

3. 其他治疗方法

（1）推荐肝衰竭的晚期 NASH 患者进行肝移植，因为肝移植后患者的总生存期与其他肝病所致的肝衰竭患者肝移植后的总生存期大致相似（证据水平 B，强度 2）。

（2）不推荐应用降铁疗法治疗 NAFLD/NASH（证据水平 C，强度 2）。

六、小结

随着人类生活方式、饮食结构的改变及儿童肥胖比例的增加，NAFLD/NASH 在世界各地的发病率急剧上升，且呈低龄化趋势。由于 NAFLD 发病隐匿且目前尚无有效的治疗方法，成为隐源性肝硬化的主要病因，严重威胁人类健康。因此，NAFLD/NASH 循证临床实践指南为临床医师提供诊治规范是非常必要的。

附录11：中国成人血脂异常防治指南（2016修订版）

中国成人血脂异常防治指南修订联合委员会

前　言

　　近30年来，中国人群的血脂水平逐步升高，血脂异常患病率明显增加。2012年全国调查结果显示，成人血清总胆固醇（total cholesterol，TC）平均为4.50mmol/L，高胆固醇血症的患病率4.9%；三酰甘油（triglyceride，TG）平均为1.38mmol/L，高TG血症的患病率13.1%；高密度脂蛋白胆固醇（high-densitylipoprotein cholesterol，HDL-C）平均为1.19mmol/L，低HDL-C血症的患病率33.9%。中国成人血脂异常总体患病率高达40.40%，较2002年呈大幅度上升。人群血清胆固醇水平的升高将导致2010—2030年我国心血管病事件约增加920万。我国儿童、青少年高胆固醇血症患病率也有明显升高，预示未来中国成人血脂异常患病及相关疾病负担将继续加重。

　　以低密度脂蛋白胆固醇（low-density lipoprotein cholesterol，LDL-C）或TC升高为特点的血脂异常是动脉粥样硬化性心血管疾病（atherosclerotic cardiovascular disease，AS-CVD）重要的危险因素；降低LDL-C水平，可显著减少ASCVD的发病及死亡危险。其他类型的血脂异常，如TG增高或HDL-C降低与ASCVD发病危险的升高也存在一定的关联。

　　有效控制血脂异常，对我国ASCVD防控具有重要意义。鼓励民众采取健康的生活方式，是防治血脂异常和ASCVD的基本策略；对血脂异常患者，防治工作重点是提高血脂异常的知晓率、治疗率和控制率。近年来我国成人血脂异常患者的知晓率和治疗率虽有提高，但仍处于较低水平，血脂异常的防治工作亟待加强。

　　2007年，由多学科专家组成的联合委员会共同制订了《中国成人血脂异常防治指南》。该指南在充分采用中国人群流行病学和临床研究证据、结合国外研究结果及指南建议的基础上，提出了更适合中国人群的血脂异常防治建议，对我国血脂异常的防治工作起到了重要的指导作用。

2007 年以来，更多的临床研究证据进一步验证了降胆固醇治疗对 ASCVD 一级预防和二级预防的有效性和安全性，国际上许多学术机构相继更新或制订了新的血脂异常防治指南。此间我国临床血脂领域的研究有了很大进展。我国人群的前瞻性队列研究，在长期随访的基础上，获得了 20 年随访的新数据。在 2007 年指南推荐的 10 年总体危险评估方案基础上，提出了余生危险评估方案。

2013 年 11 月，在国家卫生和计划生育委员会疾病预防控制局的支持下，由国家心血管病中心、中华医学会心血管病学分会、中华医学会糖尿病学分会、中华医学会内分泌学分会以及中华医学会检验医学分会组成血脂指南修订联合委员会，在委员会成员中广泛征集新指南拟回答的核心问题，经讨论后最终确定了 4 个方面（指南修订的总体原则、心血管总体风险评估、调脂治疗的目标和特殊人群调脂治疗）共 17 个核心问题；指南工作组针对这些核心问题制定了具体的文献检索和评价策略，综合评价筛选出相关文献。检索文献库分别为中国生物医学文献数据库（CBM）、万方数据知识服务平台、中国知识资源总库（CNKI）、美国生物医学文献数据库（PubMed）和荷兰医学文摘检索系统（EMBASE）。同时利用国内长期队列研究的新数据开展了有针对性的分析。指南修订版提出的推荐建议是在系统评价基础上由多学科专家反复讨论形成，当专家意见出现分歧时，在充分考虑不同意见的基础上接受多数专家的共识。

指南修订参考了世界卫生组织、中华医学会临床指南制订的标准流程。指南修订过程中，由国家心血管病中心筹集资金，避免与厂家产生利益冲突。

本指南对推荐类别定义借鉴了欧美血脂相关指南的定义，具体表述如下：Ⅰ类：指已证实和（或）一致公认有益、有用和有效的操作或治疗，推荐使用。Ⅱ类：指有用和（或）有效的证据尚有矛盾或存在不同观点的操作或治疗。Ⅱa 类：有关证据/观点倾向于有用和（或）有效，应用这些操作或治疗是合理的；Ⅱb 类：有关证据/观点尚不能被充分证明有用和（或）有效，可考虑应用。Ⅲ类：指已证实和（或）一致公认无用和（或）无效，并对一些病例可能有害的操作或治疗，不推荐使用。

本指南对证据级别水平定义表述如下：证据水平 A：证据基于多项随机临床试验或荟萃分析。证据水平 B：证据基于单项随机临床试验或多项非随机对照研究。证据水平 C：仅为专家共识意见和（或）基于小规模研究、回顾性研究和注册研究结果。

一、血脂与脂蛋白

血脂是血清中的胆固醇、TG 和类脂（如磷脂）等的总称，与临床密切相关的血脂主要是胆固醇和 TG。在人体内胆固醇主要以游离胆固醇及胆固醇酯的形式存在；TG 是甘油分子中的 3 个羟基被脂肪酸酯化而形成。血脂不溶于水，必须与特殊的蛋白质即载脂蛋白（apolipoprotein，Apo）结合形成脂蛋白才能溶于血液，被运输至组织进行代谢。

脂蛋白分为：乳糜微粒（chylomicrons，CM）、极低密度脂蛋白（very - low - density lipoprotein，VLDL）、中间密度脂蛋白（intermediate - density lipoprotein，IDL）、低密度脂蛋白（low - density lipoprotein，LDL）和高密度脂蛋白（high - density lipoprotein，HDL）。此外，还有一种脂蛋白称为脂蛋白（a）[lipoprotein（a），Lp（a）]。各类脂蛋白的物理特性、主要成分、来源和功能列于附录 11 表 1。

附录11 表1 脂蛋白的特性和功能

分类	水合密度（g/mL）	颗粒直径（nm）	主要成分	主要载脂蛋白	来源	功能
CM	<0.950	80～500	TG	B48、A1、A2	小肠合成	将食物中的TG和胆固醇从小肠转运至其他组织
VLDL	0.950～1.006	30～80	TG	B100、E、Cs	肝脏合成	转运内源性TG至外周组织，经脂酶水解后释放游离脂肪酸
IDL	1.006～1.019	27～30	TG、胆固醇	B100、E	VLDL中TG经脂酶水解后形成	属LDL前体，部分经肝脏代谢
LDL	1.019～1.063	20～27	胆固醇	B100	VLDL和IDL中TG经脂酶水解后形成	胆固醇的主要载体，经LDL受体介导而被外周组织摄取和利用，与AS-CVD直接相关
HDL	1.063～1.210	8～10	磷脂，胆固醇	A₁、A₂、Cs	主要是肝脏和小肠合成	促进胆固醇从外周组织移去，转运胆固醇至肝脏或其他组织再分布，HDL－C与ASCVD负相关
Lp（a）	1.055～1.085	26	胆固醇	B100、（a）	在肝脏载脂蛋白（a）通过二硫键与LDL形成的复合物	可能与ASCVD相关

注：CM：乳糜微粒；VLDL：极低密度脂蛋白；IDL：中间密度脂蛋白；LDL：低密度脂蛋白；HDL：高密度脂蛋白；Lp（a）：脂蛋白（a）；TG：三酰甘油；ASCVD：动脉粥样硬化性心血管疾病；HDL－C：高密度脂蛋白胆固醇

1. 乳糜微粒（CM）　CM是血液中颗粒最大的脂蛋白，主要成分是TG，占近90%，其密度最低。正常人空腹12小时后采血时，血清中无CM，餐后以及某些病理状态下血液中含有大量CM时，血液外观白色浑浊。将血清试管放在4℃静置过夜，CM会漂浮到血清上层凝聚，状如奶油，此为检查有无CM存在的简便方法。

2. 极低密度脂蛋白（VLDL）　VLDL由肝脏合成，其TG含量约占55%，与CM一起统称为富含TG的脂蛋白。在没有CM存在的血清中，TG浓度能反映VLDL的多少。由于VLDL分子比CM小，空腹12小时的血清清亮透明，当空腹血清TG水平＞3.4mmol/L（300mg/dl）时，血清才呈乳状光泽直至浑浊。

3. 低密度脂蛋白（LDL）　LDL由VLDL和IDL转化而来（其中的TG经酯酶水解后形成LDL），LDL颗粒中含胆固醇约50%，是血液中胆固醇含量最多的脂蛋白，故称为富含胆固醇的脂蛋白。单纯性高胆固醇血症时，胆固醇浓度的升高与血清LDL－C水平呈平行关系。由于LDL颗粒小，即使LDL－C的浓度很高，血清也不会浑浊。LDL中的载脂蛋白95%以上为Apo B100。根据颗粒大小和密度高低不同，可将LDL分为不同的亚组分。LDL将胆固醇运送到外周组织，大多数LDL是由肝细胞和肝外的LDL受体进行分解代谢。

4. 高密度脂蛋白(HDL) HDL 主要由肝脏和小肠合成。HDL 是颗粒最小的脂蛋白,其中脂质和蛋白质部分几乎各占一半。HDL 中的载脂蛋白以 Apo A1 为主。HDL 是一类异质性脂蛋白,由于 HDL 颗粒中所含脂质、载脂蛋白、酶和脂质转运蛋白的量和质各不相同,采用不同分离方法,可将 HDL 分为不同亚组分。这些 HDL 亚组分在形状、密度、颗粒大小、电荷和抗动脉粥样硬化特性等方面均不相同。HDL 将胆固醇从周围组织(包括动脉粥样硬化斑块)转运到肝脏进行再循环或以胆酸的形式排泄,此过程称为胆固醇逆转运。

5. 脂蛋白(a)[Lp(a)] Lp(a)是利用免疫方法发现的一类特殊脂蛋白。Lp(a)脂质成分类似于 LDL,但其载脂蛋白部分除含有一分子 Apo B100 外,还含有一分子 Apo(a)。有关 Lp(a)合成和分解代谢的确切机制了解尚少。

6. 非高密度脂蛋白胆固醇(非 - HDL - C) 非 - HDL - C 是指除 HDL 以外其他脂蛋白中含有的胆固醇总和,计算公式如下:非 - HDL - C = TC - HDL - C。非 - HDL - C 作为 ASCVD 及其高危人群防治时调脂治疗的次要目标,适用于 TG 水平在 2.3 ~ 5.6mmol/L(200 ~ 500mg/dl)时,LDL - C 不高或已达治疗目标的个体。国际上有血脂指南建议将非 - HDL - C 列为 ASCVD 一级预防和二级预防的首要目标。

二、血脂检测项目

临床上血脂检测的基本项目为 TC、TG、LDL - C 和 HDL - C。其他血脂项目如 Apo A1、Apo B 和 Lp(a)的临床应用价值也日益受到关注。

1. 总胆固醇(TC) TC 是指血液中各种脂蛋白所含胆固醇之总和。影响 TC 水平的主要因素有:①年龄与性别:TC 水平常随年龄而上升,但 70 岁后不再上升甚或有所下降,中青年女性低于男性,女性绝经后 TC 水平较同年龄男性高;②饮食习惯:长期高胆固醇、高饱和脂肪酸摄入可使 TC 升高;③遗传因素:与脂蛋白代谢相关酶或受体基因发生突变,是引起 TC 显著升高的主要原因。

TC 对动脉粥样硬化性疾病的危险评估和预测价值不及 LDL - C 精准。利用公式计算非 - HDL - C 和 VLDL - C 时,必需检测 TC。

2. 三酰甘油(TG) TG 水平受遗传和环境因素的双重影响,与种族、年龄、性别以及生活习惯(如饮食、运动等)有关。与 TC 不同,TG 水平个体内及个体间变异大,同一个体 TG 水平受饮食和不同时间等因素的影响,所以同一个体在多次测定时,TG 值可能有较大差异。人群中血清 TG 水平呈明显正偏态分布。

TG 轻至中度升高常反映 VLDL 及其残粒(颗粒更小的 VLDL)增多,这些残粒脂蛋白由于颗粒变小,可能具有直接致动脉粥样硬化作用。但多数研究提示,TG 升高很可能是通过影响 LDL 或 HDL 的结构而具有致动脉粥样硬化作用。调查资料表明,血清 TG 水平轻至中度升高者患冠心病危险性增加。当 TG 重度升高时,常可伴发急性胰腺炎。

3. 低密度脂蛋白胆固醇(LDL - C) 胆固醇占 LDL 比重的 50% 左右,故 LDL - C 浓度基本能反映血液 LDL 总量。影响 TC 的因素均可同样影响 LDL - C 水平。LDL - C 增高是动脉粥样硬化发生、发展的主要危险因素。LDL 通过血管内皮进入血管壁内,在内皮下层滞留的 LDL 被修饰成氧化型 LDL(oxidized low - density lipoprotein, Ox - LDL),巨噬细胞吞噬 Ox - LDL 后形成泡沫细胞,后者不断增多、融合,构成动脉粥样硬化斑块的脂质核心。动脉粥样硬化病理虽表现为慢性炎症性反应特征,但 LDL 很可能是这种慢性炎症始动和维持的基本要素。一般情况下，LDL－C 与 TC 相平行，但 TC 水平也受 HDL－C 水平影响，故最好采用 LDL－C 作为 ASCVD 危险性的评估指标。

4. 高密度脂蛋白胆固醇（HDL－C） HDL 能将外周组织如血管壁内胆固醇转运至肝脏进行分解代谢，即胆固醇逆转运，可减少胆固醇在血管壁的沉积，起到抗动脉粥样硬化作用。因为 HDL 中胆固醇含量比较稳定，故目前多通过检测其所含胆固醇的量，间接了解血中 HDL 水平。

HDL－C 高低也明显受遗传因素的影响。严重营养不良者，伴随血清 TC 明显降低，HDL－C 也低下。肥胖者 HDL－C 多偏低，吸烟可使 HDL－C 下降。糖尿病、肝炎和肝硬化等疾病状态可伴有低 HDL－C，高 TG 血症患者多伴有低 HDL－C。而运动和少量饮酒会升高 HDL－C。大量流行病学资料表明，血清 HDL－C 水平与 ASCVD 发病危险呈负相关。

5. 载脂蛋白 A1（Apo A1） 正常人群血清 Apo A1 水平多在 1.2～1.6g/L 范围内，女性略高于男性。HDL 颗粒的蛋白质成分即载脂蛋白约占 50%，蛋白质中 Apo A1 占 65%～75%，而其他脂蛋白中 Apo A1 极少，所以血清 Apo A1 可以反映 HDL 水平，与 HDL－C 水平呈明显正相关，其临床意义也大体相似。

6. 载脂蛋白 B（Apo B） 正常人群中血清 Apo B 多在 0.8～1.1g/L。正常情况下，每一个 LDL、IDL、VLDL 和 Lp(a)颗粒中均含有 1 分子 Apo B，因 LDL 颗粒占绝大多数，大约 90% 的 Apo B 分布在 LDL 中。Apo B 有 Apo B48 和 Apo B100 两种，前者主要存在于 CM 中，后者主要存在于 LDL 中。除特殊说明外，临床常规测定的 Apo B 通常指的是 Apo B100。

血清 Apo B 主要反映 LDL 水平，与血清 LDL－C 水平呈明显正相关，两者的临床意义相似。在少数情况下，可出现高 Apo B 血症而 LDL－C 浓度正常的情况，提示血液中存在较多小而密的 LDL（small dense low－density lipoprotein，sLDL）。当高 TG 血症时（VLDL 高），sLDL（B 型 LDL）增高。与大而轻 LDL（A 型 LDL）相比，sLDL 颗粒中 Apo B 含量较多而胆固醇较少，故可出现 LDL－C 虽然不高，但血清 Apo B 增高的所谓"高 Apo B 血症"，它反映 B 型 LDL 增多。所以，Apo B 与 LDL－C 同时测定有利于临床判断。

7. 脂蛋白(a)[Lp(a)] 血清 Lp(a)浓度主要与遗传有关，基本不受性别、年龄、体重和大多数降胆固醇药物的影响。正常人群中 Lp(a)水平呈明显偏态分布，虽然个别人可高达 1000mg/L 以上，但 80% 的正常人在 200mg/L 以下。通常以 300mg/L 为切点，高于此水平者患冠心病的危险性明显增高，提示 Lp(a)可能具有致动脉粥样硬化作用，但尚缺乏临床研究证据。此外，Lp(a)增高还可见于各种急性时相反应、肾病综合征、糖尿病肾病、妊娠和服用生长激素等。在排除各种应激性升高的情况下，Lp(a)被认为是 AS-CVD 的独立危险因素。

各血脂项目测定数值的表达单位按国家标准为 mmol/L，国际上有些国家用 mg/dl，其转换系数如下：TC、HDL－C、LDL－C：1mg/L＝0.0259mmol/L；TG：1mg/L＝0.0113mmol/L。

三、血脂合适水平和异常切点

血脂异常的主要危害是增加 ASCVD 的发病危险。本指南对我国人群血脂成分合适水平及异常切点的建议（附录11 表2）基于多项对不同血脂水平的中国人群 ASCVD 发病危险的长期观察性研究结果，包括不同血脂水平对研究人群 10 年和 20 年 ASCVD 累积发病危险的独立影响；也参考了国际范围内多部血脂相关指南对血脂成分合适水平的建议及其依据。需要强调的是，这些血脂合适水平和异常切点主要适用于 ASCVD 一级预防的目标人群。

附录 11 表 2　中国 ASCVD 一级预防人群血脂合适水平和异常分层标准 [mmol/L(mg/dl)]

分层	TC	LDL－C	HDL－C	非－DHL－C	TG
理想水平	－	<2.6(100)	－	<3.4(130)	－
合适水平	<5.2(200)	<3.4(130)	－	<4.1(160)	<1.7(150)
边缘升高	≥5.2(200) 且<6.2(240)	≥3.4(130) 且<4.1(160)	－	≥4.1(160) 且<4.9(190)	≥1.7(150) 且<2.3(200)
升高	≥6.2(240)	≥4.1(160)	－	≥4.9(190)	≥2.3(200)
降低	－	－	<1.0(40)	－	－

注：ASCVD：动脉粥样硬化性心血管疾病；TC：总胆固醇；LDL－C：低密度脂蛋白胆固醇；HDL－C：高密度脂蛋白胆固醇；非－HDL－C：非高密度脂蛋白胆固醇；TG：三酰甘油

四、血脂异常分类

血脂异常通常指血清中胆固醇和(或)TG 水平升高，俗称高脂血症。实际上血脂异常也泛指包括低 HDL－C 血症在内的各种血脂异常。分类较繁杂，最简单的有病因分类和临床分类两种，最实用的是临床分类。

1. 血脂异常病因分类

(1)继发性高脂血症：是指由于其他疾病所引起的血脂异常。可引起血脂异常的疾病主要有：肥胖、糖尿病、肾病综合征、甲状腺功能减退症、肾衰竭、肝脏疾病、系统性红斑狼疮、糖原累积症、骨髓瘤、脂肪萎缩症、急性卟啉病、多囊卵巢综合征等。此外，某些药物如利尿药、非心脏选择性 β－受体阻滞药、糖皮质激素等也可能引起继发性血脂异常。

(2)原发性高脂血症：除了不良生活方式(如高能量、高脂和高糖饮食、过度饮酒等)与血脂异常有关，大部分原发性高脂血症是由于单一基因或多个基因突变所致。由于基因突变所致的高脂血症多具有家族聚集性，有明显的遗传倾向，特别是单一基因突变者，故临床上通常称为家族性高脂血症。

例如编码 LDL 受体基因的功能缺失型突变，或编码与 LDL 受体结合的 Apo B 基因突变，或分解 LDL 受体的前蛋白转化酶枯草溶菌素 9(proprotein convertase subtilisin/kexin type 9, PCSK9)基因的功能获得型突变，或调整 LDL 受体到细胞膜血浆表面的 LDL 受体调整蛋白基因突变可引起家族性高胆固醇血症(familial hyperoholesterolemia, FH)。80% 以上 FH 患者是单一基因突变所致，但高胆固醇血症具有多个基因突变的特性。LDL 受体基因的功能缺失型突变是 FH 的主要病因。纯合子型家族性高胆固醇血症(homozygous familial hypercholesterolemia, HoFH)发病率 1/30 万~1/16 万，杂合子型家族性高胆固醇血症(heterozygous familial hypercholesterolemia, HeFH)发病率 1/500~1/200。

家族性高 TG 血症是单一基因突变所致，通常是参与 TG 代谢的脂蛋白脂解酶、或 Apo C2、或 Apo A5 基因突变导致，表现为重度高 TG 血症(TG >10mmol/L)，其发病率为 1/100 万。轻中度高 TG 血症通常具有多个基因突变特性。

2. 血脂异常临床分类　　从实用角度出发，血脂异常可进行简易的临床分类(附录11表3)。

附录11表3　血脂异常的临床分类

	TC	TG	HDL – C	相当于WHO表型
高胆固醇血症	增高	–	–	Ⅱa
高TG血症	–	增高	–	Ⅳ、Ⅰ
混合型高脂血症	增高	增高	–	Ⅱb、Ⅲ、Ⅳ、Ⅴ
低HDL – C血症	–	–	降低	–

注:TC:总胆固醇;TG:三酰甘油;HDL – C:高密度脂蛋白胆固醇;WHO:世界卫生组织

五、血脂异常筛查

早期检出血脂异常个体，监测其血脂水平变化，是有效实施ASCVD防治措施的重要基础。我国绝大部分医疗机构均具有血脂检测条件，血脂异常患者检出和监测工作，主要通过对医疗机构就诊人群进行常规血脂检测来开展。这些人群既包括已经患有AS-CVD的人群，也包括尚未患有ASCVD的人群。健康体检也是检出血脂异常患者的重要途径。为了及时发现血脂异常，建议20~40岁成年人至少每5年测量1次血脂(包括TC、LDL – C、HDL – C和TG);建议40岁以上男性和绝经期后女性每年检测血脂;AS-CVD患者及其高危人群，应每3~6个月测定1次血脂。因ASCVD住院患者，应在入院时或入院24小时内检测血脂。

血脂检查的重点对象为:①有ASCVD病史者;②存在多项ASCVD危险因素(如高血压、糖尿病、肥胖、吸烟)的人群;③有早发性心血管病家族史者(指男性一级直系亲属在55岁前或女性一级直系亲属在65岁前患缺血性心血管病)，或有家族性高脂血症患者;④皮肤或肌腱黄色瘤及跟腱增厚者。

血脂检测结果受多种因素影响，建议按临床血脂测定建议(附件1)的要求开展血脂检测工作。

六、总体心血管危险评估

LDL – C或TC水平对个体或群体ASCVD发病危险具有独立的预测作用，但个体发生ASCVD危险的高低不仅取决于胆固醇水平高低，还取决于同时存在的ASCVD其他危险因素的数目和水平。相同LDL – C水平个体，其他危险因素数目和水平不同，ASCVD总体发病危险可存在明显差异。更重要的是，ASCVD总体危险并不是胆固醇水平和其他危险因素独立作用的简单叠加，而是胆固醇水平与多个危险因素复杂交互作用的共同结果。这导致同样的胆固醇水平，可因其他危险因素的存在而具有更大的危害。全面评价ASCVD总体危险是防治血脂异常的必要前提。评价ASCVD总体危险，不仅有助于确定血脂异常患者调脂治疗的决策，也有助于临床医生针对多重危险因素，制定出个体化的综合治疗决策，从而最大程度降低患者ASCVD总体危险。目前，国内外发布的血脂异常防治指南的核心内容均包括ASCVD发病总体危险的评估方法和危险分层的标准。2007年版血脂指南中，提出用"缺血性心血管病"(冠心病和缺血性卒中)发病危险来反映血脂异常及其他心血管病主要危险因素的综合致病危险。对10年ASCVD发病危险为中危

且年龄 <55 岁的人群,本版血脂指南增加了进行 ASCVD 余生危险评估的建议,以利于早期识别 ASCVD 余生危险为高危的个体,并进行积极干预。

在进行危险评估时,已诊断 ASCVD 者直接列为极高危人群;符合如下条件之一者直接列为高危人群:①LDL – C≥4.9mmol/L(190mg/dl);②1.8mmol/L(70mg/dl)≤LDL – C <4.9mmol/L(190mg/dl)且年龄在 40 岁及以上的糖尿病患者。符合上述条件的极高危和高危人群不需要按危险因素个数进行 ASCVD 危险分层。

不具有以上 3 种情况的个体,在考虑是否需要调脂治疗时,应按照图 1 的流程进行未来 10 年间 ASCVD 总体发病危险的评估。本次指南修订的危险分层按照 LDL – C 或 TC 水平、有无高血压及其他 ASCVD 危险因素个数分成 21 种组合,并按照不同组合的 AS-CVD 10 年发病平均危险按 <5%,5% ~9% 和≥10% 分别定义为低危、中危和高危。本次修订延续了 2007 年血脂指南危险分层方案,将高血压作为危险分层的重要参数(附录 11 图 1)。本版指南提供了更加定量的 ASCVD 发病危险分层图作为危险分层的参考(附件 2)。

符合下列任意条件者,可直接列为高危或极高危人群
极高危:ASCVD 患者
高危:(1)LDL–C ≥ 4.9 mmol/L 或 TC ≥ 7.2 mmol/L
(2)糖尿病患者 1.8 mmol/L ≤ LDL–C<4.9 mmol/L(或)3.1 mmol/L ≤ TC<7.2 mmol/L 且年龄≥ 40 岁

↓ 不符合者,评估 10 年 ASCVD 发病危险

危险因素个数*		血清胆固醇水平分层(mmol/L)		
		3.1 ≤ TC <4.1(或) 1.8 ≤ LDL-C <2.6	4.1 ≤ TC <5.2(或) 2.6 ≤ LDL-C <3.4	5.2 ≤ TC <7.2(或) 3.4 ≤ LDL-C <4.9
无高血压	0~1 个	低危(<5%)	低危(<5%)	低危(<5%)
	2 个	低危(<5%)	低危(<5%)	中危(5%至9%)
	3 个	低危(<5%)	中危(5%至9%)	中危(5%至9%)
有高血压	0 个	低危(<5%)	低危(<5%)	低危(<5%)
	1 个	低危(<5%)	中危(5%至9%)	中危(5%至9%)
	2 个	中危(5%至9%)	高危(>10%)	高危(>10%)
	3 个	高危(>10%)	高危(>10%)	高危(>10%)

↓ ASCVD10 年发病危险为中危且年龄小于 55 岁者,评估余生危险

具有以下任意 2 项及以上危险因素者,定义为高危:	
⊘ 收缩压≥ 160 mmHg 或舒张压≥ 100 mmHg	⊘ BMI ≥ 28 kg/m²
⊘ 非 –HDL-C ≥ 5.2 mmol/L(200 mg/dl)	⊘ 吸烟
⊘ HDL-C < 1.0 mmol/L(40 mg/dl)	

附录 11 图 1 ASCVD 危险评估流程图

注:*:包括吸烟、低 HDC – C 及男性≥45 岁或女性≥55 岁。慢性肾病患者的危险评估及治疗请参见特殊人群血脂异常的治疗。ASCVD:动脉粥样硬化性心血管疾病;TC:总胆固醇;LDL – C:低密度脂蛋白胆固醇;HDC – C:高密度脂蛋白胆固醇;非 – HDC – C:非高密度脂蛋白胆固醇;BMI:体重指数。1mmHg =0.133kPa

由于国内外研究已经揭示危险因素水平对年龄低于 55 岁的人群余生危险的影响，本次指南修订建议对 ASCVD 10 年发病危险为中危的人群进行 ASCVD 余生危险的评估，以便识别出中青年 ASCVD 余生危险为高危的个体，对包括血脂在内的危险因素进行早期干预。对于 ASCVD 10 年发病危险为中危的人群，如果具有以下任意 2 项及以上危险因素者，其 ASCVD 余生危险为高危。这些危险因素包括：①收缩压≥160mmHg(1mmHg=0.133kPa)或舒张压≥100mmHg；②非－HDL－C≥5.2mmol/L(200mg/dl)；③HDL－C<1.0mmol/L(40mg/dl)；④体重指数(bodymass index，BMI)≥28kg/m^2；⑤吸烟。

七、血脂异常治疗原则

血脂异常治疗的宗旨是防控 ASCVD，降低心肌梗死、缺血性卒中或冠心病死亡等心血管病临床事件发生危险。由于遗传背景和生活环境不同，个体罹患 ASCVD 危险程度显著不同，调脂治疗能使 ASCVD 患者或高危人群获益。临床应根据个体 ASCVD 危险程度，决定是否启动药物调脂治疗(Ⅰ类推荐，A 级证据)。

1. 调脂治疗靶点　血脂异常尤其是 LDL－C 升高是导致 ASCVD 发生、发展的关键因素。大量临床研究反复证实，无论采取何种药物或措施，只要能使血清 LDL－C 水平下降，就可稳定、延缓或消退动脉粥样硬化病变，并能显著减少 ASCVD 的发生率、致残率和死亡率。国内外血脂异常防治指南均强调，LDL－C 在 ASCVD 发病中起着核心作用，提倡以降低血清 LDL－C 水平来防控 ASCVD 危险。所以，推荐以 LDL－C 为首要干预靶点(Ⅰ类推荐，A 级证据)。

而非－HDL－C 可作为次要干预靶点(Ⅱa 类推荐，B 级证据)。将非－HDL－C 作为次要干预靶点，是考虑到高 TG 血症患者体内有残粒脂蛋白升高，后者很可能具有致动脉粥样硬化作用。

2. 调脂目标值设定　调脂治疗设定目标值已为临床医生所熟知并习惯应用。然而，有部分国外新发表的血脂异常诊疗指南不推荐设定调脂目标值。其理由是：尚无随机对照研究证据支持具体的血脂治疗目标值是多少，也不知道何种血脂目标值能带来 AS-CVD 危险最大幅度的降低。然而，若取消调脂目标值则会严重影响患者服用调脂药的依从性。从调脂治疗获益的角度来说，长期坚持治疗最为重要。只有在设定调脂目标值后，医生才能更加准确地评价治疗方法的有效性，并能与患者有效交流，提高患者服用调脂药的依从性。在我国取消调脂目标值更没有证据和理由，为此，调脂治疗需要设定目标值(Ⅰ类推荐，C 级证据)。

3. 调脂达标值　应根据 ASCVD 的不同危险程度，确定调脂治疗需要达到的胆固醇基本目标值。推荐将 LDL－C 降至某一切点(目标值)主要是基于危险－获益程度来考虑：未来发生心血管事件危险度越高者，获益越大；尽管将 LDL－C 降至更低，心血管临床获益会更多些，但药物相关不良反应会明显增多。此外，卫生经济学也是影响治疗决策的一个重要因素，必须加以考量。

凡临床上诊断为 ASCVD[包括急性冠状动脉综合征(acute coronary syndrome，ACS)，稳定性冠心病、血运重建术后、缺血性心肌病、缺血性卒中、短暂性脑缺血发作、外周动脉粥样硬化病等]患者均属极高危人群。而在非 ASCVD 人群中，则需根据胆固醇水平和危险因素的严重程度及其数目多少，进行危险评估，将其分为高危、中危或低危，由个体心血管病发病危险程度决定需要降低 LDL – C 的目标值。不同危险人群需要达到的 LDL – C/非 – HDL – C 目标值有很大不同(附录 11 表 4,Ⅰ类推荐,B 级证据)。

附录 11 表 4　不同 ASCVD 危险人群将 LDL – C/非 – HDL – C 治疗达标值

危险等级	LDL – C	非 – HDL – C
低危、中危	<3.4mmol/L(130mg/dl)	<4.1mmol/L(160mg/dl)
高危	<2.6mmol/L(100mg/dl)	<3.4mmol/L(130mg/dl)
极高危	<1.8mmol/L(70mg/dl)	<2.6mmol/L(100mg/dl)

注:ASCVD:动脉粥样硬化性心血管疾病;LDL – C:低密度脂蛋白胆固醇;非 – HDL – C:非高密度脂蛋白胆固醇

　　所有强化他汀治疗的临床研究结果均显示,数倍增量他汀确实可使 ASCVD 事件发生危险有所降低,但获益的绝对值小,且全因死亡并未下降。在他汀联合依折麦布治疗的研究中也得到相似的结果,将 LDL – C 从 1.8mmol/L 降至 1.4mmol/L,能够使心血管事件的绝对危险进一步降低 2.0%,相对危险降低 6.4%,但心血管死亡或全因死亡危险未降低。提示将 LDL – C 降至更低,虽然存在临床获益空间,但绝对获益幅度已趋缩小。

　　如果 LDL – C 基线值较高,若现有调脂药物标准治疗 3 个月后,难以使 LDL – C 降至基本目标值,则可考虑将 LDL – C 至少降低 50% 作为替代目标(Ⅱa 类推荐,B 级证据)。临床上也有部分极高危患者 LDL – C 基线值已在基本目标值以内,这时可将其 LDL – C 从基线值降低 30% 左右(Ⅰ类推荐,A 级证据)。

　　非 – HDL – C 目标值比 LDL – C 目标值约高 0.8mmol/L(30mg/dl)。不同危险人群非 – HDL – C 治疗目标值见表 4(Ⅰ类推荐,B 级证据)。

　　4. 调脂达标策略　近 20 年来,多项大规模临床试验结果一致显示,他汀类药物在 ASCVD 一级和二级预防中均能显著降低心血管事件(包括心肌梗死、冠心病死亡和缺血性卒中等)危险。他汀类已成为防治这类疾病最为重要的药物。所以,为了调脂达标,临床上应首选他汀类调脂药物(Ⅰ类推荐,A 级证据)。

　　然而,如何合理有效使用他汀类药物存有争议。新近国外有指南推荐临床上起始就使用高强度(相当于最大允许使用剂量)他汀,但在中国人群中,最大允许使用剂量他汀的获益递增及安全性尚未能确定。HPS2 – THRIVE 研究表明,采用完全相同的他汀药物和剂量,中国人群比欧洲人群可以达到更低的 LDL – C 水平。DYSIS – CHINA 研究显示,增大他汀剂量并未使 LDL – C 达标率增加。CHILLAS 研究结果未显示高强度他汀在中国 ACS 患者中能更多获益。在中国人群中,安全性是使用高强度他汀需要关注的问题。越来越多的研究表明,高强度他汀治疗伴随着更高的肌病以及肝酶上升风险,而这在中国人群中更为突出。HPS2 – THRIVE 研究表明使用中等强度他汀治疗时,中国患者肝脏不良反应发生率明显高于欧洲患者,肝酶升高率(> 正常值上限 3 倍)超过欧洲患者 10 倍,而肌病风险也高于欧洲人群 10 倍。目前,尚无关于中国人群高强度他汀治疗的安全性数据。

　　他汀类药物调脂疗效的特点是每种他汀的起始剂量均有良好调脂疗效;而当剂量增倍时,LDL – C 进一步降低幅度仅约 6%(他汀疗效 6% 效应)。他汀剂量增倍,药费成比例增加，而降低 LDL - C 疗效的增加相对较小。因此，建议临床上起始应用中等强度他汀，根据个体调脂疗效和耐受情况，适当调整剂量，若胆固醇水平不达标，与其他调脂药物(如依折麦布)联合应用，可获得安全有效的调脂效果(Ⅰ类推荐，B 级证据)。

5. 其他血脂异常的干预　除积极干预胆固醇外，其他血脂异常是否也需要进行处理，尚缺乏相关临床试验获益的证据。血清 TG 的合适水平为 <1.7mmol/L(150mg/dl)。当血清 TG≥1.7mmol/L(150mg/dl)时，首先应用非药物干预措施，包括治疗性饮食、减轻体重、减少饮酒、戒烈性酒等。若 TG 水平仅轻、中度升高[2.3 ~ 5.6mmol/L(200 ~ 500mg/dl)]，为了防控 ASCVD 危险，虽然以降低 LDL - C 水平为主要目标，但同时应强调非 - HDL - C 需达到基本目标值。经他汀治疗后，如非 - HDL - C 仍不能达到目标值，可在他汀类基础上加用贝特类、高纯度鱼油制剂。对于严重高 TG 血症患者，即空腹 TG≥5.7mmol/L(500mg/dl)，应首先考虑使用主要降低 TG 和 VLDL - C 的药物(如贝特类、高纯度鱼油制剂或烟酸)。

对于 HDL - C <1.0mmol/L(40mg/dl)者，主张控制饮食和改善生活方式，目前无药物干预的足够证据。

6. 生活方式干预　血脂异常明显受饮食及生活方式的影响，饮食治疗和生活方式改善是治疗血脂异常的基础措施。无论是否进行药物调脂治疗，都必须坚持控制饮食和改善生活方式(Ⅰ类推荐，A 级证据)。良好的生活方式包括坚持心脏健康饮食、规律运动、远离烟草和保持理想体重。生活方式干预是一种最佳成本/效益比和风险/获益比的治疗措施。

7. 治疗过程的监测　饮食与非药物治疗者，开始 3 ~ 6 个月应复查血脂水平，如血脂控制达到建议目标，则继续非药物治疗，但仍须每 6 个月至 1 年复查，长期达标者可每年复查 1 次。服用调脂药物者，需要进行更严密的血脂监测。首次服用调脂药者，应在用药 6 周内复查血脂及转氨酶和肌酸激酶。如血脂能达到目标值，且无药物不良反应，逐步改为每 6 ~ 12 个月复查 1 次；如血脂未达标且无药物不良反应者，每 3 个月监测 1 次。如治疗 3 ~ 6 个月后，血脂仍未达到目标值，则需调整调脂药剂量或种类，或联合应用不同作用机制的调脂药进行治疗。每当调整调脂药种类或剂量时，都应在治疗 6 周内复查。治疗性生活方式改变(therapeutic lifestyle change，TLC)和调脂药物治疗必须长期坚持，才能获得良好的临床益处。

八、治疗性生活方式改变

血脂异常与饮食和生活方式有密切关系，饮食治疗和改善生活方式是血脂异常治疗的基础措施。无论是否选择药物调脂治疗，都必须坚持控制饮食和改善生活方式(附录 11 表 5)。在满足每日必需营养和总能量需要的基础上，当摄入饱和脂肪酸和反式脂肪酸的总量超过规定上限时，应该用不饱和脂肪酸来替代。建议每日摄入胆固醇 <300mg，尤其是 ASCVD 等高危患者，摄入脂肪不应超过总能量的 20% ~ 30%。一般人群摄入饱和脂肪酸应小于总能量的 10%；而高胆固醇血症者饱和脂肪酸摄入量应小于总能量的 7%，反式脂肪酸摄入量应小于总能量的 1%，高 TG 血症者更应尽可能减少每日摄入脂肪总量，每日烹调油应少于 30g。脂肪摄入应优先选择富含 ω - 3 多不饱和脂肪酸的食物(如深海鱼、鱼油、植物油)。

附录 11 表 5　生活方式改变基本要素

要素	建议
限制使 LDL－C 升高的膳食成分	
饱和脂肪酸	＜总能量的7%
膳食胆固醇	＜300mg/d
增加降低 LDL－C 的膳食成分	
植物固醇	2～3g/d
水溶性膳食纤维	10～25g/d
总能量	调节到能够保持理想体重或减轻体重
身体活动	保持中等强度锻炼，每天至少消耗200kcal 热量

注：LDL－C：低密度脂蛋白胆固醇

建议每日摄入糖类占总能量的50%～65%。选择使用富含膳食纤维和低升糖指数的糖类替代饱和脂肪酸，每日饮食应包含25～40g 膳食纤维（其中 7～13g 为水溶性膳食纤维）。糖类摄入以谷类、薯类和全谷物为主，其中添加糖摄入不应超过总能量的10%（对于肥胖和高 TG 血症者要求比例更低）。食物添加剂如植物固醇/烷醇（2～3g/d），水溶性/黏性膳食纤维（10～25g/d）有利于血脂控制，但应长期监测其安全性。

1. 控制体重　肥胖是血脂代谢异常的重要危险因素。血脂代谢紊乱的超重或肥胖者的能量摄入应低于身体能量消耗，以控制体重增长，并争取逐渐减少体重至理想状态。减少每日食物总能量（每日减少 300～500kcal），改善饮食结构，增加身体活动，可使超重和肥胖者体重减少10% 以上。维持健康体重（BMI：20.0～23.9kg/m^2），有利于血脂控制。

2. 身体活动　建议每周5～7 天、每次 30 分钟中等强度代谢运动。对于 ASCVD 患者应先进行运动负荷试验，充分评估其安全性后，再进行身体活动。

3. 戒烟　完全戒烟和有效避免吸入二手烟，有利于预防 ASCVD，并升高 HDL－C 水平。可以选择戒烟门诊、戒烟热线咨询以及药物来协助戒烟。

4. 限制饮酒　中等量饮酒（男性每天 20～30g 乙醇，女性每天 10～20g 乙醇）能升高 HDL－C 水平。但即使少量饮酒也可使高 TG 血症患者 TG 水平进一步升高。饮酒对于心血管事件的影响尚无确切证据，提倡限制饮酒。

九、调脂药物治疗

人体血脂代谢途径复杂，有诸多酶、受体和转运蛋白参与。临床上可供选用的调脂药物有许多种类，大体上可分为两大类：①主要降低胆固醇的药物；②主要降低 TG 的药物。其中部分调脂药物既能降低胆固醇，又能降低 TG。对于严重的高脂血症，常需多种调脂药联合应用，才能获得良好疗效。

1. 主要降低胆固醇的药物　这类药物的主要作用机制是抑制肝细胞内胆固醇的合成，加速 LDL 分解代谢或减少肠道内胆固醇的吸收，包括他汀类、胆固醇吸收抑制药、普罗布考、胆酸螯合剂及其他调脂药（脂必泰、多廿烷醇）等。

（1）他汀类（statins）：亦称3－羟基3－甲基戊二酰辅酶 A（3－hydroxy－3－methylglutaryl – coenzyme A,HMG – CoA)还原酶抑制药,能够抑制胆固醇合成限速酶 HMG – CoA 还原酶,减少胆固醇合成,继而上调细胞表面 LDL 受体,加速血清 LDL 分解代谢。此外,还可抑制 VLDL 合成。因此,他汀类能显著降低血清 TC、LDL – C 和 Apo B 水平,也能降低血清 TG 水平和轻度升高 HDL – C 水平。

他汀类药物问世在人类 ASCVD 防治史上具有里程碑式的意义。4S 临床试验首次证实他汀类可降低冠心病死亡率和患者的总死亡率,此后的 CARE、LIPID、LIPS 等研究也证实这类药物在冠心病二级预防中的重要作用。HPS 研究表明,在基线胆固醇不高的高危人群中,他汀类治疗能获益。强化他汀治疗的临床试验主要有 PROVE – IT、A to Z、TNT、MIRACL 和 IDEAL 等,与常规剂量他汀类相比,冠心病患者强化他汀治疗可进一步降低心血管事件,但降低幅度不大,且不降低总死亡率。ASTEROID 研究证实他汀类药物治疗可逆转冠状动脉粥样硬化斑块。WOSCOPS、AFCAPS/TexCAPS、CARDS、JUPITER、HPS 等研究将他汀类应用从 ASCVD 患者扩展到一级预防和更广泛的人群。目前他汀类在心血管病高危人群一级预防中的作用已得到肯定,但在心血管病低危人群中的应用效果有待于进一步研究。多项研究针对特殊人群进行了探索,SPARCL、PROSPER、CARDS、ALLHAT – LLT 和 ASCOT – LLA 研究分别显示出他汀在卒中、老年人、糖尿病及高血压患者中有临床获益。此外,中国的临床研究证据不支持 ACS 患者经皮冠状动脉介入治疗(percutaneous coronary intervention,PCI)术前短期强化他汀治疗的心血管获益,最新国外指南也未对 PCI 围术期短期强化他汀干预策略予以推荐。

他汀类药物适用于高胆固醇血症、混合性高脂血症和 ASCVD 患者。目前国内临床上有洛伐他汀、辛伐他汀、普伐他汀、氟伐他汀、阿托伐他汀、瑞舒伐他汀和匹伐他汀。不同种类与剂量的他汀降胆固醇幅度有较大差别,但任何一种他汀剂量倍增时,LDL – C 进一步降低幅度仅约 6%,即所谓"他汀疗效 6% 效应"。他汀类可使 TG 水平降低 7% ~ 30%,HDL – C 水平升高 5% ~15%。

他汀可在任何时间段每天服用 1 次,但在晚上服用时 LDL – C 降低幅度可稍有增多。他汀应用取得预期疗效后应继续长期应用,如能耐受应避免停用。有研究提示,停用他汀有可能增加心血管事件的发生。如果应用他汀类后发生不良反应,可采用换用另一种他汀、减少剂量、隔日服用或换用非他汀类调脂药等方法处理。

胆固醇治疗研究者协作组(CTT)分析结果表明,在心血管危险分层不同的人群中,他汀治疗后,LDL – C 每降低 1mmol/L,主要心血管事件相对危险减少 20%,全因死亡率降低 10%,而非心血管原因引起的死亡未见增加。现有研究反复证明,他汀降低 ASCVD 事件的临床获益大小与其降低 LDL – C 幅度呈线性正相关,他汀治疗产生的临床获益来自 LDL – C 降低效应。不同种类与剂量的他汀降低 LDL – C 幅度见附录 11 表 6。

血脂康胶囊虽被归入调脂中药,但其调脂机制与他汀类似,系通过现代 GMP 标准工艺,由特制红曲加入稻米生物发酵精制而成,主要成分为 13 种天然复合他汀,系无晶型结构的洛伐他汀及其同类物。常用剂量为 0.6g,2 次/天。中国冠心病二级预防研究(CCSPS)及其他临床研究证实,血脂康胶囊能够降低胆固醇,并显著降低冠心病患者总死亡率、冠心病死亡率以及心血管事件发生率,不良反应少。

附录 11 表 6　他汀类药物将胆固醇强度

高强度 （每日剂量可降低 LDL – C≥50%）	中等强度 （每日剂量可降低 LDL – C 25% ~ 50%）
阿托伐他汀 40 ~ 80mg* 瑞舒伐他汀 20mg	阿托伐他汀 10 ~ 20mg 瑞舒伐他汀 5 ~ 10mg 氟伐他汀 80mg 洛伐他汀 40mg 匹伐他汀 2 ~ 4mg 普伐他汀 40mg 辛伐他汀 20 ~ 40mg 血脂康 1.2g

注：*:阿托伐他汀80mg 国人经验不足，须谨慎使用；LDL – C：低密度脂蛋白胆固醇

绝大多数人对他汀的耐受性良好，其不良反应多见于接受大剂量他汀治疗者，常见表现如下：

肝功能异常：主要表现为转氨酶升高，发生率0.5% ~ 3.0%，呈剂量依赖性。血清丙氨酸氨基转移酶(alanine aminotransferase，ALT)和（或）天（门）冬氨酸氨基转移酶(aspartate aminotransferase，AST)升高达正常值上限 3 倍以上及合并胆红素升高患者，应减量或停药。对于转氨酶升高在正常值上限 3 倍以内者，可在原剂量或减量的基础上进行观察，部分患者经此处理后转氨酶可恢复正常。失代偿性肝硬化及急性肝功能衰竭是他汀类药物应用禁忌证。

他汀类药物相关肌肉不良反应包括肌痛、肌炎和横纹肌溶解。患者有肌肉不适和（或）无力，且连续检测肌酸激酶呈进行性升高时，应减少他汀类剂量或停药。

长期服用他汀有增加新发糖尿病的危险，发生率10% ~ 12%，属他汀类效应。他汀类对心血管疾病的总体益处远大于新增糖尿病危险，无论是糖尿病高危人群还是糖尿病患者，有他汀类治疗适应证者都应坚持服用此类药物。

他汀治疗可引起认知功能异常，但多为一过性，发生概率不高。荟萃分析结果显示他汀对肾功能无不良影响。他汀类药物的其他不良反应还包括头痛、失眠、抑郁以及消化不良、腹泻、腹痛、恶心等消化道症状。

（2）胆固醇吸收抑制药：依折麦布能有效抑制肠道内胆固醇的吸收。IMPROVE – IT研究表明 ACS 患者在辛伐他汀基础上加用依折麦布能够进一步降低心血管事件。SHARP 研究显示依折麦布和辛伐他汀联合治疗对改善慢性肾脏疾病(chronic kidney disease，CKD)患者的心血管疾病预后具有良好作用。依折麦布推荐剂量为 10mg/d，依折麦布的安全性和耐受性良好，其不良反应轻微且多为一过性，主要表现为头疼和消化道症状，与他汀联用也可发生转氨酶增高和肌痛等不良反应，禁用于妊娠期和哺乳期。

（3）普罗布考：普罗布考通过掺入 LDL 颗粒核心中，影响脂蛋白代谢，使 LDL 易通过非受体途径被清除。普罗布考常用剂量为每次 0.5g，2 次/天。主要适用于高胆固醇血症，尤其是 HoFH 及黄色瘤患者，有减轻皮肤黄色瘤的作用。常见不良反应为胃肠道反应；也可引起头晕、头痛、失眠、皮疹等；极为少见的严重不良反应为 Q – T 间期延长。

室性心律失常、Q - T 间期延长、血钾过低者禁用。

（4）胆酸螯合剂：为碱性阴离子交换树脂，可阻断肠道内胆汁酸中胆固醇的重吸收。临床用法：考来烯胺每次 5g，3 次/天；考来替泊每次 5g，3 次/天；考来维仑每次 1.875g，2 次/天。与他汀类联用，可明显提高调脂疗效。常见不良反应有胃肠道不适、便秘和影响某些药物的吸收。此类药物的绝对禁忌证为异常 β 脂蛋白血症和血清 TC > 4.5mmol/L（400mg/dl）。

（5）其他调脂药：脂必泰是一种红曲与中药（山楂、泽泻、白术）的复合制剂。常用剂量为每次 0.24 ~ 0.48g，2 次/天，具有轻中度降低胆固醇作用。该药的不良反应少见。

多廿烷醇是从甘蔗蜡中提纯的一种含有 8 种高级脂肪伯醇的混合物，常用剂量为 10 ~ 20mg/d，调脂作用起效慢，不良反应少见。

2. 主要降低 TG 的药物　有 3 种主要降低 TG 的药物：贝特类、烟酸类和高纯度鱼油制剂。

（1）贝特类：通过激活过氧化物酶体增生物激活受体 α（peroxisome proliferator activated receptor - α，PPAR - α）和激活脂蛋白脂酶（lipoprotein lipase，LPL）而降低血清 TG 水平和升高 HDL - C 水平。常用的贝特类药物有：非诺贝特片每次 0.1g，3 次/天；微粒化非诺贝特每次 0.2g，1 次/天；吉非贝齐每次 0.6g，2 次/天；苯扎贝特每次 0.2g，3 次/天。常见不良反应与他汀类药物类似，包括肝脏、肌肉和肾毒性等，血清肌酸激酶和 ALT 水平升高的发生率均 <1%。临床试验结果荟萃分析提示贝特类药物能使高 TG 伴低 HDL - C 人群心血管事件危险降低 10% 左右，以降低非致死性心肌梗死和冠状动脉血运重建术为主，对心血管死亡、致死性心肌梗死或卒中无明显影响。

（2）烟酸类：烟酸也称作维生素 B$_3$，属人体必需维生素。大剂量时具有降低 TC、LDL - C 和 TG 以及升高 HDL - C 的作用。调脂作用与抑制脂肪组织中激素敏感脂酶活性、减少游离脂肪酸进入肝脏和降低 VLDL 分泌有关。烟酸有普通和缓释两种剂型，以缓释剂型更为常用。缓释片常用量为每次 1 ~ 2g，1 次/天。建议从小剂量（0.375 ~ 0.5g/d）开始，睡前服用；4 周后逐渐加量至最大常用剂量。最常见的不良反应是颜面潮红，其他有肝脏损害、高尿酸血症、高血糖、棘皮症和消化道不适等，慢性活动性肝病、活动性消化性溃疡和严重痛风者禁用。早期临床试验结果荟萃分析发现，烟酸无论是单用还是与其他调脂药物合用均可改善心血管预后，心血管事件减少 34%，冠状动脉事件减少 25%。由于在他汀基础上联合烟酸的临床研究提示与单用他汀相比无心血管保护作用，欧美多国已将烟酸类药物淡出调脂药物市场。

（3）高纯度鱼油制剂：鱼油主要成分为 n - 3 脂肪酸即 ω - 3 脂肪酸。常用剂量为每次 0.5 ~ 1.0g，3 次/天，主要用于治疗高 TG 血症。不良反应少见，发生率 2% ~ 3%，包括消化道症状，少数病例出现转氨酶或肌酸激酶轻度升高，偶见出血倾向。早期有临床研究显示高纯度鱼油制剂可降低心血管事件，但未被随后的临床试验证实。

3. 新型调脂药物　近年来在国外已有 3 种新型调脂药被批准临床应用。

（1）微粒体 TG 转移蛋白抑制药：洛美他派（lomitapide，商品名为 Juxtapid）于 2012 年由美国食品药品监督管理局（Food and Drug Administration，FDA）批准上市，主要用于治疗 HoFH。可使 LDL - C 降低约 40%。该药不良反应发生率较高，主要表现为转氨酶升高或脂肪肝。

（2）载脂蛋白 B100 合成抑制药：米泊美生（mipomersen）是第 2 代反义寡核苷酸，2013 年 FDA 批准可单独或与其他调脂药联合用于治疗 HoFH。作用机制是针对 Apo B 信使核糖核酸（messenger ribonucleic acid，mRNA）转录的反义寡核苷酸，减少 VLDL 的生成和分泌，降低 LDL－C 水平，可使 LDL－C 降低 25%。该药最常见的不良反应为注射部位反应，包括局部红疹、肿胀、瘙痒、疼痛，绝大多数不良反应属于轻中度。

（3）前蛋白转化酶枯草溶菌素 9/kexin9 型（PCSK9）抑制药：PCSK9 是肝脏合成的分泌型丝氨酸蛋白酶，可与 LDL 受体结合并使其降解，从而减少 LDL 受体对血清 LDL－C 的清除。通过抑制 PCSK9，可阻止 LDL 受体降解，促进 LDL－C 的清除。PCSK9 抑制药以 PCSK9 单克隆抗体发展最为迅速，其中 alirocumab，evolocumab 和 bococizumab 研究较多。研究结果显示 PCSK9 抑制药无论单独应用或与他汀类药物联合应用均明显降低血清 LDL－C 水平，同时可改善其他血脂指标，包括 HDL－C、Lp（a）等。欧盟医管局和美国 FDA 已批准 evolocumab 与 alirocumab 两种注射型 PCSK9 抑制药上市。初步临床研究结果表明，该药可使 LDL－C 降低 40%～70%，并可减少心血管事件。至今尚无严重或危及生命的不良反应报道。国内尚处于临床试验阶段。

4. 调脂药物的联合应用　可能是血脂异常干预措施的趋势，优势在于提高血脂控制达标率，同时降低不良反应发生率。由于他汀类药物作用肯定、不良反应少、可降低总死亡率，联合调脂方案多由他汀类与另一种作用机制不同的调脂药组成。针对调脂药物的不同作用机制，有不同的药物联合应用方案。

（1）他汀与依折麦布联合应用：两种药物分别影响胆固醇的合成和吸收，可产生良好协同作用。联合治疗可使血清 LDL－C 在他汀治疗的基础上再下降 18% 左右，且不增加他汀类的不良反应。多项临床试验观察到依折麦布与不同种类他汀联用有良好的调脂效果。IMPROVE－IT 和 SHARP 研究分别显示 ASCVD 极高危患者及 CKD 患者采用他汀与依折麦布联用可降低心血管事件。对于中等强度他汀治疗胆固醇水平不达标或不耐受者，可考虑中/低强度他汀与依折麦布联合治疗（Ⅰ类推荐，B 级证据）。

（2）他汀与贝特联合应用：两者联用能更有效降低 LDL－C 和 TG 水平及升高 HDL－C 水平，降低 sLDL－C。贝特类药物包括非诺贝特、吉非贝齐、苯扎贝特等，以非诺贝特研究最多，证据最充分。既往研究提示，他汀与非诺贝特联用可使高 TG 伴低 HDL－C 水平患者心血管获益。非诺贝特适用于严重高 TG 血症伴或不伴低 HDL－C 水平的混合型高脂血症患者，尤其是糖尿病和代谢综合征时伴有的血脂异常，高危心血管疾病患者他汀类治疗后仍存在 TG 或 HDL－C 水平控制不佳者。由于他汀类和贝特类药物代谢途径相似，均有潜在损伤肝功能的可能，并有发生肌炎和肌病的危险，合用时发生不良反应的机会增多，因此，他汀类和贝特类药物联合用药的安全性应高度重视。吉非贝齐与他汀类药物合用发生肌病的危险性相对较多，开始合用时宜用小剂量，采取晨服贝特类药物、晚服他汀类药物的方式，避免血药浓度的显著升高，并密切监测肌酶和肝酶，如无不良反应，可逐步增加他汀剂量。

（3）他汀与 PCSK9 抑制药联合应用：尽管 PCSK9 抑制药尚未在中国上市，他汀与 PCSK9 抑制药联合应用已成为欧美国家治疗严重血脂异常尤其是 FH 患者的联合方式，可较任何单一的药物治疗带来更大程度的 LDL - C 水平下降,提高达标率。FH 尤其是 HoFH 患者,经生活方式加最大剂量调脂药物(如他汀 + 依折麦布)治疗,LDL - C 水平仍 > 2.6mmol/L 的 ASCVD 患者,加用 PCSK9 抑制药,组成不同作用机制调脂药物的三联合用。

(4)他汀与 ω - 3 脂肪酸联合应用:可用于治疗混合型高脂血症,且不增加各自的不良反应。由于服用较大剂量 ω - 3 多不饱和脂肪酸有增加出血的危险,并增加糖尿病和肥胖患者热卡摄入,不宜长期应用。此种联合是否能够减少心血管事件尚在探索中。

十、血脂异常治疗的其他措施

1. 脂蛋白血浆置换　脂蛋白血浆置换是 FH,尤其是 HoFH 患者重要的辅助治疗措施,可使 LDL - C 水平降低 55% ~ 70%,长期治疗可使皮肤黄色瘤消退。最佳的治疗频率是每周 1 次,但现多采用每 2 周进行 1 次。怀孕期间脂蛋白血浆置换可以持续进行。该治疗措施价格昂贵,耗时及存在感染风险,不良反应包括低血压、腹痛、恶心、低钙血症、缺铁性贫血和过敏性反应,但随着科技与材料的发展,相关不良反应发生率已降低。

2. 肝移植和其他手术治疗　肝移植可使 LDL - C 水平明显改善。单纯肝移植或与心脏移植联合,虽然是一种成功的治疗策略,但有多种弊端,包括移植术后并发症多和死亡率高、供体缺乏、终身服用免疫抑制药等,因此,临床上极少应用。虽然部分回肠旁路手术和门腔静脉分流术并不推荐,但极严重纯合子 FH 患者在缺乏更有效的治疗时,可考虑采用。

十一、特殊人群血脂异常的管理

1. 糖尿病　糖尿病合并血脂异常主要表现为 TG 升高,HDL - C 降低,LDL - C 升高或正常。调脂治疗可以显著降低糖尿病患者发生心血管事件的危险。应根据心血管疾病危险程度确定 LDL - C 目标水平,40 岁及以上糖尿病患者血清 LDL - C 水平应控制在 2.6mmol/L(100mg/dl)以下,保持 HDL - C 目标值在 1.0mmol/L(40mg/dl)以上。糖尿病患者血脂异常的处理原则按照 ASCVD 危险评估流程图进行危险分层干预管理。根据血脂异常特点,首选他汀类药物治疗,如合并高 TG 伴或不伴低 HDL - C 者,可采用他汀类与贝特类药物联合应用。

2. 高血压　高血压合并血脂异常者,调脂治疗应根据不同危险程度确定调脂目标值。调脂治疗能够使多数高血压患者获得很好的效益,特别是在减少冠心病事件方面可能更为突出。因此,高血压指南建议,中等危险的高血压患者均应启动他汀治疗。新近公布的 HOPE - 3 研究结果提示,对于中等危险者,他汀类治疗显著降低总体人群的心血管事件;对于收缩压 > 143.5mmHg 的亚组人群,他汀与降压药联合应用,使心血管危险下降更为显著。

3. 代谢综合征　是一组以肥胖、高血糖(糖调节受损或糖尿病)、高血压以及血脂异常[高 TG 血症和(或低 HDL - C 血症)]集结发病的临床综合征,特点是机体代谢上相互关联的危险因素在同一个体的组合。这些因素直接促进 ASCVD 的发生,也增加 2 型糖尿病的发病危险。有证据表明代谢综合征患者是发生心血管疾病的高危人群。与非代谢综合征人群相比,其罹患心血管病和 2 型糖尿病的危险均显著增加。

目前,国际上有关代谢综合征组分中的高血糖、高血压及血脂异常的判断切点已基本达成共识。但是,作为代谢综合征的核心指标——肥胖,尤其是中心型肥胖的诊断标准各不相同。基于我国人群的研究证据所制定的代谢综合征诊断标准为具备以下 3 项或更多项:①中心型肥胖和(或)腹型肥胖:腰围男性≥90cm,女性≥85cm;②高血糖:空腹血糖≥6.10mmol/L(110mg/dl)或糖负荷后 2 小时血糖≥7.80mmol/L(140mg/dl)及(或)已确诊为糖尿病并治疗者;③高血压:血压≥130/85mmHg 及(或)已确诊为高血压并治疗者;④空腹 TG≥1.7mmol/L(150mg/dl);⑤空腹 HDL – C<1.0mmol/L(40mg/dl)。

代谢综合征的主要防治目标是预防 ASCVD 以及 2 型糖尿病,对已有 ASCVD 者要预防心血管事件再发。积极持久的生活方式干预是达到治疗目标的重要措施。原则上应先启动生活方式治疗,如果不能达到目标,则应针对各个组分采取相应药物治疗。代谢综合征血脂代谢紊乱方面的治疗目标是 LDL – C<2.6mmol/L(100mg/dl)、TG<1.7mmol/L(150mg/dl)、HDL – C≥1.0mmol/L(40mg/dl)。

4. 慢性肾脏疾病(CKD) CKD 常伴随血脂代谢异常并促进 ASCVD 的发生。尚无临床研究对 CKD 患者 LDL – C 治疗目标进行探索。在可耐受的前提下,推荐 CKD 患者应接受他汀类治疗。治疗目标:轻中度 CKD 者 LDL – C<2.6mmol/L,非 – HDL – C<3.4mmol/L;重度 CKD、CKD 合并高血压或糖尿病者 LDL – C<1.8mmol/L,非 – HDL – C<2.6mmol/L。推荐中等强度他汀类治疗,必要时联合胆固醇吸收抑制药。终末期肾病(end stage renal disease, ESRD)和血透患者,需仔细评估降胆固醇治疗的风险和获益,建议药物选择和 LDL – C 目标个体化。

CKD 患者是他汀类引起肌病的高危人群,尤其是在肾功能进行性减退或肾小球滤过率(GFR)<30mL/(min·1.73^2)时,并且发病风险与他汀剂量密切相关,故应避免大剂量应用。中等强度他汀治疗 LDL – C 不能达标时,推荐联合应用依折麦布。贝特类可升高肌酐水平,中重度 CKD 患者与他汀联用时,可能增加肌病风险。

5. 家族性高胆固醇血症(FH) FH 属常染色体显性遗传性胆固醇代谢障碍,发生机制主要系 LDL 受体的功能性遗传突变,少数是由于 Apo B 或 PCSK9 的功能突变产生,新近发现 LDL 受体调整蛋白基因突变也是其发生的原因之一。其突出的临床特征是血清 LDL – C 水平明显升高和早发冠心病(心肌梗死或心绞痛)。根据显性遗传特点,FH 的临床表型分为纯合子型(HoFH)和杂合子型(HeFH),按胆固醇水平甄别,HeFH 的血清 TC 水平常>>8.5mmol/L(328mg/dl),而 HoFH 的血清 TC 水平常>13.5mmol/L(521mg/dl)。如果未经治疗,HeFH 患者常常在年过 40 岁(男)或 50 岁(女)罹患心血管疾病,而 HoFH 则多于幼童时期就发生严重心血管疾病,其青年时期心血管疾病死亡率较非 FH 患者增高 100 倍以上。

FH 治疗的最终目的是降低 ASCVD 危险,减少致死性和致残性心血管疾病发生。治疗要点首先是所有 FH 患者包括 HoFH 和 HeFH 患者均须采取全面的治疗性生活方式改变:饮食(减少脂肪和胆固醇摄入,全面均衡膳食)、运动和行为习惯(戒烟,减轻体重)。同时强调防治其他危险因素,如高血压和糖尿病;其次,FH 患者从青少年起即应开始长期坚持他汀类治疗,可显著降低 ASCVD 危险。调脂治疗的目标水平与心血管疾病高危者相同。LDL 受体低下的患者接受他汀类治疗后 LDL – C 降低 2%,而无 LDL 受体的患者仅降低 15%。事实上，FH 患者常需要两种或更多种调脂药物的联合治疗。心血管疾病极高危患者，经联合调脂药物治疗，胆固醇水平仍未达到目标水平，尤其是疾病处于进展中的患者，可考虑接受脂蛋白血浆置换作为辅助治疗。

6. 卒中　对于非心源性缺血性卒中或短暂性脑缺血发作（transient ischemic attack，TIA）患者，无论是否伴有其他动脉粥样硬化证据，均推荐给予他汀类药物长期治疗，以减少卒中和心血管事件危险（Ⅰ类推荐，A 级证据）。若患者基线 LDL – C≥2.6mmol/L（100mg/dl），他汀类药物治疗效果证据明确；而基线 LDL – C < 2.6mmol/L（100mg/dl）时，目前尚缺乏临床证据。颅内大动脉粥样硬化性狭窄（狭窄率70% ~99%）导致的缺血性卒中或 TIA 患者，推荐目标值为 LDL – C < 1.8mmol/L（70mg/dl）（Ⅰ类推荐，B 级证据）。长期使用他汀类药物治疗总体上是安全的。有脑出血病史的非心源性缺血性卒中或 TIA 患者应权衡风险和获益合理使用他汀类药物。

7. 高龄老年人　≥80 岁高龄老年人常患有多种慢性疾病需服用多种药物，要注意药物间的相互作用和不良反应；高龄患者大多有不同程度的肝肾功能减退，调脂药物剂量的选择需要个体化，起始剂量不宜太大，应根据治疗效果调整调脂药物剂量并严密监测肝肾功能和肌酸激酶。因尚无高龄老年患者他汀类药物治疗靶目标的随机对照研究，对高龄老年人他汀类药物治疗的靶目标不做特别推荐。现有研究表明，高龄老年高胆固醇血症合并心血管疾病或糖尿病患者可从调脂治疗中获益。

附件 1　临床血脂测定建议

血脂测定是血脂异常防治的重要组成部分，测定结果准确是有效开展血脂异常防治工作的基本要求。多种因素影响血脂测量结果的准确性，包括受试者和标本情况、测定方法、仪器试剂、测定操作等。现根据中华医学会检验医学分会有关建议和我国有关行业或国家标准，考虑我国目前血脂测定实际情况，综合中国成人血脂异常防治指南修订联合委员会的意见，就血清总胆固醇（TC）、三酰甘油（TC）、高密度脂蛋白胆固醇（HDL – C）、低密度脂蛋白胆固醇（LDL – C）、载脂蛋白（Apo）A1、Apo B 及脂蛋白（a）[Lp（a）] 等血脂项目的测定提出建议，以促进我国血脂测定进一步规范化与标准化，保障血脂异常防治工作的有效开展。

一、受试者准备及标本采集与处理

许多分析前因素会影响血脂水平，主要包括：生物学因素，如个体间、性别、年龄和种族；行为因素，如饮食、肥胖、吸烟、紧张、饮酒、饮咖啡和锻炼等；临床因素如：

1. 疾病继发（内分泌或代谢性疾病、肾脏疾病、肝胆疾病及其他）。

2. 药物诱导（抗高血压药、免疫抑制药及雌激素等）；标本收集与处理，如禁食状态、血液浓缩、抗凝剂与防腐剂、毛细血管与静脉血、标本贮存等。建议采取以下措施减少可控分析前因素对血脂检测结果的影响：①采集标本前受试者处于稳定代谢状态，至少 2 周内保持一般饮食习惯和稳定体重；②采集标本前受试者 24 小时内不进行剧烈身体活动；③采集标本前受试者禁食约 12 小时；④用静脉血作血脂测定标本，抽血前受试者坐位休息至少 5 分钟，除特殊情况外，受试者取坐位接受抽血；⑤静脉穿刺时止血带使用不超过 1 分钟；⑥血液标本保持密封，避免震荡；⑦用血清作血脂分析样品，血液标本在 1~2 小时离心，分离血清(含促凝剂采血管可在更短时间内离心)；⑧及时分析血清样品，尽量避免样品存放，若必须储存，需保持样品密封，短期(3 天内)可存于 4℃，长期需存于 -70℃ 以下。

二、测定方法选择

血脂测定各方法原理不同，分析性能、易操作性和分析成本也有差异，血脂常规测定应酌情选择合适的测定方法。

1. 血清 TC 测定　其方法包括化学法、色谱法和酶法等，其中酶法最为简便、易自动化、分析性能良好，是目前 TC 常规测定普遍使用的方法。其他方法目前仅用于某些特殊情况(如特定化学法和色谱法用作参考方法)。建议采用酶法进行血清 TC 常规测定。

2. 血清 TG 测定　测定方法包括化学法、色谱法和酶法等，酶法同样是目前普遍采用的 TG 常规测定方法。目前多数 TG 酶法测定的是总甘油，部分酶法扣除游离甘油。建议采用酶法进行血清 TG 常规测定，一般可使用总甘油测定方法，必要时应考虑使用可消除游离甘油影响的测定方法。

3. 血清 HDL - C 测定　曾出现过许多方法，大致可分为超速离心法、电泳法、色谱法，沉淀法、匀相法等。早期 HDL - C 常规测定主要采用的是沉淀法，经严格论证的沉淀法可实现较高的分析特异性，但其主要缺点是需预先对标本进行沉淀、离心等处理，结果易受高 TG 的影响。目前 HDL - C 常规测定的主要方法为匀相法，包括清除法、PEG 修饰酶法、选择性抑制法、免疫分离法等，匀相法的最大优点是使用方便，不需样品处理，分析性能良好，但部分方法可能存在特异性问题。建议采用匀相法进行血清 HDL - C 常规测定。

4. 血清 LDL - C 测定　测定方法包括超速离心法、电泳法、色谱法、公式计算法、沉淀法、匀相法等，常规采用的主要方法为公式计算法、沉淀法和匀相法。公式计算法曾是国际上使用最普遍的 LDL - C 测定方法，目前在部分国家仍被广泛使用。此法常用公式是 Friedewald 公式：LDL - C = TC - HDL - C - TG/5(mg/dl) 或 LDL - C = TC - HDL - C - TG/2.2(mmol/L)。其最大的优点是无须检测、计算简便，在 TG 低于 2.8mmol/L(250mg/dl) 的情况下有一定的可靠性；局限性是不能用于 TG > 4.5mmol/L(TG > 400mg/dl) 或某些异常脂蛋白血症的标本，LDL - C 结果的可靠性受 TC、TG 和 HDL - C 3 项指标测定质量的影响。部分国家曾用沉淀法测定 LDL - C，但因其特异性有限且操作烦琐，应用不甚广泛。匀相法是我国目前测定 LDL - C 的主要方法，包括清除法、杯芳烃法、可溶性反应法和保护性试剂法等，这类方法使用方便，可分析高 TG 样品，但部分方法可能存在特异性问题。建议常规采用匀相法测定 LDL - C。

5. 血清 Apo A1、Apo B 和 Lp(a)测定　基本上基于免疫化学原理。早期测定多采用免疫电泳法、免疫扩散法、放射免疫法和酶联免疫吸附法等，这些方法操作复杂，分析性能有限，现已很少使用。目前主要采用免疫比浊法，包括透射比浊法和散射比浊法，这些方法使用方便，分析性能良好，部分 Lp(a)测定方法可能存在较明显的特异性问题。建议采用免疫比浊法常规测定血清 Apo A1、Apo B 和 Lp(a)。

三、分析系统选择

上述方法所需运行的特定仪器、试剂和校准物及其工作参数等称为分析系统。目前血脂常规测定普遍采用商品仪器、试剂和校准物，品牌众多，因此同一方法下可有众多分析系统。不同分析系统的分析性能常不同，因此选择可靠的分析系统是保证血脂分析质量的关键。

1. 分析系统类型 按分析仪器的自动化程度，可分为全自动(全自动生化分析仪)、半自动(半自动分析仪)和手工(分光光度计)分析系统。半自动和手工分析系统除包括分析仪器、试剂和校准物外，还包括移液和温育等设备或器具。目前我国绝大多数临床实验室使用全自动分析系统，少数小型实验室可能使用半自动分析系统。自动化程度越高，影响因素越少。建议采用全自动分析系统进行血脂常规测定，适宜时可使用半自动分析系统。

按仪器、试剂和校准物来源，分析系统可分为3种：①封闭系统：仪器、试剂和校准物来自同一厂商，配套使用，工作参数内置；②开放系统：试剂和校准物来自同一厂商，配套使用，仪器另选，参数一般由试剂厂商提供；③组合系统：仪器、试剂和校准物来自不同厂商或机构，由实验室自己组合并建立工作参数。目前在我国3种分析系统均广泛应用，可根据实验室具体情况进行选择。

2. 分析系统质量技术指标 所选用的分析系统应符合下列质量技术指标。

(1)精密度、正确度和准确度：精密度指在多次独立检验分析中重复分析同一样品所得结果的一致程度，反映分析系统的随机误差，用变异系数表示。血清 TC、TG、HDL - C、LDL - C、Apo A1、Apo B 和 Lp(a)测定的变异系数应分别小于3%、5%、4%、4%、3%、3% 和4%。

正确度指在多次独立检验分析中重复分析同一样品所得结果的均值与靶值的差异，反映分析系统的系统误差，用偏倚(B)表示。靶值一般指参考(标准)物质定值或参考方法测定值。血清 TC、TG、HDL - C、LDL - C、Apo A1、Apo B 和 Lp(a)测定的偏倚应分别在 ±3%、±5%、±5%、±4%、±5%、±5% 和 ±10% 范围内。

准确度指在多次独立检验分析中单次分析多个代表性样品所得结果与靶值的最大差异，用总误差表示。靶值一般指参考方法或其他可靠方法的测定值。在分析系统特异性良好的前提下，准确度由精密度和正确度决定(用公式表示为：总误差 = 偏倚绝对值 + 1.96 × 变异系数)。血清 TCT、HDL - C、LDL - C 测定的总误差应分别小于9%、15%、13% 和12%。

精密度、正确度和准确度，尤其准确度是分析系统的主要分析质量指标。目前我国绝大多数血脂分析系统精密度良好，部分分析系统可能存在正确度和准确度问题。

(2)特异性：是影响准确度的重要因素。分析系统应具备只作用于目标血脂指标、不受其他血清成分影响的能力。目前我国 TC 和 TG 分析系统特异性良好，部分脂蛋白和载脂蛋白分析系统可能存在特异性问题。

(3)校准：是正确度的决定因素。分析系统校准物的定值应使临床标本测定结果可溯源到已有的参考系统。

(4)检测范围：分析系统检测范围应至少覆盖下列血脂范围：TC：2～10mmol/L，

TG：0.3~10.0mmol/L，HDL－C：0.3~2.5mmol/L，LDL－C：0.5~7.0mmol/L，Apo A1：0.5~2.0g/L，Apo B：0.5~2.0g/L，Lp(a)：5~800mg/L。

3. 分析系统性能验证　任何新选用的分析系统，在用于临床样品检验前，均应进行性能验证，以保证分析系统性能符合上述质量技术指标。具体验证方法可参阅有关行业标准或文献。

4. 血脂分析　使用经过验证的分析系统进行临床标本的血脂分析，按分析系统或试剂说明书规定的程序进行分析操作。

四、质量控制和保证

临床实验室应规定血脂测定各主要环节的工作条件和程序，血脂测定应按规定进行。

我国医疗机构中标本采集和检验分析工作多分属不同部门，部门间应密切沟通，保证相关工作程序的有效实施，尽量减小分析前因素对血脂测定的影响。

临床实验室应根据工作经验、行业交流、科学文献等选用性能可靠的血脂测定方法和分析系统(主要是试剂和校准物品牌)。应尽量保持使用同种分析系统，不宜随意、频繁更换。

临床实验室应进行内部质量控制。质控品应适宜血脂分析，足够均匀、稳定，浓度在主要医学决定水平附近，至少有两个水平；应尽量长期保持使用同种质控品，不宜频繁更换；每批检验分析至少分析一次质控品。

临床实验室应定期参加国家或地区认可的室间质量评价计划。

五、结果报告与解释

临床实验室应以我国法定计量单位(mmol/L)报告 TC、TG、HDL－C、LDL－C 测定结果，需要时，可另外给出传统单位(mg/dl)结果。

血脂检验报告应注明我国血脂异常防治指南规定的主要医学决定水平。

对血脂测定结果的解释，需考虑分析变异、个体内生物学变异的影响，血脂结果在医学决定水平附近时，需根据多次血脂测定结果做出判断。

附件2　动脉粥样硬化性心血管疾病发病危险分层图

见附图1。

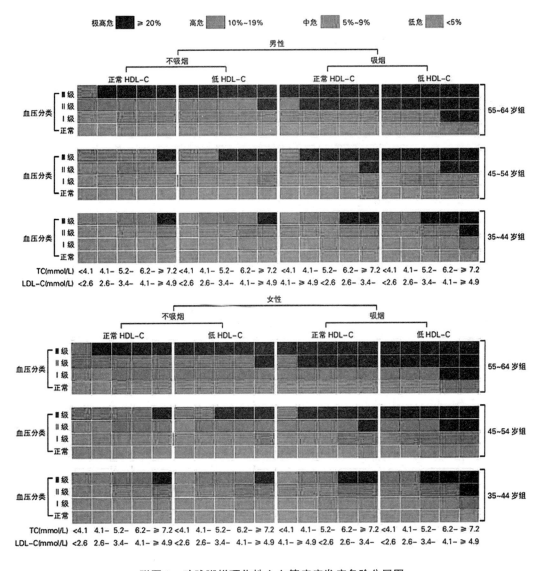

附图 1　动脉粥样硬化性心血管疾病发病危险分层图

注：HDL－C：高密度脂蛋白胆固醇；TC：总胆固醇；LDL－C：低密度脂蛋白胆固醇

［引自：中国医学前沿杂志（电子版），2015，7（4）：19－22］

附录 12：2012 年中国儿童青少年代谢综合征定义和防治建议

儿童青少年代谢综合征定义和 CVD 危险因素异常界值的建议

一、≥10 岁儿童青少年代谢综合征(MetS)定义及诊断建议

中心性肥胖：腰围≥同年龄同性别儿童腰围的 90 百分位值(P_{90})，为儿童青少年 MetS 基本和必备条件，同时具备至少下列 2 项：

1. 高血糖 ①空腹血糖受损(IFG)：空腹血糖≥5.6mmol/L；②或糖耐量受损(IGT)：口服葡萄糖耐量试验 2 小时血糖≥7.8mmol/L，但<11.1mmol/L；③或 2 型糖尿病。

2. 高血压 收缩压≥同年龄同性别儿童血压的 P_{95} 或舒张压≥同年龄同性别儿童血压的 P_{95}。

3. 低高密度脂蛋白胆固醇(HDL - C<1.03mmol/L)或高非高密度脂蛋白胆固醇(non - HDL - C≥3.76mmol/L)。

4. 高三酰甘油(TG≥1.47mmol/L)。

中心性肥胖的简易识别方法：建议应用腰围身高比(WHtR)作为筛查指标。WHtR切点：男童 0.48，女童 0.46。

高血压的快速识别方法：收缩压 ≥ 130mmHg(1mmHg = 0.133kPa)，舒张压 ≥ 85mmHg。

以上两方法主要用于中心性肥胖和高血压的快速筛查，如需明确诊断及研究，仍需查腰围和高血压的各年龄段百分位值表。

二、6≤年龄<10(岁)儿童 CVD 危险因素异常界值

6≤年龄<10(岁)年龄段儿童的生理特征处于快速变化中，不宜轻易诊断 MetS。然而，近期临床研究发现，该组肥胖儿童已经暴露多项代谢异常，故提出 CVD 危险因素并予以明确界定：

1. 肥胖 体块指数(BMI)≥同年龄同性别儿童 BMI 的 P_{95} 或腰围≥同年龄同性别儿

童腰围的 P_{95}。

2. 高血压 血压≥同年龄同性别儿童血压的 P_{95}。快速识别：收缩压≥120mmHg 或舒张压≥80mmHg。

3. 脂代谢紊乱 ①低 HDL-C（<1.03mmol/L）；②高 non-HDL-C（≥3.76mmol/L）；③高 TC（≥1.47mmol/L）。

4. 高血糖 空腹血糖≥5.6mmol/L，建议行口服葡萄糖耐量试验，以便及时发现是否存在 IGT 或 2 型糖尿病。

因此，对于存在多项代谢异常的 6≤年龄<10（岁）儿童，应警惕 MetS 可能，及早进行干预。

儿童青少年代谢综合征防治建议

代谢综合征（MetS）的防治最主要是识别其高危因素、防治肥胖、控制血压、纠正血脂和血糖异常。

一、儿童青少年 MetS 高危因素

1. 遗传因素 有肥胖、高血压、血脂紊乱、MetS、2 型糖尿病和 CVD 家族史者。

2. 宫内营养与发育相关因素 出生时小于胎龄或巨大儿等。

3. 饮食及饮食行为因素 高糖、高脂肪、高胆固醇等高能量食物摄入过多；不健康饮食行为如：进食速度快、量大、咀嚼少，不吃早餐，甜食频率过高，边看电视边进食及睡前进食等。

二、MetS 预防建议

儿童青少年 MetS 预防的关键是防治肥胖。防治应从胎儿期开始，幼儿期加强，以控制体重为基本理念，以行为矫正为关键，以生活方式干预包括饮食调整和运动健康教育为主要手段，是一个长期持续的系统工程。

1. 饮食处方 参照 2011 年中国营养学会全新修订的《中国居民膳食指南》幼儿与学龄前儿童、学龄儿童和青少年部分的要求，儿童青少年在饮食中要保持食物的多样化，注意荤素兼顾、粗细搭配，保证鱼、肉、奶、豆类和蔬菜的摄入。一日三餐，两餐间隔 4~5 小时；三餐比例要适宜，按照所提供的能量占全天总能量的比例，早餐占 30%，午餐占 40%，晚餐占 30%；蛋白质、脂肪、糖水的供能比例分别为 12%~14%、25%~30%、55%~65%。在控制总能量摄入的同时，要保证蛋白质、维生素、矿物质的充足供应。超重和肥胖儿童适宜吃、少吃的食物如下：

适宜吃的食物：新鲜蔬菜和水果、鱼、虾、蛋、奶、牛肉、禽类、肝、豆腐、豆浆，喝白开水、不添加糖的鲜果蔬汁。

少吃的食物：含氢化植物油的各种糕点、糖果、蜜饯、巧克力、冷饮、甜点心、膨化食品、西式快餐、肥肉、黄油、油炸食品、各种含糖饮料。

2. 运动处方　　长期有规律的运动有利于培养儿童健康的生活方式，不仅可以防治儿童青少年期肥胖，而且可以延续至成年期，使其终身受益。在设计运动项目时，首先应对孩子进行医学检查，若有心肺功能异常或严重高血压者则谨慎运动，或避免剧烈运动；活动前后至少要各做 5 分钟的准备活动和恢复活动；有氧运动和力量运动、柔韧性训练相互结合、相互穿插进行；注意调动儿童的兴趣和积极性；活动要循序渐进，更要长期坚持。

·运动方式　　多采用一些既增加能量消耗又容易坚持的有氧运动项目，也可采用力量运动和柔韧性训练。有氧运动如快走、慢跑、上下楼梯、跳绳、打球、游泳、骑自行车、登山等，可更多地消耗脂肪，达到控制体重的效果。力量运动可采用哑铃、杠铃以及其他的沙袋、器械等进行；柔韧性训练包括各种伸展性活动。可以根据天气、居住环境、场地等具体情况选择运动方式，同时推荐儿童青少年干一些力所能及的家务劳动，如扫地、拖地、洗衣、整理房间、倒垃圾等。

·运动强度　　可以用脉搏来衡量。有氧运动时脉搏应达到最大心率的 60% ~75%，可参照公式：脉搏 = (220 - 年龄) × (60% ~75%)。如 10 岁儿童有氧运动时脉搏应达到：126 ~157 次/分。开始运动时心率可控制在低限，随适应能力的提高，逐渐增加运动时间和频率，使心率达到高限。

·运动时间　　坚持每日锻炼至少 30 分钟，最好达到每日 60 分钟的中等强度运动。分散的运动时间可以累加，但每次不少于 15 分钟；运动时间和运动量均宜循序渐进、逐渐增加。每周至少完成中等强度运动 5 日才可起到控制体重或减轻体重的作用。

3. 行为矫正处方　　行为矫正的目的是改变肥胖儿童青少年不健康的行为与习惯。需要家长以身作则，并与医务人员一起对孩子进行心理疏导，抵制和反对伪科学和虚假的商业性"减肥"宣传等，帮助其建立健康的生活方式来达到控制体重的目的。可从两方面入手：①建立健康的饮食行为：参见饮食处方；②减少静态活动的时间：孩子看电视、玩电子游戏和使用电脑的时间每日不应超过 2 小时；不躺着看书、看电视；课间 10 分钟时应离开座位去做身体活动；课外作业每做 40 分钟，就应活动 10 分钟；周末、假日作息时间应规律，早睡早起，不睡懒觉。

三、MetS 治疗建议

1. 生活方式干预　　根据患儿及家庭情况制订个体化方案，通过饮食控制和有规律的体育锻炼达到控制体重并逐渐减重（减 5% ~10% 体重）的目的。通过低糖或低脂饮食控制总的热卡摄入：控制糖水、限制饱和脂肪酸、反式脂肪酸及胆固醇的摄入，增加食物中黏性纤维、植物甾醇（脂）的含量。减轻体重有利于各项代谢指标的改善（具体饮食、运动和行为矫正处方参见预防章节）。

2. 药物干预

（1）对糖代谢紊乱患儿的治疗：①糖尿病前期（IFG 或 IGT）患儿：经 3 个月有效的生活方式干预（饮食控制、150 分钟/周运动，减体重 5% ~10%）后，代谢异常指标仍无法逆转的 10 岁及以上患者，建议使用二甲双胍治疗，500mg，每日 2 ~3 次，最大剂量每日2000mg；②对 10 岁及以上 T2DM 患儿或处在糖代谢严重受损的糖尿病前期（IFG + IGT）并有以下任何一项危险因素如高血压、高 TG、低 HDL - C、糖化血红蛋白 >6% 的患儿或一级亲属有糖尿病的患儿，应立即给予二甲双胍治疗。对所有糖尿病及糖尿病前期患儿都应隔3~6个月随访1次，复查空腹血糖和糖化血红蛋白。糖尿病前期患儿至少每年重复1次口服葡萄糖耐量试验。

（2）对高血压患儿的治疗：参照"中国高血压防治指南2010"儿童青少年章节和"欧洲高血压协会指南（ESH）"进行。

在开始高血压治疗之前，首先必须排除继发性高血压，并针对疾病进行特殊治疗。对于原发性高血压，根据不同血压水平及高血压靶器官受损情况，启动相应的抗高血压治疗。

目前国际上统一采用P_{90}、P_{95}、P_{99}分别作为诊断"正常高值血压""高血压"和"严重高血压"界值。对于"正常高值血压"和"高血压"，应先针对引起高血压的高危因素（肥胖、摄盐过多、静态生活等）进行干预。

高血压非药物治疗措施：①控制体重并逐渐减重（1~2kg/月），尽量使腰围<P75；②增加有氧锻炼，减少静态时间；③调整饮食结构（包括限盐），建立健康饮食习惯。若6个月后仍未达标，应启动药物治疗或请儿科心血管专家会诊。

高血压药物治疗措施：对于合并下述一种及以上情况，则在非药物治疗措施基础上启动药物治疗：严重高血压（高血压2级）；出现高血压临床症状；出现高血压靶器官的损害；合并糖尿病；非药物干预6个月无效者。高血压药物治疗的原则是从单一用药、小剂量开始。治疗4~8周后血压不下降，可增加药量。仍然无效或出现明显不良反应时，应考虑换药或联合给药或请儿科心血管专家会诊。高血压治疗目标：一般来说首先使血压下降到年龄性别段的P_{95}以下，逐渐下降到安全的P_{90}以下。

（3）对血脂异常患儿的治疗：参照儿童青少年血脂异常防治专家共识。对于轻-中度血脂异常，饮食治疗可使血脂降至正常，对于重度及部分中度血脂异常则可能须在饮食控制的前提下进行药物干预才能达到治疗目标值。考虑到降脂药物的不良反应、费用及缺乏明确的前瞻性资料说明其在儿童血脂异常预防中的作用，只有少部分儿童和青少年将采用药物治疗，不可滥用，必须充分了解药物治疗的适应证。建议推荐至专业血脂中心进行治疗。

[引自:中华儿科杂志,2012,50(6):420-422]

参 考 文 献

[1] 李廷俊. 肥胖症预防与调养. 北京：中国中医药出版社, 2016.

[2] 徐小萍. 肥胖症中医治疗——疑难病中医治疗丛书. 南京：江苏科学技术出版社, 2005.

[3] 李廷俊. 脂肪肝预防与调养. 北京：中国中医药出版社, 2016.

[4] 李廷俊. 冠心病预防与调养. 北京：中国中医药出版社, 2016.

[5] 薛博瑜. 中医内科. 北京：人民卫生出版社, 2016.

[6] 葛均波. 内科学（第8版）. 北京：人民卫生出版社, 2013.

[7] 裴海成. 实用肥胖病治疗学. 北京：人民军医出版社, 2006.

[8] 朱志明. 肥胖症的最新治疗. 北京：人民军医出版社, 2006.

[9] 余学锋. 内分泌代谢疾病诊疗指南（第3版）. 北京：科学出版社有限责任公司, 2017.

[10] 司富国, 陈瑞, 司季青, 等. 肥胖的中医证型和方药规律分析. 河南中医, 2016, 36(11)：2032 - 2035.

[11] 李丽, 祝开思. 肥胖糖尿病患者降糖药物的选择. 药品评价, 2015, 12(3)：33 - 38.

[12] 何煦, 丘霞, 周春来. 不同体重指数对初发2型糖尿病并发症及治疗方案的影响. 中国医药导报, 2014, 11(27)：58 - 61.

[13] 孙子微, 杨彩虹, 岳仁宋. 肥胖型2型糖尿病病因病机及治疗原则. 湖南中医杂志, 2013, 29(11)：47 - 49.

[14] 贺飞, 陈文信, 李红. 肥胖与多囊卵巢综合征的关系探讨及肥胖型多囊卵巢综合征治疗的研究进展. 河北中医, 2016, 38(9)：1422 - 1426.

[15] 时照明, 吴道爱, 张士荣, 等. 多囊卵巢综合征患者肥胖、高胰岛素和高雄激素血症的相关性研究. 中国糖尿病杂志, 2012, 20(7)：489 - 492.

[16] 孔赛, 韩凤娟, 王秀霞. 治疗肥胖型多囊卵巢综合征不孕症经验. 中医杂志, 2014, 55(10)：826 - 828.

[17] 韦刚. 中药减肥的研究新进展. 世界最新医学信息文摘, 2018, 18(12)：23 - 34.

[18] 王姬. 中医对肥胖认识研究的发展概况. 中国中医药现代远程教育, 2017, 15(11)：152 - 154.

[19] 郑成竹, 丁丹. 肥胖症及代谢疾病的外科手术治疗. 中国实用外科杂志, 2010, 30(3)：173 - 175.

[20] 王志远. 中医对肥胖的认识及其防治优势. 光明中医, 2012, 27(9)：1728 - 1730.

[21] 卢建, 余应年, 吴其夏. 新编病理生理学（第3版）. 北京：中国协和医科大学出版社, 2011.

[22] 余元勋. 中国分子糖尿病学. 合肥：安徽科学技术出版社, 2016.

[23] 杨建林. 肥胖症外科治疗方案. 北京：人民军医出版社, 2009.

[24] （英）威廉姆斯. 肥胖症：从基础到临床. 北京：北京大学医学出版社, 2012.

[25] 张光霁, 黄建波. 肥胖症的中医药调治. 上海：上海科学技术出版社, 2015.

[26] 陈家伦. 临床内分泌学. 上海：上海科学技术出版社, 2011.

[27] 裴海成, 刘志民, 邱明才, 等. 实用肥胖病治疗学. 北京：人民军医出版社, 2006.

[28] 章成国. 缺血性脑卒中与五大危险因素. 北京：北京大学医学出版社, 2012.

［29］孙宁玲. 高血压诊疗规范. 北京：中国医药科技出版社, 2015.

［30］中国医师协会. 中国高血压防治现状蓝皮书·2015. 北京：人民卫生出版社, 2016.

［31］中国药学会. 高血压治疗药物的合理使用. 北京：人民卫生出版社, 2011.

［32］高洪春, 荀丽英, 张风霞. 心血管内科. 北京：中国医药科技出版社, 2013.

［33］Huo Y, Li J, Qin X, et al. Efficacy of folic acid therapy in primary prevention of stroke among adults with hypertension in China：the CSPPT randomized clinical trial. JAMA, 2015, 313(13)：1325 – 1335.

［34］Armitage JM, Bowman L, Clarke RJ, et al. Effects of homocysteine – lowering with folic acid plus vitamin B_{12} vs placebo on mortality and major morbidity in myocardial infarction survivors：a randomized trial. JAMA, 2010, 303(24)：2486 – 2494.

［35］Huo Y, Qin X, Wang J, et al. Efficacy of folic acid supplementation in stroke prevention：new insight from a meta – analysis. Int J Clin Pract, 2012, 66(6)：544 – 551.

［36］程泾. 实用中西医结合不孕不育诊疗学. 北京：中国中医药出版社, 2000.

［37］孙冉冉, 姚海强, 李玲孺, 等. 痰湿体质与不孕不育的相关性探讨. 世界中医药, 2015, 10(9)：1429 – 1431.

［38］张德峰, 纪彩卿, 高健, 等. 与肥胖相关的不孕不育人群 PPAR 基因突变的研究. 中国优生与遗传杂志, 2006, 14(11)：33 – 34.